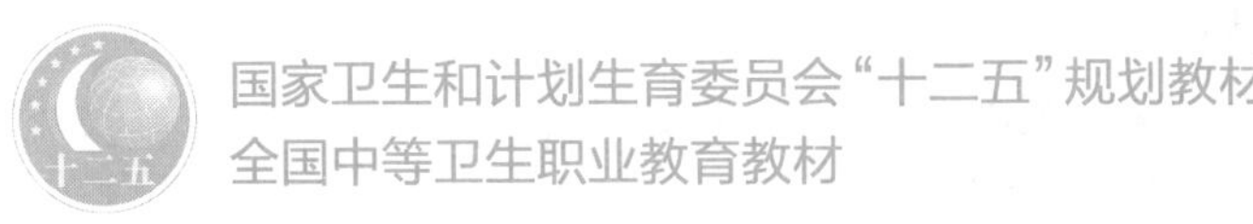

供农村医学专业用

病原生物与免疫学基础

主　编　钟禹霖　胡国平

副主编　尹燕双　刘建红　杨　岸

编　者（以姓氏笔画为序）

尹燕双（黑龙江护理高等专科学校）
刘建红（山西省长治卫生学校）
许潘建（广西玉林市卫生学校）
李仲娟（湖北理工学院医学院）
吴剑威（江西省赣州卫生学校）
杨　岸（贵州省毕节市卫生学校）
张晓红（河南省郑州市卫生学校）
邹秀月（云南省大理卫生学校）
周　园（沈阳医学院附属卫生学校）
胡国平（湖北职业技术学院医学分院）
钟禹霖（江西省赣州卫生学校）
梁惠冰（广东省连州卫生学校）

人民卫生出版社

图书在版编目（CIP）数据

病原生物与免疫学基础 / 钟禹霖，胡国平主编．—北京：人民卫生出版社，2015

ISBN 978-7-117-20698-3

Ⅰ.①病… Ⅱ.①钟… ②胡… Ⅲ.①病原微生物 – 中等专业学校 – 教材②医药学 – 免疫学 – 中等专业学校 – 教材 Ⅳ.①R37 ②R392

中国版本图书馆 CIP 数据核字（2015）第 120044 号

人卫社官网 www.pmph.com 出版物查询，在线购书

人卫医学网 www.ipmph.com 医学考试辅导，医学数据库服务，医学教育资源，大众健康资讯

版权所有，侵权必究！

病原生物与免疫学基础

主　　编：钟禹霖　胡国平

出版发行：人民卫生出版社（中继线 010-59780011）

地　　址：北京市朝阳区潘家园南里 19 号

邮　　编：100021

E - mail：pmph @ pmph.com

购书热线：010-59787592　010-59787584　010-65264830

印　　刷：三河市潮河印业有限公司

经　　销：新华书店

开　　本：787 × 1092　1/16　**印张**：15

字　　数：374 千字

版　　次：2015 年 8 月第 1 版　2021 年 11 月第 1 版第 10 次印刷

标准书号：ISBN 978-7-117-20698-3/R · 20699

定　　价：38.00 元

打击盗版举报电话：010-59787491　E-mail：WQ @ pmph.com

（凡属印装质量问题请与本社市场营销中心联系退换）

出版说明

为全面贯彻党的十八大和十八届三中、四中全会精神，依据《国务院关于加快发展现代职业教育的决定》要求，更好地服务于现代卫生职业教育快速发展的需要，适应卫生事业改革发展对医药卫生职业人才的需求，贯彻《医药卫生中长期人才发展规划（2011—2020年）》《现代职业教育体系建设规划（2014—2020年）》文件精神，人民卫生出版社在教育部、国家卫生和计划生育委员会的领导和支持下，按照教育部颁布的《中等职业学校专业教学标准（试行）》医药卫生类（第一辑）（简称《标准》），由全国卫生职业教育教学指导委员会（简称卫生行指委）直接指导，经过广泛的调研论证，成立了中等卫生职业教育各专业教育教材建设评审委员会，启动了全国中等卫生职业教育第三轮规划教材修订工作。

本轮规划教材修订的原则：①明确人才培养目标。按照《标准》要求，本轮规划教材坚持立德树人，培养职业素养与专业知识、专业技能并重，德智体美全面发展的技能型卫生专门人才。②强化教材体系建设。紧扣《标准》，各专业设置公共基础课（含公共选修课）、专业技能课（含专业核心课、专业方向课、专业选修课）；同时，结合专业岗位与执业资格考试需要，充实完善课程与教材体系，使之更加符合现代职业教育体系发展的需要。在此基础上，组织制订了各专业课程教学大纲并附于教材中，方便教学参考。③贯彻现代职教理念。体现“以就业为导向，以能力为本位，以发展技能为核心”的职教理念。理论知识强调“必需、够用”；突出技能培养，提倡“做中学、学中做”的理实一体化思想，在教材中编入实训（实验）指导。④重视传统融合创新。人民卫生出版社医药卫生规划教材经过长时间的实践与积累，其中的优良传统在本轮修订中得到了很好的传承。在广泛调研的基础上，再版教材与新编教材在整体上实现了高度融合与衔接。在教材编写中，产教融合、校企合作理念得到了充分贯彻。⑤突出行业规划特性。本轮修订紧紧依靠卫生行指委和各专业教育教材建设评审委员会，充分发挥行业机构与专家对教材的宏观规划与评审把关作用，体现了国家卫生计生委规划教材一贯的标准性、权威性、规范性。⑥提升服务教学能力。本轮教材修订，在主教材中设置了一系列服务教学的拓展模块；此外，教材立体化建设水平进一步提高，根据专业需要开发了配套教材、网络增值服务等，大量与课程相关的内容围绕教材形成便捷的在线数字化教学资源包，为教师提供教学素材支撑，为学生提供学习资源服务，教材的教学服务能力明显增强。

人民卫生出版社作为国家规划教材出版基地，获得了教育部中等职业教育专业技能课教材选题立项24个专业的立项选题资格。本轮首批启动了护理、助产、农村医学、药剂、制药技术专业教材修订，其他中职相关专业教材也将根据《标准》颁布情况陆续启动修订。

农村医学专业编写说明

2010 年，教育部公布《中等职业学校专业目录（2010 年修订）》，新设农村医学专业，目的是培养适合农村基层医疗卫生机构的实践能力较强的技能型医学专门人才，从事常见病、多发病的医疗服务、公共卫生服务、健康管理及康复指导等工作。人民卫生出版社积极落实教育部、国家卫生和计划生育委员会相关要求，推进《标准》实施，在卫生行指委指导下，进行了认真细致的调研论证工作，规划并启动了教材的编写工作。

本轮农村医学专业规划教材与《标准》课程结构对应，设置公共基础课（含公共选修课）、专业技能课（含专业核心课、专业选修课）教材。专业核心课教材与《标准》一致共 11 种；考虑到学生参加执业助理医师资格考试及农村基层医疗卫生工作需要，专业选修课教材在《标准》建议的基础上增设为 13 种；教材中，《外科疾病防治》含皮肤病内容，《妇产科疾病防治》含优生优育内容，《公共卫生学基础》含地方病防治内容，《传染病防治》含性传播疾病内容。

本轮教材编写力求贯彻以学生为中心、贴近岗位需求、服务教学的创新教材编写理念，教材中设置了“学习目标”“病例 / 案例”“知识链接”“考点提示”“本章小结”“目标测试”“实训 / 实验指导”等模块。“学习目标”“考点提示”“目标测试”相互呼应衔接，着力专业知识掌握，提高执考应试能力。尤其是“病例 / 案例”“实训 / 实验指导”模块，通过真实案例激发学生的学习兴趣、探究兴趣和职业兴趣，满足了“真学、真做、掌握真本领”“早临床、多临床、反复临床”的新时期卫生职业教育人才培养新要求。

本系列教材将于 2015 年 7 月前全部出版。

全国卫生职业教育教学指导委员会

主任委员 秦怀金

副主任委员 金生国　付伟　周军　文历阳

秘书长 杨文秀

委员 张宁宁　胡小濛　孟莉　张并立　宋莉　罗会明
孟群　李滔　高学成　王县成　崔霞　杨爱平
程明羕　万学红　李秀华　陈贤义　尚少梅　郭积燕
路阳　樊洁　黄庶亮　王斌　邓婵　杨棉华
燕铁斌　周建成　席彪　马莉　路喜存　吕俊峰
乔学斌　史献平　刘运福　韩松　李智成　王燕
徐龙海　周天增　唐红梅　徐一新　高辉　刘斌
王瑾　胡野　任光圆　郭永松　陈命家　王金河
封银曼　倪居　王怀生　何旭辉　田国华　厉岩
沈曙红　白梦清　余建明　黄岩松　张湘富　夏修龙
朱祖余　朱启华　郭蔚　古蓬勃　任晖　林忠文
王大成　袁宁　赫光中　曾诚　宾大章　陈德军
冯连贵　罗天友

第一届全国中等卫生职业教育
农村医学专业教育教材建设评审委员会

顾　　问　陈锦治

主任委员　姚　宏　王怀生

副主任委员　杜　贤　姚镇坤　陈德军　刘旭平

秘 书 长　朱启华

副秘书长　窦天舒

委　　员　（按姓氏汉语拼音排序）

宾大章　蔡　晋　程锡军　符史干　傅一明　黄力毅

菅辉勇　李　莘　李新春　刘晓军　罗　莉　孟宪涛

潘运珍　彭国华　尚志杰　孙忠生　万　红　王　宇

颜　勇　杨　霖　杨　松　张鹰厦　朱爱军

秘　　书　裴中惠

全国中等卫生职业教育
国家卫生和计划生育委员会“十二五”规划教材目录

护理专业

序号	教材名称	版次	主编	课程类别	配套教材
1	解剖学基础 *	3	任　晖　袁耀华	专业核心课	√
2	生理学基础 *	3	朱艳平　卢爱青	专业核心课	
3	药物学基础 *	3	姚　宏　黄　刚	专业核心课	√
4	护理学基础 *	3	李　玲　蒙雅萍	专业核心课	√
5	健康评估 *	2	张淑爱　李学松	专业核心课	√
6	内科护理 *	3	林梅英　朱启华	专业核心课	√
7	外科护理 *	3	李　勇　俞宝明	专业核心课	√
8	妇产科护理 *	3	刘文娜　闫瑞霞	专业核心课	√
9	儿科护理 *	3	高　凤　张宝琴	专业核心课	√
10	老年护理 *	3	张小燕　王春先	老年护理方向	√
11	老年保健	1	刘　伟	老年护理方向	
12	急救护理技术	3	王为民　来和平	急救护理方向	√
13	重症监护技术	2	刘旭平	急救护理方向	
14	社区护理	3	姜瑞涛　徐国辉	社区护理方向	√
15	健康教育	1	靳　平	社区护理方向	

助产专业

序号	教材名称	版次	主编	课程类别	配套教材
1	解剖学基础 *	3	代加平　安月勇	专业核心课	√
2	生理学基础 *	3	张正红　杨汎雯	专业核心课	√
3	药物学基础 *	3	张　庆　田卫东	专业核心课	√
4	基础护理 *	3	贾丽萍　宫春梓	专业核心课	√
5	健康评估 *	2	张　展　迟玉香	专业核心课	√
6	母婴护理 *	1	郭玉兰　谭奕华	专业核心课	√
7	儿童护理 *	1	董春兰　刘　俐	专业核心课	√
8	成人护理(上册)—内外科护理 *	1	李俊华　曹文元	专业核心课	√
9	成人护理(下册)—妇科护理 *	1	林　珊　郭艳春	专业核心课	√
10	产科学基础 *	3	翟向红　吴晓琴	专业核心课	√
11	助产技术 *	1	闫金凤　韦秀宜	专业核心课	√
12	母婴保健	3	颜丽青	母婴保健方向	√
13	遗传与优生	3	邓鼎森　于全勇	母婴保健方向	

护理、助产专业共用

序号	教材名称	版次	主编	课程类别	配套教材
1	病理学基础	3	张军荣　杨怀宝	专业技能课	√
2	病原生物与免疫学基础	3	吕瑞芳　张晓红	专业技能课	√
3	生物化学基础	3	艾旭光　王春梅	专业技能课	
4	心理与精神护理	3	沈丽华	专业技能课	
5	护理技术综合实训	2	黄惠清　高晓梅	专业技能课	√
6	护理礼仪	3	耿　洁　吴　彬	专业技能课	
7	人际沟通	3	张志钢　刘冬梅	专业技能课	
8	中医护理	3	封银曼　马秋平	专业技能课	
9	五官科护理	3	张秀梅　王增源	专业技能课	√
10	营养与膳食	3	王忠福	专业技能课	
11	护士人文修养	1	王　燕	专业技能课	
12	护理伦理	1	钟会亮	专业技能课	
13	卫生法律法规	3	许练光	专业技能课	
14	护理管理基础	1	朱爱军	专业技能课	

农村医学专业

序号	教材名称	版次	主编	课程类别	配套教材
1	解剖学基础 *	1	王怀生　李一忠	专业核心课	
2	生理学基础 *	1	黄莉军　郭明广	专业核心课	
3	药理学基础 *	1	符秀华　覃隶莲	专业核心课	
4	诊断学基础 *	1	夏惠丽　朱建宁	专业核心课	
5	内科疾病防治 *	1	傅一明　闫立安	专业核心课	
6	外科疾病防治 *	1	刘庆国　周雅清	专业核心课	
7	妇产科疾病防治 *	1	黎　梅　周惠珍	专业核心课	
8	儿科疾病防治 *	1	黄力毅　李　卓	专业核心课	
9	公共卫生学基础 *	1	戚　林　王永军	专业核心课	
10	急救医学基础 *	1	魏　蕊　魏　瑛	专业核心课	
11	康复医学基础 *	1	盛幼珍　张　瑾	专业核心课	
12	病原生物与免疫学基础	1	钟禹霖　胡国平	专业技能课	
13	病理学基础	1	贺平则　黄光明	专业技能课	
14	中医药学基础	1	孙治安　李　兵	专业技能课	
15	针灸推拿技术	1	伍利民	专业技能课	
16	常用护理技术	1	马树平　陈清波	专业技能课	
17	农村常用医疗实践技能实训	1	王景舟	专业技能课	
18	精神病学基础	1	汪永君	专业技能课	
19	实用卫生法规	1	菅辉勇　李利斯	专业技能课	
20	五官科疾病防治	1	王增源　高　翔	专业技能课	
21	医学心理学基础	1	白　杨　田仁礼	专业技能课	
22	生物化学基础	1	张文利	专业技能课	
23	医学伦理学基础	1	刘伟玲　斯钦巴图	专业技能课	
24	传染病防治	1	杨　霖　曹文元	专业技能课	

药剂、制药技术专业

序号	教材名称	版次	主编	课程类别	配套教材
1	基础化学 *	1	石宝珏　宋守正	专业核心课	
2	微生物基础 *	1	熊群英　张晓红	专业核心课	
3	实用医学基础 *	1	曲永松	专业核心课	
4	药事法规 *	1	王　蕾	专业核心课	
5	药物分析技术 *	1	戴君武　王　军	专业核心课	
6	药物制剂技术 *	1	解玉岭	专业技能课	
7	药物化学 *	1	谢癸亮	专业技能课	
8	会计基础	1	赖玉玲	专业技能课	
9	临床医学概要	1	孟月丽　曹文元	专业技能课	
10	人体解剖生理学基础	1	黄莉军　张　楚	专业技能课	
11	天然药物学基础	1	郑小吉	专业技能课	
12	天然药物化学基础	1	刘诗泆　欧绍淑	专业技能课	
13	药品储存与养护技术	1	宫淑秋	专业技能课	
14	中医药基础	1	谭　红　李培富	专业核心课	
15	药店零售与服务技术	1	石少婷	专业技能课	
16	医药市场营销技术	1	王顺庆	专业技能课	
17	药品调剂技术	1	区门秀	专业技能课	
18	医院药学概要	1	刘素兰	专业技能课	
19	医药商品基础	1	詹晓如	专业核心课	
20	药理学	1	张　庆　陈达林	专业技能课	

注：1. * 为“十二五”职业教育国家规划教材。
2. 全套教材配有网络增值服务。

前言

《病原生物与免疫学基础》是国家卫生和计划生育委员会"十二五"规划中职农村医学专业教材，主要内容包括医学微生物学、人体寄生虫学和免疫学三部分，具有涉及学科多、涵盖面广、知识点多的特点，是一门综合性、实用性很强的医学基础课程。编写过程中，我们按照课程标准及学生的接受能力，坚持三基、五性、三特定的原则，对接岗位、贴近临床，注重职业能力和素养的培养，强调理实一体的职业教育特点，力求做到循序渐进、深入浅出、简明易懂。

为了适应我国农村基层卫生服务的需要，满足乡村医生岗位医疗、预防、保健、康复知识能力的要求，我们对教材进行了科学的体系创新。全书共分三篇十六章。在医学微生物学篇中，我们以临床疾病发生的特点为线索，将常见病原菌划分为化脓感染细菌、消化道感染细菌、呼吸道感染细菌、动物源感染细菌和厌氧感染细菌几大学习模块，突出病原生物与疾病的关系，帮助学生更好地结合临床，掌握相关疾病的预防、治疗知识。在内容编排上，我们注重逻辑性和实用性，以"必需，够用"为度，每章节前列出学习目标，指明教学的重点内容；章节正文以典型案例开始，将基础知识与临床应用有机地结合起来，以激发学生的学习兴趣；每章节后有小结、目标测试，便于学生掌握和巩固知识点；书后附有实验指导，让学生教中学、学中练；正文中插入考点提示帮助学生更好地掌握执业助理医师资格考试的要求。

本教材根据教育部最新颁布的《中等职业学校专业教学标准》，在全国卫生职业教育教学指导委员会（卫生行指委）的直接指导下，由人民卫生出版社组织编写。教材能如期出版，得益于卫生行指委、人民卫生出版社的大力支持和全体编委的共同努力，在此我们表示衷心感谢。由于水平有限，书中不足及错误在所难免，希望在广大师生在教学实践中提出宝贵意见，以便我们在今后的修订中逐步完善。

钟禹霖　胡国平

2014 年 12 月

目　录

第一篇　医学微生物学

第二篇 人体寄生虫学

第三篇 免疫学基础

第一篇　医学微生物学

第一章　微生物概述

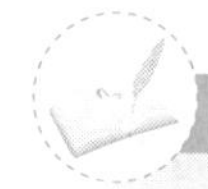

学习目标

1. 掌握：微生物、病原微生物和条件致病微生物的概念。
2. 熟悉：微生物与人类的关系。
3. 了解：微生物的分类和命名。

一、微生物的概念与分类

1. 微生物　是存在于自然界的一大群形体微小、结构简单、肉眼无法直接看见，必须借助光学显微镜或电子显微镜放大数百至数万倍才能观察到的微小生物。微生物的个体微小、结构简单、代谢旺盛、繁殖迅速、种类繁多，分布广泛，与人类的关系密切。

微生物种类繁多，在数十万种以上。包括病毒、细菌、放线菌、螺旋体、立克次体、支原体、衣原体、真菌八大类病原微生物。按其生物学特性等分为三种类型：

(1) 原核细胞型微生物：细胞核分化程度低，无核膜、核仁，呈环状裸DNA团块结构。缺乏完善的细胞器，仅有核糖体。包括细菌、放线菌、螺旋体、支原体、立克次体和衣原体。

(2) 真核细胞型微生物：细胞核分化程度高，有核膜、核仁和染色体，胞浆中有完整的细胞器。真菌和原虫属于此类。

(3) 非细胞型微生物：是结构最简单和最小的微生物，由单一核酸（DNA或RNA）和蛋白质外壳组成。有的仅有核酸不含蛋白质，或仅含蛋白质而没有核酸。因无细胞结构和完整的酶系统，只能在活细胞内生长增殖。如病毒、亚病毒（包括类病毒、拟病毒、朊粒）。

2. 医学微生物学　是微生物学的一个分支，主要是研究与医学和疾病有关的病原微生物的生物学特性、致病性、免疫性，以及特异性诊断和防治措施的学科，目的是控制和消灭微生物引起的感染性疾病，以保障和提高人类的健康水平。

3. 微生物的分类与命名　细菌的分类层次与其他生物相同，也是界、门、纲、目、科、属、种。种是细菌分类的基本单位。同一菌种的各个细菌，虽性状基本相同，但在某些方面仍有一定差异，差异较明显的称亚种或变种，差异小的则为型。例如按抗原结构不同而分血清型；按生化反应和其他某些生物学性状不同而分为生物型。

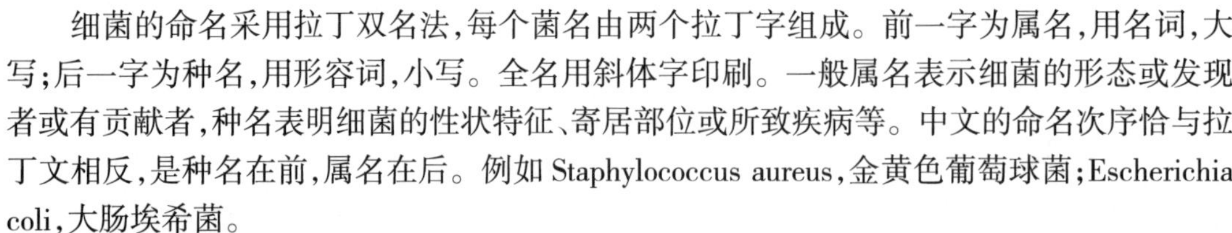

细菌的命名采用拉丁双名法，每个菌名由两个拉丁字组成。前一字为属名，用名词，大写；后一字为种名，用形容词，小写。全名用斜体字印刷。一般属名表示细菌的形态或发现者或有贡献者，种名表明细菌的性状特征、寄居部位或所致疾病等。中文的命名次序恰与拉丁文相反，是种名在前，属名在后。例如 Staphylococcus aureus，金黄色葡萄球菌；Escherichia coli，大肠埃希菌。

二、微生物与人类的关系

（一）大多数微生物对人类和动、植物有益

绝大多数微生物对人类和动、植物是有益的，有些甚至是必需的。

1. 参与自然界的物质循环　自然界中 N、C、S 等元素的循环要靠有关的微生物的代谢活动来进行。例如土壤中的微生物能将死亡动、植物的有机氮化物转化为无机氮化物，以供植物生长的需要，而植物又为人类和动物所食用。此外，空气中的大量游离氮，也只有依靠固氮菌等作用后才能被植物吸收。因此，没有微生物，植物就不能进行代谢，人类和动物也将难以生存。

2. 维持机体的正常生理功能　正常情况下，寄生在人类和动物口、鼻、咽部和消化道中的微生物是无害的，而且对维持机体的正常生理功能发挥重要的作用：刺激免疫系统的发育成熟、拮抗入侵的病原微生物、向宿主提供必需的营养物质、帮助宿主排毒和降解食物残渣等。如定植在肠道中的大肠埃希菌能产生硫胺素、核黄素、烟酸、维生素 B、维生素 K 和多种氨基酸等营养物质供机体吸收；又牛、羊等反刍动物的胃，因有分解纤维素的微生物，才能利用草饲料作为营养物质。

3. 帮助工农业生产和环境保护　在农业方面，人们很早就利用微生物发酵进行面食加工、酿酒、制醋、制作泡菜、酸奶、奶酪等；应用微生物提高土壤肥力、改进作物特性（如构建固氮植物）、促进粮食增产、防治粮食作物的病虫害以及把多余粮食转化为糖、各种饮料和调味品等。在工业方面，利用微生物进行能源化工生产，把自然界丰富的纤维素转化成甲烷、氢气等能源物质和各种化工、轻工及制药等工业原料，如乙醇、有机酸、多肽、氨基酸、多元醇等，并广泛应用于能源、食品、皮革、纺织、石油、化工、冶金等行业。在医药生产和生物工程方面，利用微生物生产抗生素、维生素、辅酶、ATP、单克隆抗体、疫苗、干扰素和白细胞介素-2 等细胞因子。在环境保护方面，利用微生物净化生活污水、有毒工业污水和禽畜排泄物，降解有机磷、氰化物；利用微生物肥料、微生物杀虫剂或农用抗生素来取代会造成环境恶化的各种化学肥料或化学农药等。

（二）少数微生物能引起人类感染性疾病及和动、植物病害

具有致病性的微生物称为致病微生物或病原微生物。它们可引起人类各种感染（传染）性疾病及动、植物的病害。如人类的伤寒、痢疾、结核、脊髓灰质炎、肝炎、艾滋病（AIDS）等；禽、兽的鸡霍乱、鸭瘟、牛炭疽、猪气喘等；以及农作物的水稻白叶枯病、小麦赤霉病、大豆病毒病等。有些微生物，在正常情况下不致病，只是在特定情况下导致疾病，这类微生物称为条件致病微生物。还有些微生物的破坏性还表现在使工业产品、农副产品和生活用品的腐蚀和霉烂等。

目前人类感染性疾病的发病趋势

1. 感染仍然是人类死亡的主要原因　据世界卫生组织资料，全球每年至少有 1700 万人死于传染病，占全球每年死亡人数的 1/3，目前全球乙型肝炎患者约 3.5 亿、艾滋病病人约 2800 万、性病约 3.33 亿，占全球人口 1/3 的 19 亿人已感染结核分枝杆菌，每年新发病例 1000 万人，死亡约 300 万人。目前人口的增加、环境的污染、肿瘤和代谢性疾病的增加、器

官移植、抗肿瘤药物和免疫抑制剂的使用等,均破坏了机体的免疫功能,导致对病原体易感的人群增加。同时人类寿命的延长和社会老龄化趋势,增加了高危人群的数量。这些都加剧了感染性疾病的发生发展。

2. 新的病原体不断出现、原已控制的病原体死灰复燃　自 1973 年以来,新发现的病原微生物已有 30 多种,其中主要的有嗜肺军团菌、幽门螺杆菌、霍乱弧菌 O139 血清群、肺炎衣原体、人类免疫缺陷病毒(HIV)、亚病毒、高致病性禽流感、埃博拉病毒等。人畜共患的传染病更是屡见不鲜,如近几年以 H5N1 和 H7N7 为代表的禽流感疫情的传播,首次证实了高致病性禽流感可以危及人的生命,截至 2009 年,15 个国家或地区共报告 420 例 H5N1 人禽流感确诊病例,其中 257 例死亡,病死率为 61.2%;2013 年我国又首次发现人感染 H7N9 禽流感的病例。比病毒更小的亚病毒也发现与人畜感染有关,如 1982 年发现的朊粒可引起羊瘙痒病、疯牛病和人的克雅病和库鲁病(Kuru),1998 年仅英国就有十万头牛患疯牛病(牛海绵体脑病),至少有 10 人因进食牛肉死于克雅病。此外过去已基本得到控制的一些疾病,如结核、霍乱和性病等,现在又死灰复燃。

3. 感染因子在非感染性疾病中的作用越来越明显　如幽门螺杆菌与消化道溃疡和胃癌,HBV、HCV、黄曲霉菌等与肝癌,单纯疱疹病毒、伯氏疏螺旋体与面肌麻痹,大肠埃希菌 O157:H7 与溶血性尿毒综合征,巨细胞病毒、肺炎衣原体与冠状动脉疾病等的相关性,都是感染性因子在非感染性疾病的致病机制中起重要作用。过去认为是不传染的疾病,如某些白血病、面瘫、肿瘤等都可能与传染有关,而且随着临床微生物学的发展,将会揭示更多与感染因子有关的疾病。

4. 医院感染和细菌耐药的问题日趋严重　在过去几十年中,由于细菌变异、抗菌药物的不合理使用以及感染控制方面的问题,导致耐药菌株增加和播散。在医院感染致病菌中,对甲氧西林耐药的金黄色葡萄球菌(MRSA)已成为细菌多重耐药的典型。20 世纪 90 年代以来,耐万古霉素的肠球菌(VRE)、产超广谱 β- 内酰胺酶和多重耐药的革兰阴性杆菌感染已成为临床常见的问题,甚至出现了对常用抗菌药物全部耐药的“泛耐药”革兰阴性杆菌引起的医院感染。所以细菌耐药和医院感染的问题已成为一个世界性的公共卫生问题。

因此,医学微生物学今后必须加强对病原微生物的致病因子及其致病机制和免疫机制的研究,研制安全、有效的疫苗;深入研究微生物的耐药机制,探讨防止和逆转耐药性措施,并积极开发抗细菌、真苗和病毒的新型药物;运用分子生物学和免疫学等新手段,创建特异、灵敏、快速、简便的诊断方法;最终达到控制和消灭危害人类健康的感染性疾病这一宏伟目标。

小结

微生物是存在于自然界的一大群形体微小、结构简单、肉眼无法直接看见,必须借助光学显微镜或电子显微镜放大数百至数万倍才能观察到的微小生物。按生物学特性的不同,可将微生物的分为原核细胞型微生物、真核细胞型微生物和非细胞型微生物三大类。自然界中大多数微生物对人类和动、植物有益,它们参与自然界的物质循环,维持机体的正常生理功能,并广泛应用于工农业生产;少数微生物能引起人类感染性疾病及和动、植物病害,称为病原微生物或致病微生物。目前由于易感人群不断增加、新的病原体不断出现、原已控制的病原体死灰复燃、感染因子在非感染性疾病中的作用越来越明显、医院感染和细菌耐药的问题日趋严重等因素的影响,感染性疾病仍然是引起人类死亡的主要原因。

目标测试

A1 型题

1. 下列描述的微生物中，**不是**所有微生物共同特征的是
   A. 个体微小　　B. 分布广泛　　C. 种类繁多
   D. 只能在活细胞内生长繁殖　　E. 结构简单
2. **不属于**原核细胞型微生物的是
   A. 细菌　　B. 真菌　　C. 支原体
   D. 衣原体　　E. 立克次体
3. 属于真核细胞型微生物的是
   A. 螺旋体　　B. 放线菌　　C. 真菌
   D. 细菌　　E. 立克次体
4. 下列哪种微生物属于非细胞型微生物
   A. 细菌　　B. 衣原体　　C. 支原体
   D. 病毒　　E. 立克次体

（钟禹霖）

第二章 细 菌 概 述

细菌是一类具有细胞壁的原核细胞型微生物。有细胞核和原始核质，无核膜和核仁，除核糖体外无其他细胞器。在适宜条件下，细菌具有相对恒定的形态和结构。了解细菌的形态与结构，对鉴别细菌、防治细菌感染以及研究细菌的生物学特性、致病机制、免疫特征等具有重要的意义。

第一节 细菌的形态结构

学习目标

1. 掌握：细菌的基本形态、基本结构与特殊结构的作用及与医学的关系；革兰染色的医学意义。
2. 熟悉：革兰阳性细菌与革兰阴性细菌细胞壁的主要区别及临床意义；细菌细胞质内与医学有关的重要结构；细菌L型的生物学特性与致病性。
3. 了解：细菌的测量单位；常见抗生素的抗菌机制和细菌染色标本检查的原理。

一、细菌的大小与形态

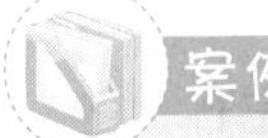

案例

列文虎克（1632—1723）出生于荷兰，未受过正规教育，当过学徒，做过门卫，一个偶然的机会他得知镜片可以磨成放大镜，由此激发了他浓厚的兴趣并刻苦学习磨制镜片技术，一生磨制了491架显微镜或放大镜。1674年列文虎克发明了第一台能放大270倍的显微镜，并用它首次看到了会动的微小生物，揭示了新的微生物世界。他一生发表论文400篇，成为英国皇家学会会员和巴黎科学院通讯院士，获得微生物学之父的称号。

请问：1. 你认为显微镜观察到的细菌基本形态有哪些？

2. 用显微镜能看到细菌的结构吗？细菌有哪些结构？

细菌是人类肉眼看不见的微小生物，测量其大小一般以微米（μm）为单位，不同种类的细菌由于遗传和生态上的差别，大小不一，同一种细菌也可因环境和菌龄等影响而有差别。

细菌的基本形态分球菌、杆菌和螺形菌三种(图 2-1)。

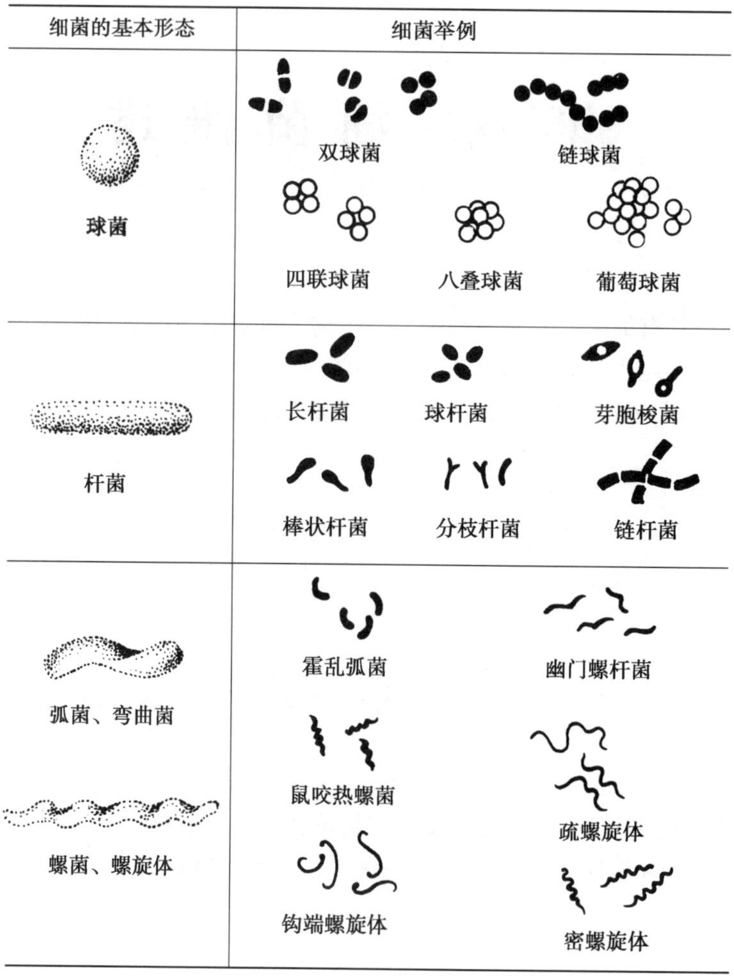

细菌的基本形态		细菌举例
球菌		双球菌 链球菌 四联球菌 八叠球菌 葡萄球菌
杆菌		长杆菌 球杆菌 芽胞梭菌 棒状杆菌 分枝杆菌 链杆菌
螺形菌	弧菌、弯曲菌	霍乱弧菌 幽门螺杆菌
	螺菌、螺旋体	鼠咬热螺菌 疏螺旋体 钩端螺旋体 密螺旋体

图 2-1 细菌的基本形态

1. 球菌　形态呈球形或近似球形(肾形、豆形、矛头形或瓜子仁形),直径 1μm 左右。它们可以单细胞形式存在,也可相互聚集形成特定排列,而呈双球菌、链球菌、葡萄球菌、四联球菌、八叠球菌等。这些特点常被用于细菌鉴定。

2. 杆菌　多数呈直杆状,各种杆菌的长宽比例差别较大,中等大小的大肠埃希菌,其宽在1.1~1.5μm,长在2.0~6.0μm。杆菌菌体两端大多呈钝圆形,少数两端平齐(如炭疽芽孢杆菌)或两端尖细(如梭杆菌),根据其形态上的差异可分为球杆菌、棒状杆菌、分枝杆菌、链杆菌等。

3. 螺形菌　菌体弯曲,根据其弯曲程度可分为三种。

(1) 弧菌:菌体只有一个弯曲,形成弧形或逗号状,如霍乱弧菌、空肠弯曲菌等。

(2) 螺菌:菌体细长,有多个弯曲。如果菌体螺旋较僵硬不易弯曲,则称为螺菌,如鼠咬热螺菌。如果菌体呈细长柔韧的数个弯曲,则称为螺旋体。

细菌的形态易受温度、pH、培养基成分和培养时间等环境因素的影响,仅在适宜生长条件下才呈现典型的形态、染色和排列;在不利的环境条件或菌龄老化,细菌常出现不规则的形态学变化。在进行细菌研究、鉴别和实验室诊断时应特别注意。

二、细菌的结构

细菌的结构包括基本结构和特殊结构两部分。基本结构是所有细菌都有的结构，包括细胞壁、细胞膜、细胞质、核质。特殊结构仅某些细菌在一定的条件下形成的结构，包括荚膜、鞭毛、菌毛和芽孢。

一般细菌的最外层是细胞壁，细胞壁内侧是细胞膜，壁膜之间隔着一个周质间隙，细胞膜可内陷形成简单的中介体。细菌的遗传物质定位于核质区域，它与周围的胞质之间没有核膜进行分隔。核糖体和内含体则分散在细胞基质中。能运动的细菌一般有鞭毛，有些细菌的细胞壁外包被有荚膜或黏液层(图 2-2)。

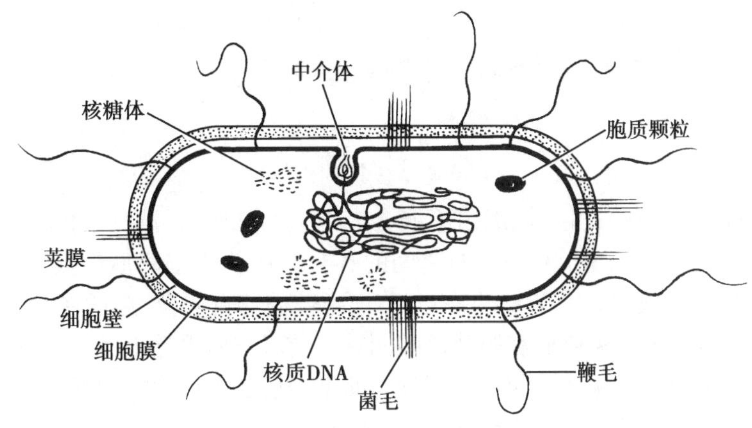

图 2-2 细菌结构模式图

(一) 细菌的基本结构

1. 细胞壁 是包绕在细菌细胞膜周围的一种无色透明坚韧而有弹性的结构，厚度15~30nm，为原核细胞所特有。细胞壁的功能主要有：①维持细菌的固有形状；②保护细菌抵抗低渗环境，正常情况下，革兰阳性菌体内的渗透压可达 20~25 个大气压，革兰阴性菌也有 5~6 个大气压的渗透压，若没有细胞壁的保护作用，细胞膜将不能承受这样大的压力，细胞会膨胀并最终破裂或损伤；③与细胞膜共同参与菌体内外物质交换，细胞壁上的许多微孔能让水和直径小于 1nm 可溶性分子自由通过并流阻大分子物质；④携带细菌的表面抗原，可诱发机体的免疫应答；⑤与细菌的致病性有关，G^- 菌细胞壁上的脂多糖就是细菌的内毒素成分。

细菌经革兰染色可分为革兰阳性菌(G^+)和革兰阴性菌(G^-)两大类，两者细胞壁的结构有很大差别。

(1) G^+ 菌细胞壁特点：由多达 50 层的肽聚糖和穿插于其中的磷壁酸构成。①肽聚糖又称粘肽，为原核细胞所特有，是细菌细胞壁的共有成分，也是 G^+ 菌细胞壁的主要成分，占其细胞壁干重的 50%~80%。G^+ 菌的肽聚糖由聚糖骨架、四肽侧链和五肽交联桥三部分构成(图 2-3)。聚糖骨架由 N- 乙酰葡萄糖胺(G)和 N- 乙酰胞壁酸(M)两种单糖交替排列，经β-1,4 糖苷键联结而成；四肽侧链是 4 个氨基酸组成的肽链，与聚糖骨架的 N- 乙酰胞壁酸的羧基连接；五肽交联桥为 5 个甘氨酸组成的短肽，一端与四肽侧链的第三位氨基酸相连，另一端与另一四肽侧链的末位氨基酸相连。革兰阳性菌通过肽聚糖链间的相互交联可形成一个坚韧牢固、相互交联的三维立体框架结构，维持细菌的形状和完整性。青霉素能抑制四肽

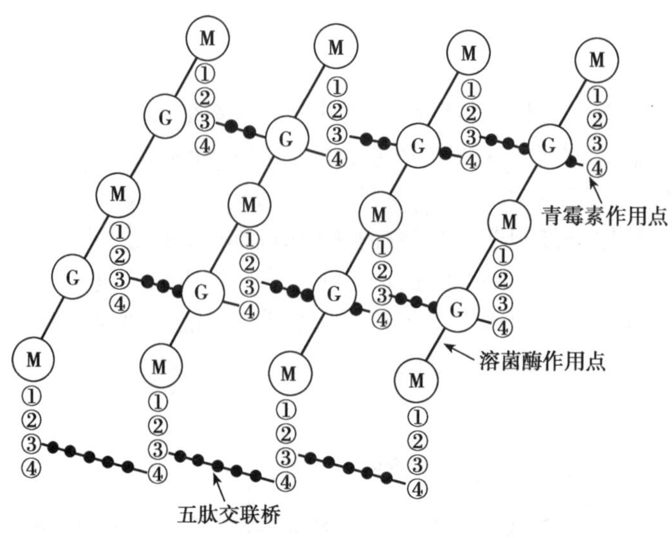

图 2-3 革兰阳性菌细胞壁肽聚糖结构

侧链与五肽交联桥之间的连接，使细菌不能合成完整的细胞壁；溶菌酶能破坏肽聚糖中 N-乙酰葡萄糖胺（G）和 N- 乙酰胞壁酸（M）之间的 β-1，4 糖苷键，破坏肽聚糖骨架。故 G^+ 菌一般对青霉素和溶菌酶敏感。②磷壁酸是 G^+ 菌细胞壁的特有成分，穿插在肽聚糖层中，根据结合部位的不同可分为壁磷壁酸和膜磷壁酸两种。前者与肽聚糖上的 N- 乙酰胞壁酸相连，后者与细胞膜外层的磷脂相结。两者均延伸至肽聚糖层的表面，具有黏附宿主细胞的功能，与细菌致病性有关，同时构成 G^+ 菌重要的表面抗原。

有些 G^+ 菌细胞壁表面尚有一些特殊蛋白，如葡萄球菌 A 蛋白、A 群链球菌的 M 蛋白等，这些蛋白一般具有抗吞噬作用，与致病性有关。

（2）G^- 细胞壁特点：由 1~2 层肽聚糖和厚度约 7~8nm 的特殊外膜构成。①肽聚糖：与 G^+ 菌比较，G^- 菌细胞壁的肽聚糖少、肽聚糖中没有五肽交联桥，四肽侧链一端与聚糖骨架相连，另一端直接与相邻聚糖骨架的四肽侧链的二氨基庚二酸（DAP）相连接（图 2-4），由此构成结构疏松的二维平面网状结构。②外膜：由脂蛋白、脂质双层和脂多糖三部分组成。脂蛋白位于肽聚糖与脂质双层之间，它通过共价键与下方的肽聚糖相结合，而疏水端则包埋于外膜中，从而使外膜和肽聚糖构成一个稳定的整体；脂质双层类似细胞膜的结构，其中镶嵌有多种蛋白质称外膜蛋白，其中有的为孔蛋白，形成跨过外膜的通道，与细菌的物质交换有关，也是抗菌药物和其他药物进入菌体发挥作用的主要通道。外膜最重要的功能是作为保护屏障，可阻止或减缓胆汁盐、抗体及其他可能杀死或损害细菌的有毒物质进入；同时也可阻止周质酶等一些细胞组分的损失。③脂多糖：是 G^- 菌的内毒素，包括类脂 A、核心多糖和特异多糖三个组成

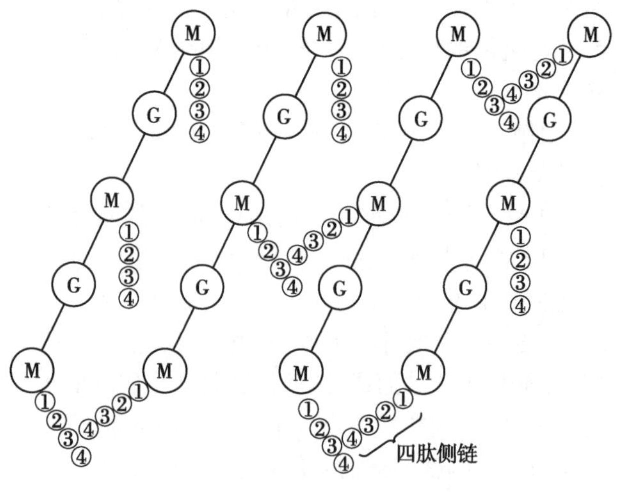

图 2-4 革兰阴性菌细胞壁肽聚糖结构

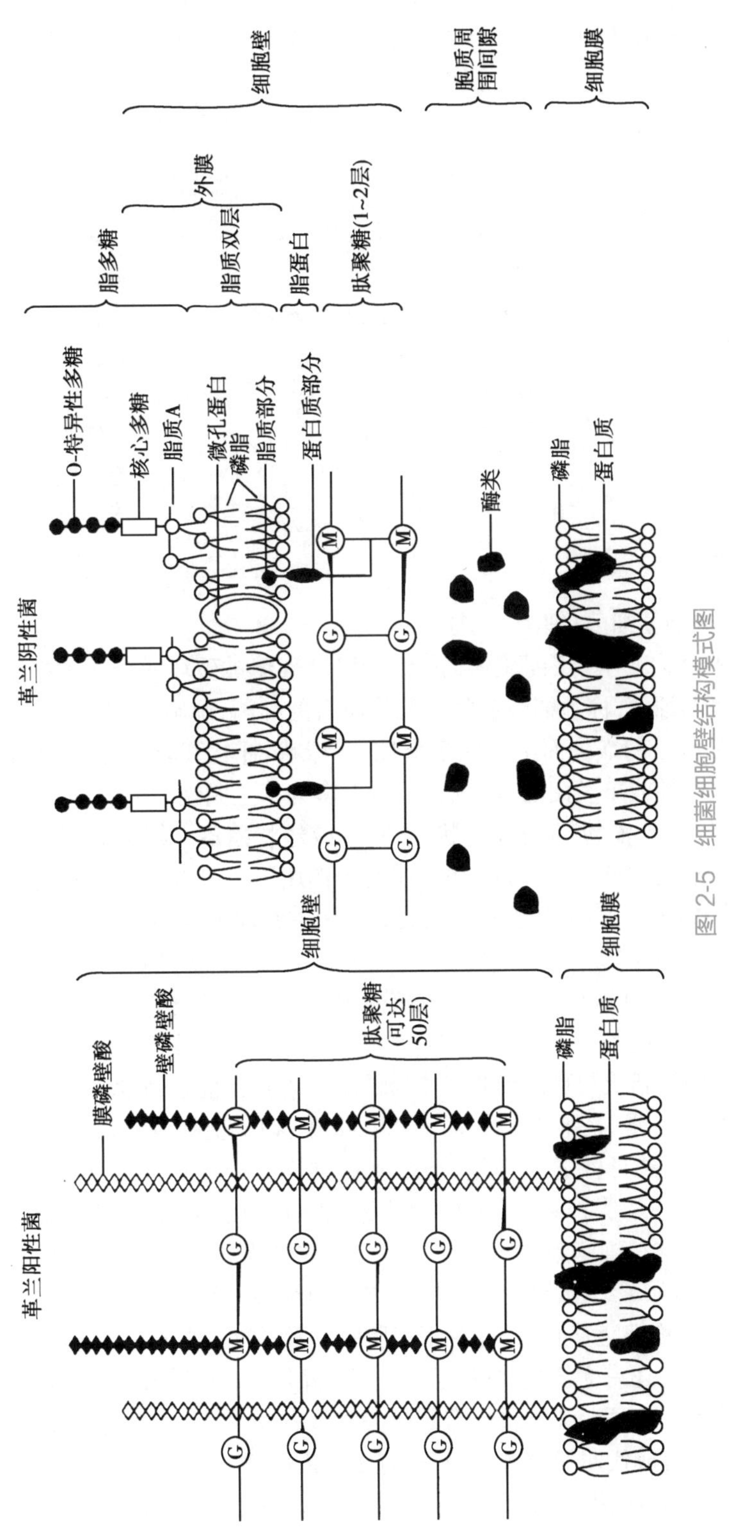

图 2-5 细菌细胞壁结构模式图

部分。类脂A是一种糖磷脂,包埋于外膜中,是内毒素的毒性基团;核心多糖与类脂A相连位于类脂A的外层,有属的特异性;特异性多糖(O抗原)位于脂多糖的最外层,包含有多种特有的糖,具有种或型的特异性。革兰阴性菌可通过迅速改变其O抗原的性质而避免宿主防御系统的识别和破坏,发挥自身保护作用。

(3) 革兰阳性菌与革兰阴性菌的细胞壁结构比较(表2-1)(图2-5)

表2-1 革兰阳性菌与革兰阴性菌细胞壁比较

区别要点	革兰阳性(G^+)菌	革兰阴性(G^-)菌
化学组成	肽聚糖、磷壁酸	肽聚糖、外膜
肽聚糖组成	聚糖骨架、四肽侧链、五肽交联桥	聚糖骨架、四肽侧链
肽聚糖层数	可达50层	1~2层
厚度	20~80nm	10~15nm
结构与强度	三维立体结构、较坚韧	二维平面结构、较疏松
外膜	无	有
磷壁酸	有	无
青霉素、溶菌酶	敏感	不敏感

(4) 细胞壁缺陷型细菌(细菌L型)

细菌在各种理化或生物因素影响下,细胞壁肽聚糖被破坏或合成被抑制所形成一种细胞壁缺失或缺陷的细菌,称为细菌L型。几乎所有的细菌、螺旋体、真菌都有可能变为L型。细菌L型因为细胞壁的缺失而呈高度多形性,有球状、杆状和丝状等,大小不一,着色不均,不论原来是革兰阳性或革兰阴性,形成L型后大多为革兰阴性,必须在高渗培养基才能缓慢生长,形成嵌入培养基中的"油煎蛋"状、颗粒状或丝状菌落。细菌L型在临床上常引起泌尿道感染、骨髓炎、心内膜炎等疾病,并常在使用作用于细胞壁的抗菌药物(青霉素、头孢菌素等)治疗过程中发生。临床上遇有症状明显而标本常规细菌培养阴性者,应考虑细菌L型感染的可能。

2. 细胞膜　又称细胞质膜,是位于细胞壁内侧,紧密包绕细胞质的一层富有弹性及半渗透性的生物膜。厚度约5~10nm,柔韧有弹性。细胞膜由脂质双分子层和镶嵌其中的蛋白质组成。细菌细胞膜脂质与真核细胞膜脂质的不同点在于前者缺少胆固醇类的固醇。

细胞膜包裹细胞质,是细胞与外环境相互接触、物资交换及新陈代谢的重要部位。其主要功能有:①通过选择性通透作用,与细胞壁共同完成菌体内外物质转运与交换;②有多种呼吸酶类与合成酶类,参与呼吸能量代谢、光合作用、脂类和细胞壁组分的生物合成等;③形成中介体,这是细胞膜内陷、折叠、卷曲形成的囊状、管状或薄层状结构。它扩大了细胞膜的表面积,增强了细胞膜的生理功能,并参与细菌分裂繁殖等。

3. 细胞质　或称细胞基质,是存在于细胞膜和核质之间的胶状物质,主要成分是水(细菌质量约70%是水),还有无机盐、核酸、蛋白质和脂类。细胞质RNA具有较强的嗜碱性,由此细菌易被碱性染料着色。细胞质含有的核酸和多种酶系统,是细菌新陈代谢的主要场所,参与菌体内物质的合成代谢和分解代谢,内有多种内含物。

(1) 核蛋白体:是游离存在于胞质中,具有蛋白质合成功能的微小颗粒。其直径为18nm,沉降系数为70S,由50S与30S大小两个亚基组成,其化学成分由RNA(70%)和蛋白质(30%)组成。每个菌体内约含数万个核蛋白体,有些药物如氨基糖苷类和大环内酯类抗生素能分别与核糖体上的 30S 和 50S 亚基结合，干扰蛋白质的合成，从而起到杀菌作用。

(2) 质粒：是染色体外的遗传物质，为环状闭合的双股 DNA。医学上重要的质粒有 F 因子、R 因子、Col 因子等。质粒 DNA 分子带有遗传信息，可控制细菌某些特定遗传性状的形成，如形成耐药性、产生致病性、形成新的代谢能力等。质粒可自行复制，随细菌分裂传给子代细菌，并可通过接合或转导的方式在细菌间转移，因此其所控制的特征如耐药性等可在细菌之间传播。

(3) 胞质颗粒：胞质中含有各种颗粒，大多数为营养贮藏物，包括多糖、脂类、多聚磷酸盐等。多聚磷酸盐颗粒用蓝色染料甲基兰或甲苯胺蓝染色时可被染成不同深浅的蓝色，与菌体其他部分不同，显示异染效应，称为异染颗粒，亦称迂回体。异染颗粒多见于白喉棒状杆菌，可作为细菌鉴别的依据。

4. 核质(拟核)：细菌是原核细胞，无核膜、核仁、组蛋白和有丝分裂器。裸露的双股 DNA 反复缠绕、折叠而形成的松散网状结构称为核质或拟核，多呈棒状、球状或哑铃状，一个细菌有 1-2 个核质。核质是细菌的遗传物质，控制细菌的各种遗传性状，亦称细菌染色体。

(二) 细菌的特殊结构

1. 荚膜　是围绕于细胞壁外层的黏液性物质。厚度≥0.2μm 称为荚膜，厚度 <0.2μm 称为黏液层或微荚膜(图 2-6)。其化学组成随细菌种类不同而异，可为多糖、多肽或糖蛋白。丢失荚膜的细菌仍可存活，但在固体培养基上其菌落可由光滑型转为粗糙型。

荚膜一般在机体内和营养丰富的培养基中才能形成，具有重要的医学意义：①抗吞噬：荚膜表面光滑，可帮助细菌抵抗宿主吞噬细胞的吞噬、消化作用；②抗杀菌物质：保护细菌免受环境中溶菌酶、补体、抗菌抗体、抗菌药物等有害物质的损伤作用；③抗干燥：荚膜中含有的水分可使细菌具有一定的抗干燥能力；④细菌的鉴定分型：荚膜物质具有特异性抗原，可作为细菌的鉴定和分型依据。因此荚膜是病原菌的重要毒力因子，也是鉴定细菌的重要依据。

2. 鞭毛　是附着在某些细菌细胞膜并游离于菌体外，细长呈波状弯曲的丝状物，见于所有的弧菌和螺菌、近半数的杆菌和个别球菌。鞭毛由一种弹性纤维蛋白构成，其氨基酸的组成与骨骼肌的肌动蛋白相似。按鞭毛的数目和排列方式，可分为单鞭毛、双鞭毛、丛鞭毛和周鞭毛四种(图 2-7)。

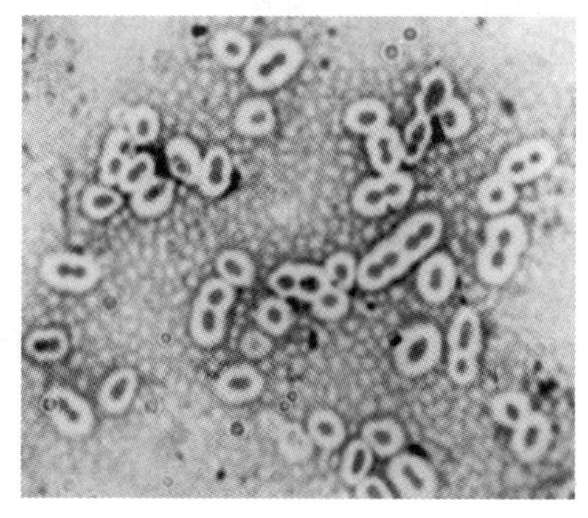

图 2-6　细菌的荚膜

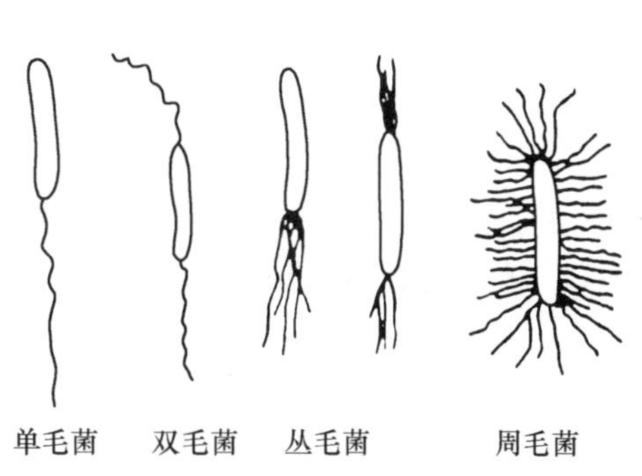

图 2-7　细菌鞭毛的种类

鞭毛的作用和意义：①是细菌的运动器官，帮助细菌在液体环境中自由迅速游动，趋利避害；②有些细菌鞭毛与致病性有关：如霍乱弧菌、空肠弯曲菌等通过活泼的鞭毛运动，可以穿透覆盖在小肠黏膜表面的黏液层，使菌体黏附于肠黏膜上皮细胞，产生毒性物质导致病变的发生；③与细菌的鉴定、分型和分类有关：可根据鞭毛的有无及数量、排列和位置的不同鉴别细菌；同时，鞭毛蛋白具有特殊的抗原性，通称 H 抗原，常用于细菌的分型和分类。

3. 菌毛　是分布在许多革兰阴性细菌和少数革兰阳性细菌表面的一种比鞭毛更细、短、直的丝状物。菌毛分两种：较短的菌毛称为普通菌毛或纤毛，较长的称性菌毛。借助电镜才能观察到菌毛（图 2-8）。

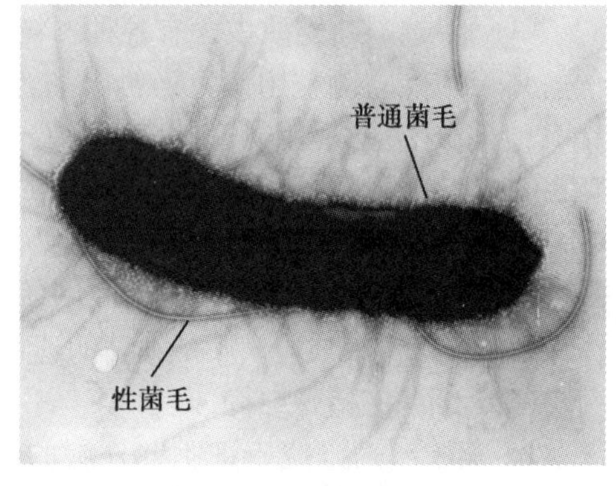

图 2-8　细菌的菌毛

菌毛的作用和意义：①普通菌毛：遍布菌体表面，可达数百根，具有黏附细胞和定居各种细胞表面的能力，与细菌致病性有关；②性菌毛：比普通菌毛长而粗，呈中空管状，仅见于革兰阴性菌，每个细菌只有 1~4 根，它由 F 质粒编码，故又称其为 F 菌毛。带有性菌毛的细菌称为 F^+ 菌或雄性菌。性菌毛能以接合的方式在细菌间传导质粒等遗传物质，导致细菌毒性及耐药性的变异。

4. 芽孢　是某些细菌在一定条件下，胞质脱水浓缩，在菌体内形成的具有多层膜包裹的圆形或卵圆形小体。芽孢并非细菌繁殖体，而是抵抗不良环境，维持细菌生存，代谢处于相对静止的休眠体。当营养缺乏，特别是碳源和氮源缺乏时，某些细菌能形成芽孢。在合适的温度和营养条件下，芽孢又可发芽生长形成繁殖体。一个细菌只形成一个芽孢，一个芽孢发芽只生成一个菌体。芽孢本身不能致病，致病菌的芽孢发芽成繁殖体后才能致病。例如土壤中的破伤风梭菌芽孢，进入伤口发芽成繁殖体后再引起破伤风（图 2-9、图 2-10）。

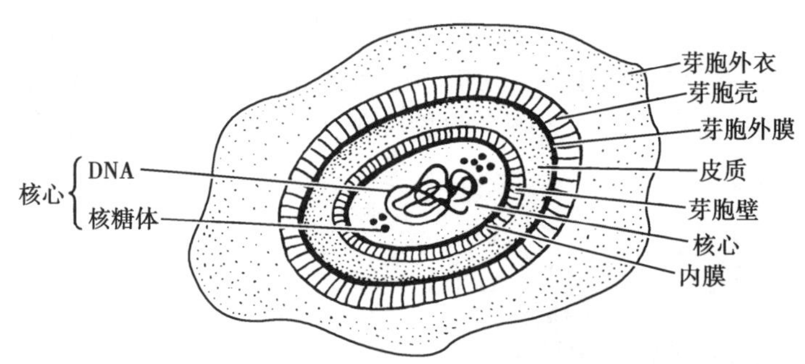

图 2-9　细菌芽胞结构示意图

芽孢形成的意义：①增强细菌的抵抗力，成为疾病的潜在传染源。芽孢具有坚硬的多层厚而致密的胞壁，并含有大量的吡啶二羧酸，对热、紫外线、干燥、辐射、化学消毒剂等具有超强的抵抗力。一般细菌繁殖体在 80℃水中迅速死亡，而有的细菌芽孢可耐 100℃沸水数小时。被炭疽芽孢杆菌污染的草原，传染性可保持 20~30 年；②判断灭菌效果：由于芽孢抵抗力强，用一般方法不易将其杀死，

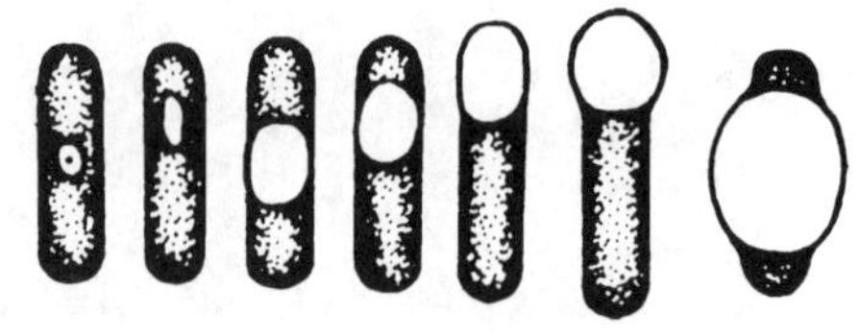

图 2-10　细菌芽孢形态示意图

故能否杀死芽孢是判断灭菌是否彻底的指标。目前杀灭芽孢最可靠的方法是高压蒸汽灭菌；③鉴别细菌：芽孢在菌体的位置和直径大小随菌种不同，有助于细菌鉴别。

三、细菌的形态学检查

细菌的形态学检查是鉴别细菌的基本方法之一，包括不染色标本检查法和染色标本检查法，光学显微镜是观察细菌形态所必备的基本工具。

（一）不染色标本的检查

细菌标本不经染色直接镜检可观察活菌的形态及运动状况，常用压滴法和悬滴法。通过普通光学显微镜或暗视野显微镜观察，有鞭毛的细菌有明显的方向性位移，称有动力；无鞭毛的细菌受水分子撞击呈现原地颤动的布朗运动，称无动力。

（二）染色标本的检查

细菌标本经染色后，除能清楚看到细菌的形态、大小、排列方式外，还可根据染色反应将细菌进行分类，因此染色标本的检查在细菌的鉴定中应用最广，起着非常重要的作用。

1. 单染色法 只用一种染料染色对细菌染色的方法为单染色法。如美蓝染色法，可用于观察细菌的大小、形态和排列，但所有的细菌均被染成一种颜色，故不能鉴别细菌。

2. 复染色法 用两种或两种以上的染料对细菌进行染色的方法称复染色法。在细菌标本的检查中，临床上常用的染色方法有革兰染色、抗酸染色和荧光染色。

（1）革兰染色：由丹麦细菌学家 Hans Christian Gram 于 1884 年创建，是细菌学中最经典、最常用的染色方法。通过革兰染色将所有细菌分为 G^+ 菌和 G^- 菌两大类，具有重要的医学意义：①鉴别细菌：通过染色将细菌分成两大类，不被酒精脱色仍保留紫色者为 G^+ 菌，被酒精脱色后复染成红色者为 G^- 菌，这样可初步识别细菌，有时结合细菌特殊形态结构及排列方式，可对病原菌进行初步鉴定；②指导临床用药：因为 G^+ 菌和 G^- 菌对一些抗菌药物表现出不同的敏感性，识别细菌后可帮助临床针对性的治疗用药；③判断细菌的致病性：G^+ 菌多产生外毒素而 G^- 菌多产生内毒素，两者的致病物质及其作用机制各不相同。

（2）抗酸染色：可鉴别抗酸性细菌和非抗酸性细菌。抗酸染色后，能抵抗盐酸酒精脱色而保留红色的为抗酸性细菌，如结核杆菌、麻风杆菌等；被盐酸酒精脱色后复染成蓝色者为非抗酸性细菌。因为临床上绝大多数病原菌为非抗酸性细菌，所以抗酸染色不作为临床上常规的细菌检查项目，只针对性用于结核病、麻风病等的细菌检查。

（3）特殊染色法：为进一步观察细菌的一些特殊结构需要用特殊染色方法，包括鞭毛染色、异染颗粒染色、芽孢染色、荚膜染色和墨汁负染色等。这些染色法不仅能使特殊结构着色，还可使它染成与菌体不同的颜色，有利于进一步观察和鉴别细菌。

小结

细菌是原核细胞型微生物，在一定条件下，具有相对恒定的形态和结构。细菌形态一般表现为球状、杆状或螺旋形。细菌的基本结构有细胞壁、细胞膜、细胞质、核质。细胞壁的基本成分为肽聚糖，革兰阳性菌还含有磷壁酸，革兰阴性菌还有外膜组成，两者细胞壁组成和结构的不同，造成了生物学特性和致病性的差异。细胞壁的主要功能是维持细菌的形状、保护细菌免遭渗透作用的破坏和有毒物质的损害，并参与细菌的致病作用。细胞壁缺失或缺陷的细菌称为细菌 L 型。细胞膜位于细胞壁内侧紧包着细胞质，由脂质和蛋白质组成，其功能主要为物质交换，生物合成，分泌、呼吸作用等。细胞质是细菌新陈代谢的重要场所，胞质内含有核糖体、质粒、胞质颗粒等。细菌核质由DNA组成，具有染色体的功能，控制细菌的各种遗传性状。细菌特殊结构中，荚膜具有抗吞噬作用；鞭毛是细菌的运动结构；普通菌毛有助于细菌黏附、定植，性菌毛与遗传物质的转移有关；而芽孢则是某些细菌为逃避一些不利环境而形成的具有特殊抵抗力的一种休眠结构。

细菌的形态学检查包括不染色标本检查法和染色标本检查法，最常用的细菌染色标本检查法是革兰染色法。

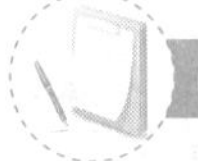

目标测试

A1 型题

5. 下列哪种**不是**细菌的基本形态
   A. 球形　B. 杆状　C. 螺形
   D. 梨形　E. 弧形
6. **不属于**细菌基本结构的是
   A. 鞭毛　B. 细胞质　C. 细胞膜
   D. 核质　E. 细胞壁
7. 与真核细胞结构相比较，细菌所特有的一种重要结构是
   A. 核蛋白体(核糖体)　B. 线粒体　C. 高尔基体
   D. 细胞膜　E. 细胞壁
8. 青霉素的抗菌作用机理是
   A. 干扰细菌蛋白质的合成　B. 抑制细菌的核酸代谢
   C. 抑制细菌的酶活性　D. 破坏细菌细胞壁中的肽聚糖
   E. 破坏细胞膜
9. 溶菌酶杀菌的作用机理是
   A. 裂解聚糖骨架的β-1,4 糖苷键
   B. 竞争肽聚糖合成中所需的转肽酶
   C. 与核蛋白体的小亚基结合
   D. 竞争性抑制叶酸的合成代谢
   E. 破坏细胞膜
10. 细菌内毒素的主要成分是
    A. 肽聚糖　B. 蛋白质　C. 鞭毛
    D. 核酸　E. 脂多糖
11. 细菌核质以外的遗传物质是
    A. mRNA　B. 核蛋白体　C. 质粒
    D. 异染颗粒　E. 性菌毛
12. 细菌的L型是指
    A. 细菌的休眠状态　B. 细胞壁缺陷型细菌

C. 非致病菌 D. 不可逆性变异的细菌
E. 光滑型-粗糙型菌落(S-R)变异

13. 细菌的特殊结构**不包括**
A. 鞭毛 B. 质粒 C. 菌毛
D. 芽孢 E. 荚膜

14. 与细菌运动有关的结构是
A. 鞭毛 B. 菌毛 C. 纤毛
D. 荚膜 E. 轴丝

15. 与细菌黏附功能有关的细菌结构是
A. 普通菌毛 B. 荚膜 C. 性菌毛
D. 胞浆膜 E. 细胞膜

16. 与抗吞噬作用相关的结构是
A. 中介体 B. 细胞膜 C. 异染质颗粒
D. 芽孢 E. 荚膜

17. 细菌荚膜的形成条件是
A. 普通培养基 B. 只在动物体内
C. 只在含血清培养基内 D. 在动物体内或含血清培养基中
E. 以上均不是

18. 细菌学中最经典的染色方法是
A. 美蓝染色法 B. 异染颗粒染色法 C. 革兰染色法
D. 抗酸染色法 E. 鞭毛染色法

(钟禹霖)

第二节 细菌的生长繁殖与变异

学习目标

1. 掌握:细菌的生长繁殖;细菌的繁殖方式与速度。
2. 熟悉:细菌的代谢产物;细菌的遗传与变异。
3. 了解:细菌的人工培养。

细菌的生长繁殖与环境条件密切相关,条件适宜时,细菌的生长繁殖及代谢旺盛,改变条件,可使细菌生长受到抑制甚至发生变异或死亡。

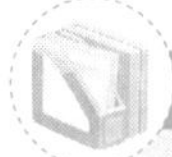

案例

天气炎热的夏天,吃剩的食物如果没有及时放入冰箱保存很快就变质了,食入了变质的食物常常引起人体上吐下泻等一系列胃肠道反应。

请问:1. 这与细菌的生长繁殖有怎样的联系呢?
2. 细菌又是怎样引起人体致病的呢?

一、细菌的生长繁殖

(一) 细菌生长繁殖的条件

细菌的种类繁多,生长繁殖所需的条件不完全相同,但必须具备以下条件:

1. 营养物质　细菌需要的营养物质有水、含碳化合物、含氮化合物和无机盐类。少数细菌还需要生长因子。生长因子是某些细菌生长所必需而自身又不能合成的化合物,主要有维生素、某些氨基酸、脂类、嘌呤、嘧啶等。

2. 酸碱度　细菌需要在一定的酸碱度环境中,才能生长繁殖。大多数病原菌最适宜的酸碱度为 pH7.2~7.6。个别细菌如霍乱弧菌在 pH8.4~9.2 的碱性培养基中生长最好,结核分枝杆菌则以 pH6.5~6.8 最适宜。

3. 温度　大多数病原菌最适温度为人体的体温,即 37℃,故实验室一般采用 37℃恒温箱培养细菌。

4. 气体　根据细菌生长时对氧气的需要不同,将细菌分为四类:①专性需氧菌:必须在有氧的环境中才能生长,如结核分枝杆菌;②微需氧菌:需在低氧压(5%~6%)的环境中生长,如幽门螺杆菌、空肠弯曲菌;③专性厌氧菌:只能在无氧状态下才能生长,如破伤风芽孢梭菌;④兼性厌氧菌:在有氧或无氧环境中都能生长,大多数病原菌属于此类。一般细菌在代谢过程中产生的二氧化碳即可满足自身需要。有些细菌在初次分离培养时,必须在较高浓度二氧化碳(5%~10%)的环境中才能生长,如脑膜炎奈瑟菌、淋病奈瑟菌。

(二) 细菌的繁殖方式与速度

1. 生长方式　细菌以无性二分裂方式进行繁殖。在适宜条件下,多数细菌繁殖速度很快,分裂一代仅需 20~30 分钟,有的细菌较慢,如结核分枝杆菌 18~20 小时才分裂一代。

2. 生长曲线　细菌的生长速度很快,如按 20 分钟分裂一代计算,1 个细菌 10 小时后可繁殖为 10 亿以上,细菌群体将庞大到难以计数的程度。但实际上由于营养来源有限并逐渐耗竭,毒性代谢产物的积累及环境 pH 的改变,细菌不可能始终保持如此高速的无限繁殖,经过一定时间后,繁殖速度减慢,死亡菌数增加,活菌增长率随之下降。如将一定数量的细菌接种于合适的培养基上,以培养时间为横坐标,培养物中细菌数的对数为纵坐标,可绘出一条反映细菌生长过程的曲线,称为生长曲线(图 2-11)。根据生长曲线的特点,可分为四期:

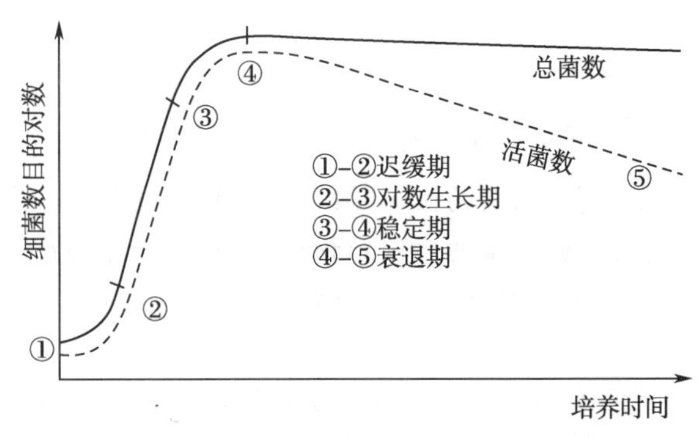

图 2-11　细菌的生长曲线

(1) 迟缓期:接种后最初 1~4 小时,是细菌进入新环境后的短暂适应阶段。该期菌体增大,代谢活跃,大量合成并积累分裂繁殖所需物质,但分裂缓慢,繁殖极少。

(2) 对数期:细菌生长繁殖迅速,活菌数以恒定的几何级数增长,曲线呈对数直线上升,是细菌分裂繁殖最快时期。此期细菌的生物学性状较典型,对外界环境因素的作用敏感,是研究细菌形态、染色、生物活性、药物敏感性试验等的最佳时期。

(3) 稳定期:由于培养基中营养物质消耗,有害代谢产物积聚,细菌繁殖速度下降,死亡

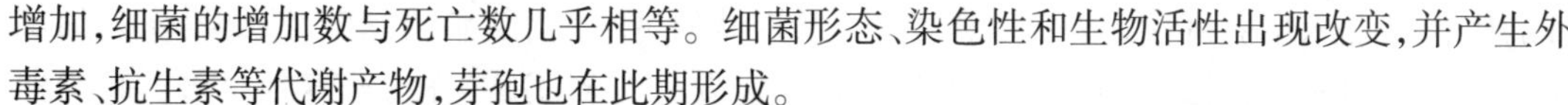

增加,细菌的增加数与死亡数几乎相等。细菌形态、染色性和生物活性出现改变,并产生外毒素、抗生素等代谢产物,芽孢也在此期形成。

(4) 衰亡期:由于有害代谢产物大量积聚,细菌的繁殖速度越来越慢,死菌数超过活菌数,细菌总数开始下降。该期细菌代谢活动趋于停滞,形态显著改变,出现菌体变形,肿胀或自溶,不易辨认。

二、细菌的代谢产物

细菌在生长繁殖过程中会进行合成和分解代谢,产生的代谢产物在细菌致病性鉴定、生化反应及医学上具有重要意义。

(一) 合成代谢产物

1. 毒素和侵袭性酶　细菌可产生内、外毒素及侵袭性酶,与细菌的致病性密切相关。内毒素即革兰阴性菌细胞壁的脂多糖,其毒性成分为脂质 A,菌体死亡崩解后释放出来。外毒素是有革兰阳性菌及少数革兰阴性菌在生长代谢过程中释放至菌体外的蛋白质。侵袭性酶是某些病原菌产生的可损伤机体组织、促进细菌侵袭和扩散的酶。如链球菌产生的透明质酸酶,金黄色葡萄球菌产生的血浆凝固酶等。

2. 热原质　许多革兰阴性菌和少数革兰阳性菌合成的一种注入人体或动物体能引起发热反应的物质,又称致热原。革兰阴性菌的热原质是其细胞壁中的脂多糖。热原质耐高压,高压蒸汽灭菌对其无效,高温干烤才能破坏。因此,制备生物制品和注射液过程中应严格无菌操作,防止细菌污染。热原质可通过一般滤菌器,但无挥发性,故液体中热原质用蒸馏法去除效果最好。

3. 色素　有些细菌在代谢过程中能产生色素,有助于细菌的鉴别。细菌色素有两种,即脂溶性色素和水溶性色素。脂溶性色素不溶于水,仅保持在菌落内,培养基及组织颜色不变,如金黄色葡萄球菌产生的金黄色色素。水溶性色素能向四周扩散,使培养基、脓液及纱布等敷料染色,如铜绿假单胞菌的绿色色素。

4. 抗生素　是某些微生物代谢过程中产生的一种能抑制或杀死某些其他微生物或肿瘤细胞的物质。抗生素多由放线菌和真菌产生,如青霉素、链霉素等。细菌仅产生少数几种,如多粘菌素、杆菌肽等。目前抗生素已广泛用于感染性疾病和肿瘤的治疗。

5. 细菌素　是某些细菌产生的仅对近缘菌株有抗菌作用的蛋白类物质。细菌素抗菌范围很窄,临床治疗价值不大,但可用于细菌的分型和流行病学调查。如铜绿假单胞菌的绿脓菌素,大肠埃希菌的大肠菌素,霍乱弧菌的弧菌素等。

6. 维生素　细菌能合成某些维生素,除供自身所需外,还能分泌到周围环境中。如人体肠道内的大肠埃希菌合成 B 族维生素和维生素 K,也可被人体吸收利用。

(二) 分解代谢产物

不同的细菌所具有的酶不完全相同,对糖、蛋白质的分解能力不同,因此产生的代谢产物也不相同。如大肠埃希菌具有乳糖分解酶,能分解乳糖产酸产气,而伤寒沙门菌则不能分解乳糖;大肠埃希菌有色氨酸酶,能分解色氨酸产生靛基质,靛基质试验阳性,而产气肠杆菌则无色氨酸酶,靛基质试验阴性。因此,临床实验室常用细菌生化反应来进一步鉴别细菌。

三、细菌的人工培养

细菌的人工培养是指根据细菌的生理需要,用人工方法提供细菌必需的营养物质和适宜的生长环境来培养细菌，常用于细菌生物学性状研究、生物制品的制备、感染性疾病的病原诊断等。用人工方法配制供细菌生长繁殖所需要的营养基质，称为培养基。培养基的种类很多，按其物理性状可分为液体、半固体和固体培养基；按用途不同可分为基础培养基、营养培养基、鉴别培养基、选择培养基和厌氧培养基等。

（一）细菌在培养基中的生长现象

将细菌接种于培养基中，一般经37℃培养18~24小时后，可出现肉眼可见的不同生长现象：

1. 液体培养基中的生长现象　细菌在液体培养基中生长繁殖后，由于细菌种类不同，可以出现三种生长现象：①混浊生长：大多数细菌在液体培养基中生长呈均匀混浊状态，如葡萄球菌；②沉淀生长：少数链状生长的细菌在液体培养基中常沉淀在底部，如链球菌；③菌膜生长：某些专性需氧菌浮在液体培养基表面生长进而形成菌膜，如枯草芽孢杆菌。液体药剂、食品等如发现有以上现象，说明可能被细菌污染。

2. 半固体培养基中的生长现象　将细菌穿刺接种于半固体培养基中，无鞭毛的细菌沿穿刺线生长，周围的培养基澄清透明，而有鞭毛的细菌则沿穿刺线向周围扩散生长，呈云雾状浑浊，借此可以鉴别细菌有无动力。

3. 固体培养基中的生长现象　将细菌划线接种于固体培养基中，单个细菌生长繁殖形成肉眼可见的细菌集团称为菌落。多个菌落融合形成菌苔。通常一个菌落是由一个细菌繁殖形成，故通过接种与转种，可以分离出纯种细菌。不同细菌形成的菌落大小、形态和色泽等都不相同，有助于鉴别细菌。

（二）人工培养细菌的意义

1. 感染性疾病的病原学诊断　取患者标本进行细菌分离培养、鉴定和药物敏感试验，是诊断感染性疾病最可靠的依据，并指导临床进行针对性治疗。

2. 细菌的鉴定和研究　通过人工培养细菌，可研究细菌的生理、遗传变异、致病性和耐药性等。

3. 生物制品的制备　分离培养所得的纯种细菌可制成诊断菌液、菌苗，细菌外毒素可脱毒制成类毒素，免疫动物后可制备诊断血清、抗毒素等生物制品，用于感染性疾病的诊断、预防和治疗。

四、细菌的遗传变异

细菌与其他生物一样，也有遗传与变异的生命现象。在一定的环境条件下，细菌的生物学性状代代相传，保持相对稳定，称为遗传。若子代与亲代之间或子代与子代之间的生物学性状出现差异，称为变异。遗传使细菌能保持种属性状的相对稳定；而变异可使细菌不断形成新的变种或新种，新的变种靠遗传保存特性，使物种得以发展与进化。细菌遗传变异的物质基础是细菌染色体、质粒、噬菌体等，其化学组成多是DNA。

细菌变异分为遗传性变异和非遗传性变异。前者是基因结构发生改变引起，变异性状稳定、可遗传；后者是环境条件变化所致，无基因结构改变，变异性状不稳定，当环境因素去除后可恢复原状，又称表型变异。

（一）常见的细菌变异现象

1. 形态结构的变异　细菌的形态和结构受外界环境的影响可发生变异甚至丧失。如鼠疫耶氏菌在含30~60g/L氯化钠的培养基中，其形态可由球杆状变为球状、哑铃状、棒状等

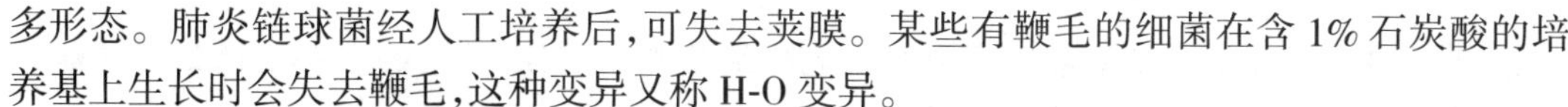

多形态。肺炎链球菌经人工培养后，可失去荚膜。某些有鞭毛的细菌在含1%石炭酸的培养基上生长时会失去鞭毛，这种变异又称H-O变异。

2. 菌落变异　细菌菌落主要有光滑型(S型)和粗糙型(R)两种。S型菌落表面光滑湿润、边缘整齐，经人工培养多次传代后，可变成表面干燥有皱折，边缘不整齐的R型菌落，这种光滑型与粗糙型之间的变异，称为S-R变异。菌落变异常伴有生化反应能力、抗原性和毒力等的改变。

3. 毒力变异　是细菌毒力的增强或减弱的变异。毒力强的细菌经长期人工培养，或在培养基中加入某些化学物质，如免疫血清、抗生素等，可使细菌的毒力减弱或消失。如将有毒的牛型结核分枝杆菌在含有胆汁的甘油马铃薯培养基上，经13年230代转种，而获得毒力减弱但仍保持抗原性的减毒变异株，即卡介苗(BCG)。

4. 耐药性变异　细菌对某种抗菌药物由敏感变成耐药的变异称耐药性变异。自抗生素广泛应用以来，耐药菌株逐年增多已成为世界范围内的普遍趋势。如金黄色葡萄球菌对青霉素的耐药性已从1946年的14%上升至目前的80%以上。由于抗生素的滥用，有些细菌甚至产生了多重耐药性。细菌耐药性变异给临床治疗细菌感染带来很大的困难。

5. 抗原性变异　细菌的表面抗原多位于细菌细胞壁和鞭毛上，细胞壁或鞭毛的缺失或结构成分改变会引起细菌抗原性变异。如细菌失去细胞壁变成L型细菌后，其细胞壁上的菌体抗原会缺失；细菌的鞭毛蛋白改变后，其鞭毛抗原会发生相的变化。

(二) 细菌遗传变异在医学上的应用

1. 诊断方面　由于细菌在形态、菌落、生化反应、毒力抗原性等方面都可能发生变异而使细菌的生物学性状不典型，给临床实验室病原体的鉴别带来困难，若不掌握细菌变异规律，易造成误诊与漏诊。

2. 治疗方面　由于抗生素的广泛应用，从患者体内分离出的耐药菌株和多重耐药菌株逐年增多。为了提高抗菌药物的疗效，防止耐药菌株的出现与扩散，在治疗前应做药敏试验，根据试验结果选择敏感药物进行治疗。

3. 预防方面　可采用人工方法诱导细菌变异，获得减毒或无毒菌株，制备出保留免疫原性的活疫苗，用于人工免疫，是预防传染性疾病的有效措施。如卡介苗用于预防结核病。

4. 基因工程方面　由于细菌可通过基因转移和重组而获得新的性状，可将某种需要表达的基因引入到合适的细菌体内，随细菌的大量繁殖而获得大量需要的基因产物。目前应用基因工程技术，使细菌产生的胰岛素、生长激素、干扰素、乙肝疫苗等生物制品已广泛应用于临床。

小结

细菌在充足的营养、合适的酸碱度、合适的温度以及合适的气体环境下能迅速地生长繁殖。细菌以无性二分裂方式繁殖，大多数细菌分裂一代只需20~30分钟。

在细菌的代谢产物中，与致病有关的有毒素、侵袭性酶类及热原质；可用于疾病治疗的有抗生素和维生素；用于鉴别细菌的有色素、细菌素及糖和蛋白质的分解产物等。

不同细菌在不同培养基上培养出现不同的生长现象，在液体培养基中可出现混浊、沉淀和菌膜；在半固体培养基中有鞭毛的细菌呈扩散性生产，而无鞭毛的细菌只能沿穿刺线生长；在固体培养基上单个细菌形成菌落，多个细菌相连形成菌苔。

常见的细菌变异现象有形态结构的变异、菌落变异、毒力变异和耐药性变异等。

目标测试

A1 型题

19. 大多数病原菌生长繁殖最适温度是
   A. 25℃　B. 30℃　C. 37℃
   D. 40℃　E. 以上皆不是
20. 大多数病原菌生长繁殖的最适酸碱度是
   A. pH6.0~6.5　B. pH6.5~7.0　C. pH7.2~7.6
   D. pH8.0~8.5　E. 以上皆不是
21. 下列细菌中繁殖速度最慢的是
   A. 结核分枝杆菌　B. 链球菌　C. 葡萄球菌
   D. 大肠埃希菌　E. 脑膜炎奈瑟菌
22. 细菌生长繁殖的方式是
   A. 有丝分裂　B. 二分裂　C. 孢子生殖
   D. 出芽　E. 复制
23. 下列哪种物质**不是**细菌的合成代谢产物
   A. 色素　B. 热原质　C. 细菌素
   D. 抗生素　E. 抗毒素
24. 与细菌鉴定有关的细菌合成代谢产物是
   A. 内毒素　B. 热原质　C. 抗生素
   D. 维生素　E. 细菌素
25. 与致病性无关的代谢产物是
   A. 外毒素　B. 内毒素　C. 细菌素
   D. 侵袭性酶　E. 热原质
26. 可供治疗用的细菌代谢产物主要是
   A. 细菌素　B. 抗生素　C. 色素
   D. 毒素　E. 侵袭酶类
27. 由单个细菌在固体培养基上繁殖形成的是
   A. 菌丝　B. 菌膜　C. 菌苔
   D. 菌落　E. 菌团
28. S-R 变异属于
   A. 鞭毛变异　B. 菌落变异　C. 耐药性变异
   D. 形态变异　E. 毒力变异

（吴剑威）

第三节 细菌与外界环境

学习目标

1. 掌握:正常菌群、条件致病菌、消毒、灭菌、防腐、无菌及无菌操作概念。
2. 熟悉:热力灭菌法的种类及应用;化学消毒灭菌法及适用范围,原理及影响因素。
3. 了解:微生物在自然界和正常人体的分布状况。

一、细菌的分布

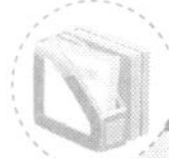

案例

患者张某某,男,18岁。脸上长有一疖子,认为影响美观而不断进行搔抓和挤压后出现红肿范围扩大伴发热,来医院就诊,经过消毒、抗菌消炎等处理后,病情得到控制并迅速缓解。

请问:1. 患者发病的原因是什么?

2. 你认为最好的处理方式是什么?

3. 案例提醒我们在日常生活和医疗卫生工作中应注意哪些方面的问题?

细菌种类繁多,在自然界广泛分布,它们与外界环境及宿主一起构成相对平衡的生态体系,大多数细菌对人体是无害的,即正常微生物群。研究正常微生物群的生物学特征及其与宿主相互关系的科学即微生态学。当有些细菌侵入人体或因某些原因导致人体内微生态平衡失调时,即可引起疾病。因此,为预防感染,防止传染病传播,对于患者的排泄物以及实验室废弃物必须进行无害处理,保证生物安全。树立无菌观念、采用规范的生物安全措施,正确使用消毒灭菌的方法,对防止医院感染、控制传染病流行及菌群失调的发生均有十分重要的意义。

(一) 细菌在自然界的分布

1. 土壤中的细菌　土壤中的细菌种类多、数量大,因为土壤具备细菌生长繁殖的条件。土壤中的细菌大多数是非致病菌。致病菌主要来源于人和动物排泄物以及死于传染病的人和动物尸体。致病菌在土壤中大多容易死亡,形成芽孢的细菌如破伤风梭菌、产气荚膜梭菌、炭疽芽孢杆菌则存活时间长。因此被泥土污染的伤口要特别注意防止这些芽孢菌的感染。

2. 水中的细菌　水是细菌存在的天然环境,细菌的种类和数量因水源不同而异。水中的致病菌主要来自人和动物的粪便,常引起消化道传染病的发生,如伤寒沙门菌、痢疾志贺菌、霍乱弧菌等,水源污染可引起消化道传染病的暴发流行。因此,注意粪便管理和水源保护对于控制消化道传染病具有重要意义。

3. 空气中的细菌　空气中病原菌来源于土壤尘埃或人和动物的呼吸道及口腔排出物。常见致病菌如结核分枝杆菌、百日咳鲍特菌、金黄色葡萄球菌、化脓性链球菌等可引起呼吸道感染和化脓性感染。此外,空气中的细菌常造成药物制剂、生物制品、培养基制备过程的污染及外科手术感染,因此对上述场所应采用不同的方式进行空气消毒以防止污染。

(二) 细菌在正常人体的分布

1. 细菌在正常人体的分布概况　由于人类与自然环境接触密切,因此正常人体的体表以及与外界相通的腔道均有不同种类和数量的微生物存在(表 2-2)。但是,正常人体的血液、内脏、骨骼、肌肉等部位是无菌的。

表 2-2　人体常见正常菌群

部位	主　要　菌　类
皮肤	葡萄球菌、类白喉棒状杆菌、铜绿假单胞菌、非致病性分枝杆菌、痤疮丙酸杆菌、白假丝酵母菌
口腔	表皮葡萄球菌、草绿色链球菌、肺炎链球菌、奈瑟菌、乳杆菌、类白喉棒状杆菌、梭菌、螺旋体、白假丝酵母菌、放线菌
鼻咽腔	葡萄球菌、草绿色链球菌、肺炎链球菌、奈瑟菌、类杆菌、梭杆菌
外耳道	葡萄球菌、类白喉棒状杆菌、铜绿假单胞菌、非致病性分枝杆菌
眼结膜	表皮葡萄球菌、结膜干燥杆菌
胃	一般无菌
肠道	大肠埃希菌、产气杆菌、变形杆菌、铜绿假单胞菌、葡萄球菌、粪链球菌、类杆菌、产气荚膜芽孢梭菌、破伤风芽孢梭菌、双歧杆菌、乳杆菌、白假丝酵母菌
尿道	表皮葡萄球菌、类白喉棒状杆菌、非致病性分枝杆菌
阴道	乳杆菌、大肠埃希菌、类白喉棒状杆菌、白假丝酵母菌

2. 人体正常菌群及意义

(1) 正常菌群的概念:在正常人体的体表及与外界相通的腔道黏膜上存在一定数量、不同种类、通常对人体无害甚至有益的微生物群,称为正常微生物群,通称正常菌群。

(2) 正常菌群的生理意义:在正常情况下,正常菌群不仅对人体无害,还对构成机体的生态平衡起着重要作用,具体表现:①营养作用,肠道中的正常菌群参与物质代谢并促进营养物质吸收,大肠埃希菌还能合成 B 族维生素和维生素 K 等供人体利用;②生物拮抗作用,正常菌群构成皮肤和黏膜的重要生物屏障,寄居在各部位的正常菌群可通过营养竞争,产生代谢产物等方式抵抗病原菌。如口腔中的唾液链球菌产生过氧化氢,能抑制白喉棒状杆菌和脑膜炎奈瑟菌生长;③免疫作用,正常菌群可促进宿主机体免疫器官的发育成熟,可作为机体相伴终生的抗原,并持续刺激免疫系统,产生的免疫物质对致病菌有抑制作用;④抗衰老、抗肿瘤作用,正常菌群中的双歧杆菌、乳杆菌及肠球菌等能分泌多种酶类,可通过催化自由基、抗氧化损伤、降解某些致癌物质(如亚硝胺基胍)和激活巨噬细胞活性等而发挥抗衰老、抗肿瘤作用,有利于宿主的生长、发育和长寿。

此外,正常菌群有利于宿主的生长、发育和长寿,还有一定的抗癌作用,其机制可能与激活巨噬细胞、促进其吞噬作用和降解某些致癌物质(如亚硝胺基胍)有关。

(3) 正常菌群的病理意义:正常菌群具有相对的稳定性,在一定条件下,正常菌群中的某些细菌也可致病,这些细菌称为条件致病菌。条件致病菌引起疾病的条件通常是:①寄居部位改变:当寄居于机体某一部位的正常菌群进入其他部位或无菌器官时,可引起感染。如寄居于肠道的大肠埃希菌因外伤、手术等进入血流、腹腔、泌尿道时,可引起相应部位的炎症;②机体免疫功能降低:大量应用皮质激素、抗肿瘤药物、放射治疗等,引起全身免疫功能低下,正常菌群可引起自身感染;③菌群失调:由于长期使用广谱抗菌药物治疗,正常菌群中各种细菌的种类和数量发生较大的变化,称为菌群失调。严重的菌群失调出现一系列临床症状，称为菌群失调症。体内对抗生素敏感的细菌被大量杀死，而原来数量少又耐药的细菌趁机大量繁殖，产生另一种新的感染，临床上又称二重感染或重叠感染。以金黄色葡萄球菌、白假丝酵母菌引起的肠炎、鹅口疮等较为多见。

二、消毒与灭菌

细菌的生命活动与环境有着密切的关系。适宜的环境能促进细菌的生长繁殖；反之则可能抑制细菌的生长、引起细菌的变异甚至死亡。因此利用对细菌的不利因素进行消毒灭菌，是非常重要的。

（一）基本概念

1. 消毒　杀灭物体上病原微生物的方法，称为消毒。用于消毒的化学药物称消毒剂。一般消毒剂的常用浓度，只对细菌繁殖体有效。要杀灭细菌芽孢则需提高消毒剂的浓度或延长消毒时间。

2. 灭菌　杀灭物体上所有微生物（包括病原微生物、非病原微生物的繁殖体及芽孢）的方法称为灭菌。

3. 无菌　物体上没有活的微生物存在，称为无菌。防止微生物进入机体或物体的操作技术称无菌操作，如外科手术、换药、注射等医疗技术操作及微生物学实验均需无菌操作。

4. 防腐　防止或抑制微生物生长繁殖的方法，称为防腐。用于防腐的化学物品称防腐剂，许多化学制剂在高浓度时为消毒剂，低浓度时为防腐剂。

（二）物理消毒灭菌法

用于消毒灭菌的物理学方法有加热、紫外线照射、电离辐射、滤过除菌等。

1. 热力消毒灭菌法　利用高温使蛋白质凝固变性，酶失活，引起细菌死亡。包括湿热、干热两大类消毒灭菌方法。在同一温度下，湿热灭菌效果较干热好，其原因是：①湿热中菌体吸收水分，蛋白质容易凝固变性；②湿热穿透力大，因为水和水蒸汽传导热能的效率比空气高；③水蒸汽变为水时放出潜热，迅速提高被灭菌物体的温度。

> **考点提示**
> 高压蒸汽灭菌法

（1）湿热消毒灭菌法：常用的湿热消毒灭菌法有煮沸法、间歇灭菌法、巴氏消毒法、高压蒸汽灭菌法。高压蒸汽灭菌法是最常用的、最有效的灭菌方法。

（2）干热灭菌法：常用的干热灭菌法有干烤法、焚烧法和烧灼法（表 2-3）。

表 2-3　常用热力灭菌法

方法	温度（℃）	时间（min）	灭菌器	适用物品
焚烧	>500	瞬间	焚烧炉燃烧	废弃物品、动物尸体灭菌
烧灼	>500	瞬间	火焰烧灼	实验室的金属器械（镊、剪、接种环等）、玻璃试管口和瓶口等的灭菌
干烤	160~170	120	干热灭菌器（干烤箱）	玻璃器材、瓷器等灭菌
巴氏消毒法	61.1~62.8 71.7	30 15~30s		牛奶、酒类等消毒
煮沸消毒法	100	5		食具、刀剪、注射器等消毒

续表

方法	温度（℃）	时间（min）	灭菌器	适用物品
流通蒸汽消毒法	100	15~30	Arnold 流通蒸气灭菌器	食具等消毒
间歇灭菌法	100	30	流通蒸气灭菌器（重复3次）	不耐高温的含糖、牛奶等培养基
高压蒸汽灭菌法	121.3	15~20	高压蒸气灭菌器	耐高温、高压及不怕潮湿的物品

2. 辐射灭菌法　主要包括紫外线和电离辐射

（1）日光与紫外线：日晒是一种有效的天然杀菌方法。病人的衣服，书报等经曝晒数小时，可杀死大部分细菌。其杀菌作用主要靠日光中的紫外线，紫外线的波长为200~300nm，其中以265~266nm的紫外线杀菌力最强。紫外线的杀菌原理，主要是干扰细菌DNA的复制，导致细菌的变异或死亡。紫外线穿透力弱，能被玻璃、纸张、尘埃、水蒸气等阻挡，故只适用于手术室、无菌室、传染病房、微生物实验室等的空气消毒。应用人工紫外灯管进行空气消毒时，有效距离为2~3米，照射时间1~2小时。紫外线对人体皮肤和眼睛有损伤作用，应注意防护。

（2）电离辐射：包括高速电子、χ射线和γ射线。这些射线在足够剂量时，对各种细菌均有致死作用。电离辐射破坏细菌DNA。由于电离辐射穿透力强。照射时不使物品升温，故主要用于不耐热的塑料注射器和导管等消毒，也可用于食品、药品和生物制品的消毒或灭菌。

3. 滤过除菌法　滤过除菌是用滤菌器机械性除去液体或空气中细菌的方法。主要用于不耐高温灭菌的血清、抗毒素、药液等物品以及空气的除菌。

（三）化学消毒灭菌法

1. 常用消毒剂的种类、性质和用途（表2-4）。

表2-4　常用消毒剂种类、性质与用途

类别	名称及常用浓度	主要性状	用途
重金属盐类	0.05%~0.1% 升汞	杀菌作用强，腐蚀金属器械	非金属器皿消毒，不能与碘酒同时使用
	2% 红汞	抑菌，无刺激性	皮肤黏膜小创伤消毒，不能与碘酒同时使用
	0.01%~0.02% 硫柳汞	抑菌力强	生物制品防腐，皮肤、手术部位消毒，眼、鼻及尿道冲洗
	1% 硝酸银	有腐蚀性	新生儿滴眼，预防淋球菌感染
氧化剂	0.1% 高锰酸钾	强氧化剂，稳定	皮肤尿道消毒，蔬菜水果消毒，需新鲜配制
	3%~25% 过氧化氢	新生氧杀菌，不稳定	口腔黏膜消毒，冲洗伤口，防止破伤风梭菌等厌氧菌感染
	0.2%~0.5% 过氧乙酸	原液对皮肤、金属有腐蚀性	塑料、玻璃、人造纤维、皮毛、食具消毒。地面、家具表面
	0.2~0.5ppm 氯	刺激性强	地面、厕所及排泄物消毒，饮水消毒
	10%~20% 漂白粉	刺激皮肤、腐蚀金属	饮水及游泳池消毒
	0.2%~0.5% 氯胺		空气及物品表面消毒（喷雾），浸泡衣服。需新鲜配制
	2.5% 碘液	刺激皮肤，用后用乙醇擦拭	皮肤消毒

续表

类别	名称及常用浓度	主要性状	用途
烷化剂	10% 甲醛	挥发慢，刺激性强	浸泡物体表面消毒，空气消毒
	50mg/L 环氧乙烷	易燃，有毒	消毒手术器械、敷料
	2% 戊二醛	挥发慢，刺激性小	精密仪器、内镜消毒
醇类	70%~75% 乙醇	易挥发，有刺激性	皮肤、体温计消毒
酚类	3%~5% 石炭酸、2% 来苏儿	杀菌力强，有特殊气味	地面、家具、器皿的表面消毒及排泄物消毒。来苏儿也用于手和皮肤消毒
	0.02%~0.05% 氯己定	溶于乙醇，忌与升汞配伍	术前洗手，腹腔、膀胱、阴道冲洗
表面活性剂	0.05%~0.1% 苯扎溴铵	刺激性小，对芽孢无效，遇肥皂或其他合成洗涤剂时作用减弱	手术前洗手、皮肤黏膜消毒，器械浸泡消毒
	0.05%~0.1% 度米芬	稳定，遇肥皂或其他合成洗涤剂时作用减弱	皮肤伤口冲洗，金属器械、棉织品、塑料、橡皮制品消毒
染料	2%~4% 龙胆紫		浅表创伤消毒，对葡萄球菌作用强
酸碱类	生石灰，1∶4 至 1∶8 加水配成糊状	新鲜配制，有强腐蚀性	消毒排泄物及地面

消毒剂对细菌和人体细胞都有毒性作用，只能用于人体体表和医疗器械、周围环境的消毒。

2. 常用消毒剂的作用机制

消毒剂主要通过：①使菌体蛋白质变性或凝固。如重金属盐类、醇类、醛类、酸、碱等；②干扰或破坏细菌的酶系统和代谢；如某些氧化剂、重金属盐类与细菌酶蛋白中的巯基（—SH）结合，使酶失去活性，引起细菌代谢障碍；③改变细菌细胞壁或细胞膜的通透性，使细胞质内重要代谢物质逸出，导致细菌死亡。如新苯扎氯铵、酚类、表面活性剂等。

3. 影响消毒灭菌效果的因素　消毒灭菌的效果受环境、细菌种类及消毒剂本身等多种因素的影响。

(1) 消毒剂的浓度与作用时间：消毒剂在一定浓度下，作用时间越长，消毒效果也愈强。但醇类例外，70%~75% 的乙醇溶液消毒效果最好，高于此浓度的乙醇溶液，可以使菌体表面蛋白迅速凝固，影响乙醇继续渗入菌体内而降低杀菌作用。

(2) 细菌的种类、状态、数量：不同种类、不同状态的细菌对消毒剂的敏感性不同，细菌的芽孢比繁殖体抵抗力强；幼龄菌比老龄菌敏感，需根据消毒对象选择合适的消毒剂。细菌数量越多，所需消毒时间越长。

(3) 环境因素的影响：环境中有机物的存在，能够影响消毒剂的消毒效果。病原菌常随同排泄物、分泌物一起存在，这些物质可阻碍消毒剂与病原菌的接触，并与消毒剂发生化学反应从而减弱消毒剂灭菌效果。因此，消毒皮肤和器械时，宜先洗净再消毒。

(4) 温度和酸碱度：升高温度可提高消毒剂的杀菌效果，例如 2% 的戊二醛杀灭 104 个 /ml 炭疽芽孢杆菌，20℃时需要 15 分钟，40℃时需要 2 分钟，56℃时仅 1 分钟即可。另外，消毒剂的杀菌效果还受 pH 值的影响，例如戊二醛本身呈中性，其水溶液呈弱酸性，不具有杀芽孢的作用，只有在加入碳酸氢钠后才能发挥杀菌作用。其他影响消毒效果的因素还有湿度、穿透力及拮抗物质等。

4. 防腐剂 某些低浓度的消毒剂可用作防腐剂。在生物制品中,如疫苗、类毒素等常加入防腐剂,以防杂菌生长。常用防腐剂有0.01%硫柳汞、0.5%苯酚和0.1%~0.2%甲醛等。

三、生物安全

(一) 实验室生物安全

实验室生物安全是指从事病原生物实验活动的实验室中避免病原体对工作人员和相关人员的危害,避免对环境的污染和对公众的伤害,既保证实验室研究的科学性又保护实验因子免受污染。

世界卫生组织(WHO)2004年正式发布《实验室生物安全手册》第三版。明确了生物安全操作规范。我国2004年11月由国务院颁布的《病原生物实验室生物安全管理条例》标志着我国生物安全管理走上法制化的轨道。

(二) 病原微生物危害程度分级

WHO根据微生物以及各种生物活性因子对个体和群体的危害将其分为四级(表2-5)。

表2-5 感染性微生物的危险度等级分类

危险等级	危害性
1级(无或极低的个体群体危险)	指危害性最低的病毒、细菌、真菌和寄生虫等生物因子。绝大部分因为种系屏障而不太可能引起人或动物致病的微生物。如小白鼠白血病病毒
2级(个体危险中等,群体危险低)	病原体能够对人或动物致病,但对实验室工作人员、社区、牲畜或环境不易导致严重危害。实验室暴露也许会引起严重感染,但对感染可有效预防和治疗措施,并且疾病传播的危险有限。例如铜绿假单胞菌、肠道杆菌肠道病毒等275种
3级(个体危险高,群体危险低)	病原体通常能够引起人或动物的严重疾病,但一般不会发生感染个体向其他个体的传播,并且对感染可有效预防和治疗措施。例如产毒的结核分枝杆菌、炭疽芽孢杆菌、HIV、鼠疫耶氏菌、布氏菌、霍乱弧菌、SARS-Cov、HBV马尼菲青霉菌、钩端螺旋体、立克次体等
4级(个体和群体的危险均高)	病原体能引起人或动物的严重疾病,并且很容易发生个体之间的直接或间接传播,对感染一般没有有效的预防和治疗措施。例如Ebola病毒、马尔堡病毒、黄病毒、拉萨热病毒等

(三) 生物安全水平分级及实验室设备要求

根据微生物的危险度等级,所需的实验室设计特点、建筑构造、防护设施、仪器、操作以及操作程序来决定实验室的生物安全水平。生物安全水平(BSL)以BSL-1、BSL-2、BSL-3和BSL-4表示。其中,BSL-4防护级别最高(表2-6)。

表2-6 与微生物危险度等级相对应的生物安全水平、操作和设备

危险度等级	生物安全水平	实验室类型	实验室操作	全设施
1级	基础实验室(一级生物安全水平)	基础的教学、研究	GMT	不需要;开放实验台
2级	基础实验室(二级生物安全水平)	初级卫生服务诊断、研究	GMT加防护服、生物危害标志	开放实验台,此外需BSC用于防护可能生成的气溶胶
3级	防护实验室(三级生物安全水平)	特殊的诊断研究	在二级生物安全的水平上增加特殊防护服、进入制度、定向气流	BSC和(或)其他所有实验室工作所需的基本设备

续表

危险度等级	生物安全水平	实验室类型	实验室操作	全设施
4级	最高防护实验室(四级生物安全水平)	危险病原体研究	在三级生物安全防护水平上增加气锁入口、出口、淋浴、污染物品的特殊处理	Ⅲ级BSC或Ⅱ级BSC并穿着正压服、双开门高压灭菌器(穿过墙体)、经过滤的空气

注 BSC:生物安全柜;GMT:微生物操作技术规范

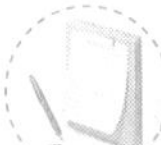

小结

细菌广泛分布于自然界以及人体。多数细菌对人类是无害的,甚至有益,是自然界和人类生存不可缺少的组成部分,在机体内称为正常菌群。正常菌群中的某些细菌在一定条件下,可引起感染性疾病,称为条件致病菌。医务人员应该树立两个观念:其一,微生物广泛分布但并不可怕,绝大多数对人类是有益无害;其二,医务工作必须树立无菌观念,采用无菌操作方法,防治致病菌或条件致病菌的感染。

防治病原微生物最好的办法是合理使用消毒、灭菌措施与生物安全技术,消毒是指去除或杀灭病原微生物繁殖体的方法;灭菌是指用物理或化学方法杀灭所有的微生物,包括细菌及其芽孢、病毒、真菌等的方法。临床最常用、最有效的是高压蒸汽灭菌法。

实验室生物安全是指从事病原生物实验活动的实验室中避免病原体对工作人员和相关人员的危害,避免对环境的污染和对公众的伤害。根据感染性微生物的危险度等级,可将生物安全水平分成四级,其中4级防护级别最高。

目标测试

A1型题

29. 正常菌群对机体的作用**不包括**
    A. 生物拮抗作用　B. 营养作用
    C. 免疫作用　D. 抗癌作用
    E. 可抑制维生素的吸收
30. 正常人体无菌部位**不包括**
    A. 血液　B. 脑脊液　C. 腹腔
    D. 泌尿生殖道　E. 肌肉和骨组织
31. 防止或抑制微生物生长繁殖的方法
    A. 消毒　B. 灭菌　C. 防腐
    D. 无菌　E. 无菌操作
32. 高压蒸汽灭菌法需要的条件是
    A. 121.3℃ 15~20min　B. 100℃ 15~20min　C. 150℃ 15~20min
    D. 120℃ 15~20min　E. 160℃ 15~20min
33. 紫外线的灭菌机理是
    A. 使细菌蛋白质变性　B. 使细菌核酸变性
    C. 破坏细菌细胞壁　D. 破坏细菌细胞膜
    E. 抑制或破坏细菌酶系统

34. 用乙醇用为消毒剂，配制的浓度是
A. 55%~65% B. 70%~75% C. 80%~85%
D. 90%~95% E. 100%

35. 临床常用的热力灭菌法是
A. 煮沸灭菌法 B. 巴氏消毒法 C. 间歇灭菌法
D. 高压蒸汽灭菌法 E. 流通蒸汽灭菌法

（胡国平）

第四节 细菌的致病性与感染

学习目标

1. 掌握：细菌的致病性、细菌毒力、物质基础和毒素的生物学作用，感染类型。
2. 熟悉：常见全身感染的类型及特点；细菌引发疾病的影响因素；医院感染的监测与控制。
3. 了解：感染的来源、传播途径及常见致病微生物。

一、细菌的致病性

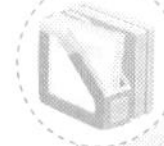

案例

患者史某，在田间劳动不慎被扎伤，一周后患者局部出现气肿，疼痛加剧，张口及吞咽困难，说话模糊不清，送医院就诊。

请问：1. 引起感染的可能是什么病原菌？
2. 导致患者出现上述症状的原因是什么？
3. 如何诊断与治疗？

细菌能引起疾病的性能，称为细菌的致病性。具有致病性的细菌，称病原菌或致病菌。不同的病原菌有不同的致病性，引起不同的疾病。如结核分枝杆菌引起结核病，伤寒沙门菌引起伤寒，这都是由细菌的种属特性所决定的。

病原菌侵入机体引起疾病，与病原菌的致病性、机体的防御功能和环境因素的影响密切相关。细菌的致病性取决于细菌的毒力、侵入数量和侵入门户。

（一）细菌的毒力

病原菌致病能力的强弱程度称毒力。各种病原菌的毒力不同，并随宿主及环境条件不同而异。构成毒力的物质基础是侵袭力和毒素。

1. 侵袭力　指病原菌突破机体的防御功能，在体内定居、繁殖、扩散的能力，是由细菌表面结构和侵袭性酶决定的。

(1) 菌体表面结构：细菌的普通菌毛、革兰阳性菌的膜磷壁酸是细菌的黏附结构，能黏附于机体细胞，是引起感染的第一步。细菌的荚膜具有抗吞噬、抗体液中杀菌物质的作用，从而能在体内存活并大量繁殖引起疾病。某些细菌的菌体表面结构，如A群链球菌的M蛋白、伤寒沙门菌的 Vi 抗原、某些大肠埃希菌的毒力抗原也具有抗吞噬作用。

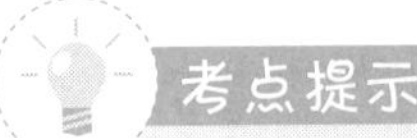

考点提示

A 群链球菌，急性蜂窝织炎的病原体

(2) 侵袭性酶：指细菌在感染过程中产生的保护细菌抵抗吞噬或协助细菌扩散的酶类。如金黄色葡萄球菌产生的血浆凝固酶，使血浆中的纤维蛋白原变为纤维蛋白，包绕在细菌表面，抵抗吞噬细胞吞噬。A 群链球菌产生的透明质酸酶，能分解细胞间质中的透明质酸，有利于细菌在组织中扩散。

2. 毒素 可分为外毒素和内毒素两种。外毒素与内毒素的主要区别见表 2-7。

表 2-7 外毒素与内毒素的主要区别

区别要点	外毒素	内毒素
来源	革兰阳性菌与部分革兰阴性菌	革兰阴性菌
存在部位	由活菌分泌到菌外，少数是细菌崩解后释出	细胞壁组分，菌裂解后释出
化学成分	蛋白质	脂多糖
稳定性	60~80℃，30 分钟被破坏	160℃，2~4 小时才被破坏
作用方式	与细胞的特异受体结合	刺激宿主细胞分泌细胞因子、血管活性物质
毒性作用	强，对组织器官有选择性毒害效应，引起特殊临床表现	较弱，各菌的毒性效应大致相同，引起发热、白细胞增多、微循环障碍、休克、DIC 等
抗原性	强，刺激机体产生抗毒素；甲醛液处理脱毒形成类毒素	弱，刺激机体产生的中和抗体作用弱；甲醛液处理不形成类毒素

(1) 外毒素：外毒素是细菌在生长繁殖过程中产生并释放到菌体外的毒性蛋白质。其特点：①化学成分是蛋白质，性质不稳定，不耐热（葡萄球菌肠毒素除外，可耐 100℃ 30min）。易被蛋白酶分解；②外毒素毒性强，极少量即可使动物致死如纯化的肉毒毒素 1mg 能杀死 2 亿只小白鼠，对人的致死量是 0.1μg，是目前已知的最毒的生物毒素；③对组织器官有选择性毒害作用，可引起特殊的病变和临床症状。如破伤风梭菌产生的痉挛毒素作用于脊髓前角的运动神经元，引起骨骼肌强直性痉挛：肉毒梭菌产生的肉毒毒素作用于神经末梢。阻碍乙酰胆碱释放，引起肌肉麻痹；④免疫原性强，可刺激机体产生相应抗体，即抗毒素。⑤经甲醛处理后，其毒性消失，保留免疫原性，成为类毒素。

(2) 内毒素：是存在于革兰阴性菌细胞壁中，只有在细菌死亡裂解后才释放出来的脂多糖。其主要特点：①化学成分是脂多糖，性质稳定，耐热；②免疫原性弱；③不能被甲醛脱毒成为类毒素；④毒性较外毒素弱；⑤对机体组织无选择性毒害作用，各种细菌的内毒素引起的临床表现基本相同。主要有发热、白细胞反应、弥散性血管内凝血（DIC）和内毒素休克等。

(二) 细菌的侵入数量

病原菌侵入机体后是否引起疾病，除取决于其毒力外还与侵入的数量有关，一般毒力强的细菌，少量即可引起感染，如鼠疫耶尔森菌；而引起食物中毒的沙门菌毒力弱，需食入数亿个才能致病。

(三) 细菌的侵入门户

除了具有一定毒力和数量，致病菌还需要通过适当的侵入门户侵入机体才能引起感染。如痢疾志贺菌需要经过消化道，破伤风梭菌需侵入缺氧的伤口才可繁殖。也有的细菌可通过多种途径感染。如结核分枝杆菌可通过消化道、呼吸道和皮肤创伤等侵入机体。

二、细菌的感染

(一) 感染的概念

病原体在一定条件下,突破机体防御功能,侵入机体并与机体相互作用,引起不同程度的病理过程称为感染。感染常称传染,在感染过程中,当病原微生物及其产物对机体造成损害或引起生理功能障碍,出现明显的临床症状者称为传染病。

(二) 感染的来源

1. 外源性感染　指来自宿主体外的病原体引起的感染,其传染源是患者、带菌者和患病或带菌的动物。

2. 内源性感染　指自身体内的正常菌群或潜伏的致病菌引起的感染。

(三) 感染途径

1. 呼吸道感染　流行性脑脊髓膜炎、肺结核、百日咳等呼吸道传染病就是通过病人、带菌者咳嗽、打喷嚏、大声说话时排出的飞沫经呼吸道而感染。

2. 消化道感染　伤寒、细菌性痢疾等消化道传染病,是患者等的粪便污染饮食、饮水经消化道感染,苍蝇、蟑螂等是消化道传染病的重要媒介。

3. 接触感染　淋球菌可通过人与人的密切接触感染引起性病。

4. 创伤感染　金黄色葡萄球菌、链球菌等可经皮肤、黏膜的细小损伤侵入机体引起化脓性炎症。

5. 节肢动物媒介感染　通过节肢动物叮咬引起感染,如蚤传播鼠疫。

6. 多途径感染　如结核分枝杆菌可通过呼吸道消化道、皮肤黏膜伤口感染分别引起肺结核、肠结核、皮肤结核等。

(四) 感染的类型

感染的发生、发展和结局,是病原菌的致病作用和机体抗菌免疫,在一定条件下相互斗争的结果。根据双方斗争的结果,可以出现不同的感染类型及临床表现。

1. 不感染　若机体免疫力强,或入侵病原菌毒力弱或数量不足,或侵入部位不适宜,病原菌可被机体免疫系统消灭,不发生感染。

2. 隐性感染　指侵入机体的病原菌毒力较弱、数量较少,机体抗感染的免疫力较强,引起的病理损伤轻微,不出现明显的临床症状,称隐性感染或亚临床感染。大多数传染病的流行中,感染人群 90% 以上呈隐性感染。

3. 潜伏感染　当机体与病原菌在相互作用过程中暂时处于平衡状态时,病原菌潜伏在病灶内或某些特殊组织中,一般不出现血液、分泌物或排泄物中。但当机体免疫功能下降时,潜伏的病原菌则大量繁殖而引发疾病。

4. 显性感染　指侵入机体的病原菌毒力强、数量多,机体抗感染的免疫力较弱,引起的病理损伤严重,出现了明显的临床症状。

显性感染根据病情缓急可分:

(1) 急性感染:发病急,病程较短,只有数日至数周。如流行性脑脊髓膜炎、霍乱。

(2) 慢性感染:发病缓慢,病程较长,可达数月至数年,如结核、麻风。

显性感染按感染部位及性质可分:

(1) 局部感染:病原菌侵入机体后,局限在一定部位生长繁殖引起病变。如金黄色葡萄球菌引起的疖。

(2) 全身感染:病原菌或其毒性产物进入血流,向全身扩散,引起全身症状。临床上常见的有以下几种类型:

1) 毒血症:病原菌只在宿主局部生长繁殖,不入血,其产生的外毒素入血,到达易感组织细胞,引起特殊的临床中毒症状,如白喉、破伤风等。

2) 菌血症:病原菌由局部侵入血流,但并不在血中繁殖,如伤寒早期的菌血症。

3) 败血症:病原菌侵入血流,并在其中大量生长繁殖,产生毒素,引起严重的全身中毒症状。如炭疽芽孢杆菌引起的败血症。

4) 脓毒血症:化脓性病原菌在引起败血症的同时,通过血流扩散到其他组织和器官,产生新的化脓病灶。如金黄色葡萄球菌引起的脓毒血症可导致多发性肝脓肿、皮下脓肿、肾脓肿等。

5. 带菌状态　在显性感染和隐性感染后,病原菌未被及时清除,而在体内持续存在一定时间,与机体免疫力处于相对平衡状态,并经常或间歇排菌,称为带菌状态。处于带菌状态的人,称为带菌者。带菌者是重要的传染源。

三、社会感染与医院感染

社会感染是指在医院外发生的一切感染,社会感染受自然因素与社会因素的影响。气候、季节、温度及地理条件等均会影响传染病的发生与流行。社会因素如战争、贫困、灾荒等会促使传染病的发生与流行,而改善生活环境与条件、计划免疫及健全医疗保健制度等可降低社会感染。

(一) 医院感染概述

医院感染亦称医院内感染、医院获得性感染,是指所有发生于医院内的感染,主要指病人住院期间又发生的其它感染。其特点是:①感染对象为一切在医院内活动的人群,如患者、陪护、探视者及医院工作人员;②感染发生地点必须在医院内;③感染发生的时间为在医院期间或出院后不久发生的感染,但不包括人院前已开始或入院时已处于潜伏期的感染。

目前,我国医院感染率约为10%,每年医院感染的病例约500万,医院感染已成为世界性的突出公共卫生问题。

(二) 医院感染的分类

医院感染有多种分类方式,常采用的是按病原体来源分类:

1. 内源性感染(自身感染)　指免疫功能低下病人由自身正常菌群或潜伏的致病菌引起的感染。即病人在发生医院感染之前已是病原携带者,当机体抵抗力降低时引起自身感染。

2. 外源性感染　指由宿主体外带来的感染,包括两种类型。

(1) 交叉感染:在医院内或他人处(病人、带菌者、工作人员、探视者、陪护者)获得而引起的直接感染。

(2) 环境感染:由污染的环境(空气、水、医疗用具及其它物品)造成的感染。如由于手术室、空气污染造成病人术后切口感染,注射器灭菌不严格引起的乙型肝炎病毒感染等。

(三) 医院感染常见的微生物

引起医院感染的微生物种类多,包括细菌、支原体、衣原体、病毒、真菌等,但以机会性致病微生物为主(表2-8)。

表 2-8 医院感染常见的微生物

感染类型	微生物名称
泌尿道感染	鲍曼不动杆菌、大肠埃希菌、变形杆菌、克雷伯菌、沙雷菌、铜绿假单胞菌、肠球菌、白假丝酵母菌等
呼吸道感染	鲍曼不动杆菌、流感嗜血杆菌、肺炎链球菌、肠杆菌科细菌、呼吸道病毒等
伤口和皮肤脓毒症	金黄色葡萄球菌、大肠埃希菌、变形杆菌、厌氧菌、凝固酶阴性的葡萄球菌等
胃肠道感染	沙门菌、宋内志贺菌、病毒等

(四) 医院感染的预防

医院感染的控制应采取综合措施:①加强医院管理;②严格执行无菌操作;③净化医院环境;④实施消毒隔离制度;⑤合理使用抗生素。另外还包括对医院重点部门的监测和预报。

小结

病原菌侵入机体引起疾病,与病原菌的致病性、机体的防御功能和环境因素的影响密切相关。细菌的致病性取决于细菌的毒力、侵入数量和侵入门户。细菌的毒力主要由细菌的侵袭力、毒素(内毒素、外毒素)两部分组成。细菌的侵袭力与细菌表面结构(荚膜、菌毛)和细菌产生的侵袭性物质有关。细菌外毒素大多数由革兰阳性菌产生,主要成分为蛋白质,毒性强且有明显的组织选择性,而且抗原性强,能经甲醛脱毒处理转变成类毒素。内毒素大多由革兰阴性菌产生,主要成分为脂多糖,毒性相对较弱,不同细菌产生的内毒素作用基本一致,主要表现为发热、白细胞反应、内毒素血症与内毒素休克、DIC 等。

根据病原菌的来源不同,感染分为外源性感染和内源性感染。根据感染发生的场所不同,感染分为社会感染和医院感染。根据感染临床表现不同,分为不感染、隐性感染、潜伏感染、显性感染和带菌状态四种类型。

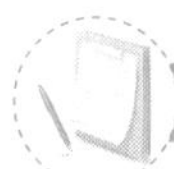

目标测试

A1 型题

36. 细菌感染的发生取决于
    A. 细菌的致病能力
    B. 机体的抗菌免疫
    C. 细菌的毒力
    D. 细菌的数量
    E. 细菌的致病能力和机体的抗菌免疫双方力量的对比
37. 与细菌的侵袭力无关的是
    A. 黏附素　B. 透明质酸酶　C. 荚膜
    D. 产生细菌素　E. 血浆凝固酶
38. 细菌外毒素的特点<u>不包括</u>
    A. 毒性强　B. 抗原性强
    C. 耐热　D. 毒性作用具有选择性

E. 经甲醛处理可转变成类毒素

39. 机体免疫力较强，或侵入病原菌毒力较弱，数量不多，病原微生物在入血前多被清除，对机体损害较轻，不出现或出现不明显的临床症状，它是描述

A. 不感染　B. 显性感染　C. 隐性感染

D. 潜伏感染　E. 带菌状态

40. 关于内毒素描述**错误**的是

A. 内毒素即热原质　B. 主要存在于革兰阴性菌细胞壁

C. 可被高压蒸汽灭菌法破坏　D. 毒性对机体组织选择性不强

E. 毒性作用大致相似

41. 条件致病菌的致病条件包括

A. 机体免疫力低下　B. 细菌寄居部位的改变

C. 长期滥用广谱抗生素　D. 菌群失调

E. 以上都包括

42. 区别菌血症和败血症的是

A. 细菌侵入部位

B. 毒素是否进入血循环

C. 是否在入侵部位形成化脓灶

D. 病原菌是否在血中繁殖

E. 病原菌是否入血并在血中产生毒素引起中毒症状

（胡国平）

第三章　常见病原菌

能引起人类和动、植物疾病的细菌称为病原菌或致病菌，临床常见病原菌按临床感染发生的特点可分为：化脓性感染细菌、消化道感染细菌、呼吸道感染细菌、动物源性感染细菌等。

第一节　化脓性感染细菌

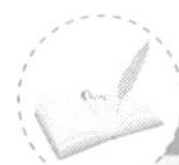

学习目标

1. 掌握：各化脓性感染细菌主要生物学性状、致病性。
2. 熟悉：各化脓性感染细菌的防治原则。
3. 了解：各化脓性感染细菌的微生物检查。

化脓性细菌是一大类常引起临床化脓性感染的细菌。主要有革兰阳性的葡萄球菌、链球菌、肺炎链球菌、肠球菌和革兰阴性的脑膜炎奈瑟菌、淋病奈瑟菌、铜绿假单胞菌等。

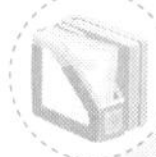

案例

某患者高热、咳脓痰入院，一个月前病人背部皮肤脓肿，至今未愈。实验室检查：血常规检查白细胞总数升高，其中中性粒细胞分类达93%，X线胸片示肺脓肿。

请问：1. 可能的诊断是什么？最可能的病原菌是什么？

2. 如何明确病原学诊断？

一、葡萄球菌属

葡萄球菌属广泛分布于自然界、人和动物的皮肤表面及与外界相通的腔道中，因常排列成葡萄状而得名。大多数为非致病菌，少数致病性葡萄球菌可引起皮肤黏膜及组织器官的化脓性感染和食物中毒，是最常见的化脓性细菌，人群带菌率高（正常人20%~50%，医务人员高达70%），是医院感染的重要传染源。

（一）主要生物学性状

菌体呈球形，大小不一，平均直径1μm，革兰阳性（图3-1），在固体培养基上常呈葡萄串状。需氧或兼性厌氧，营养要求不高，在普通琼脂平板上生长良好，形成圆形、光滑、不透明的隆起有色菌落。在血平板上，致病菌株可形成透明溶血环。根据色素和生化反应的不同，葡萄球菌可分为金黄色葡萄球菌(产生金黄色色素和凝固酶,为致病菌)、表皮葡萄球菌(产生白色色素,为条件致病菌)、腐生葡萄球菌(可产生柠檬色素和白色色素,一般不致病)三类。是抵抗力最强的无芽孢细菌。耐干燥,在干燥的浓汁、痰中可存活 2~3 个月;耐热,加热 80℃ 30 分钟才被杀死。耐盐性强;对甲紫敏感,对青霉素、红霉素、链霉素、庆大霉素敏感。但本菌易产生耐药性,目前金黄色葡萄球菌对青霉素 G 的耐药株高达 90% 以上,尤其是耐甲氧西林金黄色葡萄球菌(MRSA)已经成为医院内感染最常见的致病菌。

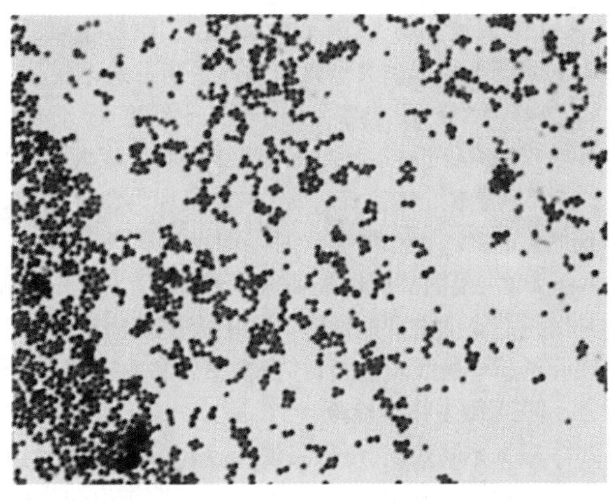

图 3-1 葡萄球菌革兰染色形态

(二) 致病性

1. 致病物质 金黄色葡萄球菌可产生多种侵袭性酶和外毒素,其中起主要致病作用的有:

(1) 血浆凝固酶:可使血浆中的纤维蛋白原变成纤维蛋白(血浆凝固),沉积在菌体表面,阻碍吞噬细胞对细菌的吞噬及杀菌物质的杀伤作用,同时病灶处细菌不易扩散。凝固酶是鉴定葡萄球菌有无致病性的重要指标,也是化脓性感染病灶局限、浓汁黏稠的主要原因。

(2) 溶血素:对人致病的主要是 α 溶血素,能溶解人及多种哺乳动物的多种细胞膜,如血细胞、肝细胞等。抗原性强,经甲醛处理可制成类毒素。

(3) 杀白细胞素:多由致病菌株产生,引起中性粒细胞和吞噬细胞的损伤和死亡。

(4) 肠毒素:葡萄球菌肠毒素是一种热稳定的蛋白质。临床约 50% 的金黄色葡萄球菌能产生,已鉴定有 9 个血清型,其中 A 型引起的食物中毒最多见。100℃ 30 分钟仍保存部分活性,能抵抗胃蛋白酶水解。食入被肠毒素污染的食品,可刺激呕吐中枢,引起以呕吐为主的急性胃肠炎表现,称为食物中毒。

(5) 表皮剥脱毒素:能分离皮肤表层细胞,使表皮与真皮脱离,引起葡萄球菌烫伤样皮肤综合征,亦称剥脱性皮炎。

(6) 毒性休克综合征毒素(TSST-1):是金黄色葡萄球菌产生的一种外毒素,具有很强的激活淋巴细胞作用,可引起机体发热,对内毒素敏感性增高,导致多器官、多系统功能紊乱或毒性休克综合征。

2. 所致疾病

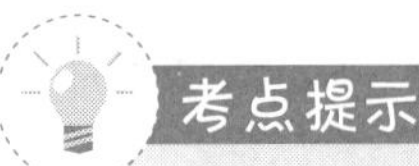

考点提示

软组织急性化脓性感染病原体

(1) 化脓性感染:局部感染主要有皮肤软组织感染,如毛囊炎、疖、痈、脓肿及创伤感染和内脏器官感染如支气管炎、肺炎、中耳炎等。全身感染主要引起败血症和脓毒血症。

(2) 食物中毒:食入含肠毒素的食物后 1~6 小时后出现恶心、呕吐、腹痛、腹泻等急性胃肠炎症状,以呕吐最为突出。大多 1~2 天内可自行恢复。

(3) 假膜性肠炎：因不规范使用广谱抗生素，肠道中优势菌群被抑制或杀灭，寄居在肠道中的耐药葡萄球菌大量繁殖并产生肠毒素，引起以腹泻为主的菌群失调性肠炎。

(4) 烫伤样皮肤综合征：多见于新生儿、幼儿和免疫功能低下者，由表皮剥脱毒素引起。开始皮肤有红斑，1~2 天表皮起皱继而出现大疱，最后表皮上层脱落。

(5) 毒素性休克综合征：主要表现为急性高热，低血压，猩红热样皮疹伴脱屑，严重时出现休克，99% 为女性，常于月经期发病。

此外，凝固酶阴性葡萄球菌(CNS)是人体皮肤黏膜正常菌群之一，为重要的条件致病菌，是医院感染的主要病原菌。其中表皮葡萄球菌可引起人工瓣膜性心内膜炎、静脉导管感染、腹膜透析性腹膜炎、血管移植物感染和人工关节感染等多种感染。

(三) 微生物学检查

根据不同疾病，可采集浓汁、渗出液、血液、剩余食物、呕吐物、粪便等。

根据镜下细菌形态、排列和染色性作出初步诊断。再经培养后根据菌落特点、凝固酶试验等鉴定是否为致病性葡萄球菌。

(四) 防治原则

注意个人卫生，保持皮肤清洁，创伤应及时消毒处理。加强食品卫生管理。严格无菌操作，防止医源性感染。合理使用抗生素，根据药敏试验选择药物。

二、链球菌属

链球菌属是另一类常见的化脓性球菌，种类繁多，在自然界分布广泛，如水、空气、乳汁、人和动物的皮肤表面及与外界相通的腔道中，多不致病。少数致病性链球菌可引起各种化脓性炎症、败血症、风湿热、心内膜炎、肾小球肾炎等。

(一) 主要生物学性状

革兰阳性，球形或卵圆形，直径 0.6~1.0μm，常呈链状排列(图 3-2)。需氧或兼性厌氧，营养要求较高。在血平板上不同菌株表现不同的溶血现象，据此将链球菌分为甲型溶血性链球菌(菌落周围有狭窄的草绿色溶血环，为条件致病菌)、乙型溶血性链球菌(菌落周围有宽大的透明溶血环，致病力强)、丙型链球菌(菌落周围无溶血环，一般无致病性)。根据抗原结构不同，又可将链球菌分为 A~V 共 20 个群，对人致病的 90% 属于 A 群。抵抗力弱，一般 60℃ 30 分钟即可杀死，对消毒剂敏感，对青霉素、红霉素、磺胺类药物敏感。

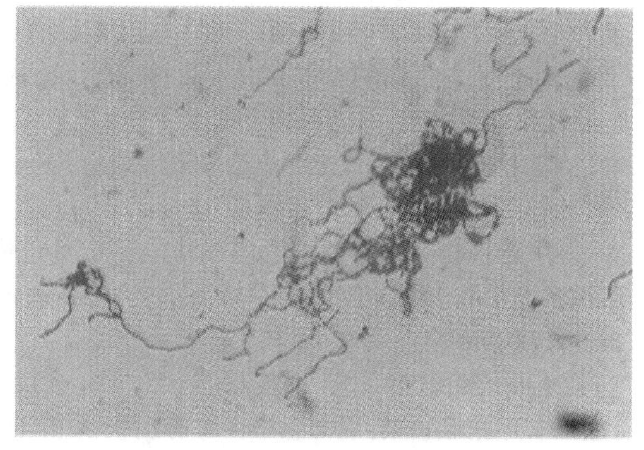

图 3-2 链球菌革兰染色形态

(二) 致病性

1. 致病物质

链球菌所致疾病主要由 A 群链球菌引起。其主要致病物质有：细菌细胞壁成分(脂磷壁酸和 M 蛋白)、外毒素及侵袭性酶类。

(1) 菌体表面结构：脂磷壁酸具有黏附作用，是链球菌能定居在机体皮肤和呼吸道黏膜表面的主要侵袭性因素；M蛋白具有抗吞噬作用。

(2) 外毒素：链球菌产生的外毒素有致热外毒素和链球菌溶素两种。致热外毒素是致猩红热的毒性物质，被称为红疹毒素。对机体具有致热作用和细胞毒作用，可引起发热与皮疹。链球菌溶素有两种：链球菌溶素O(SLO)和链球菌溶素S(SLS)。其中SLO免疫原性强，可刺激机体产生抗体。在链球菌感染2~3周至1年内，85%~95%患者血清中可检出SLO的抗体(抗O抗体)。活动性风湿热患者SLO抗体显著增高，故临床常以测定SLO抗体含量作为风湿热及其活动性的辅助诊断。

(3) 侵袭性酶类：链球菌产生的侵袭性酶类主要有透明质酸酶、链激酶和链道酶。透明质酸酶称为扩散因子，能分解细胞间质的透明质酸，有利于细菌在组织中扩散。链激酶为链球菌纤溶酶，能溶解血块或阻止血浆凝固，有助于细菌扩散。链道酶为链球菌DNA酶，能分解脓汁中黏稠的DNA。故链球菌引起的化脓性感染病灶与周围界限不清，有扩散趋势，脓汁稀薄。

2. 所致疾病

临床上A群链球菌引起的疾病约占人类链球菌感染的90%，主要有化脓性感染，中毒性疾病和超敏反应性疾病三类。

(1) 化脓性感染：主要有淋巴管炎、淋巴结炎、蜂窝织炎、痈、脓疱等局部皮肤和皮下组织感染，此外，还可引起扁桃体炎、咽炎、鼻窦炎、中耳炎、产褥感染等。

(2) 中毒性疾病：主要是猩红热，多见于小儿的急性呼吸道传染病，主要症状为发热、咽炎、全身弥漫性鲜红色皮疹等。

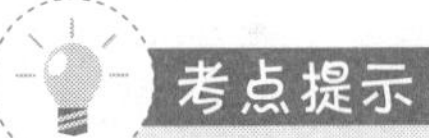

风湿热、急性肾小球肾炎病原体

(3) 超敏反应性疾病：链球菌感染后继发引起风湿热和急性肾小球肾炎，甲型溶血性链球菌可引起亚急性细菌性心内膜炎。

(三) 微生物检查

根据不同疾病，可采集浓汁、咽喉鼻腔的分泌物等。

所致疾病主要通过涂片染色及分离培养进行病原学诊断。根据镜下细菌形态、排列和染色性作出初步诊断。再经分离培养后根据菌落特点、生化反应特性等鉴定是否为致病性链球菌。疑是风湿热的患者，可检测患者血清中抗O抗体含量。风湿热患者血清中抗O抗体多明显高于正常人，效价≥400有临床意义。

(四) 防治原则

链球菌感染主要经飞沫传播，应及时治疗患者及带菌者，注意对空气、医疗器械和敷料的消毒和灭菌。彻底治疗急性咽喉炎和扁桃体炎，以防止急性肾小球肾炎、风湿热及亚急性细菌性心内膜炎的发生。治疗首选青霉素G。

三、肺炎链球菌

肺炎链球菌常寄居在正常人的鼻咽腔内，多不致病，只形成带菌状态，当机体免疫力降低时致病。菌体呈矛头状，多成双排列，钝端相对，在机体内能形成厚荚膜，革兰阳性(图3-3)。兼性厌氧，营养要求较高，在血平板上形成草绿色溶血环，能产生自溶酶。抵抗力较弱，56℃ 20分钟即可杀死，

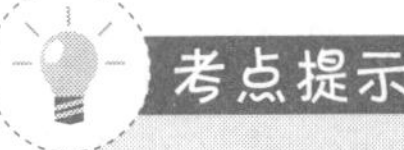

大叶性肺炎的病原体

有荚膜的菌株对干燥的抵抗力较强，在干痰中可存活1~2个月。主要以荚膜致病，通过呼吸道感染，主要引起大叶性肺炎。病人起病急，高热、寒战、胸痛、咳铁锈色痰。肺炎后可继发胸膜炎、脓胸，也可引起中耳炎、乳突炎、败血症和脑膜炎等。提高免疫力，接种荚膜多糖疫苗进行特异性预防，效果明显。治疗可选用青霉素、红霉素等，耐药者可选用林可霉素、万古霉素等。

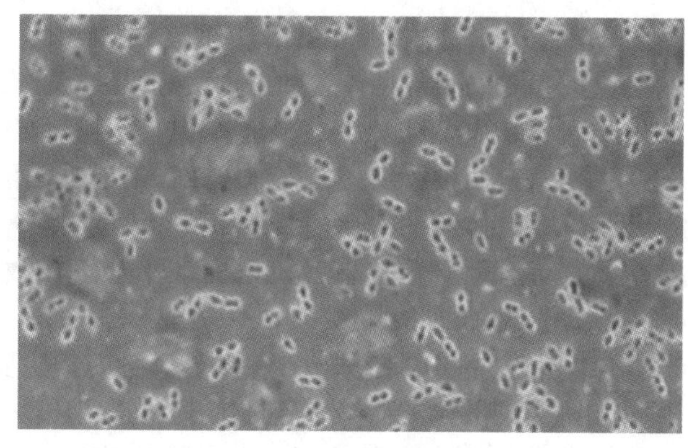

图3-3 肺炎链球菌荚膜

四、奈瑟菌属

奈瑟菌属是一群革兰染色阴性双球菌，多呈肾形或豆形，无芽孢，无鞭毛，有菌毛，专性需氧，氧化酶阳性。包括脑膜炎奈瑟菌、淋病奈瑟菌、干燥奈瑟菌、微黄奈瑟菌等。其中脑膜炎奈瑟菌及淋病奈瑟菌是引起人类疾病的病原菌，其他奈瑟菌多为人体呼吸道的正常菌群。

（一）脑膜炎奈瑟菌

又称为脑膜炎球菌。菌体呈肾形或豆形，成双排列，凹面相对，多有荚膜和菌毛，革兰阴性(图3-4)。专性需氧，营养要求较高，初次分离需5%~10%的CO_2，在巧克力血琼脂培养基上形成圆形、无色透明、光滑似露珠的菌落。抵抗力弱，对冷、热及干燥极敏感，常用消毒剂可迅速将其杀死。在室内3小时即可死亡，55℃ 5分钟内被破坏，故标本应保温、保湿立即送检。主要致病物质有内毒素、荚膜、菌毛。通过飞沫经呼吸道感染，引起流行性脑脊髓膜炎(简称流脑)，冬春季流行，流行期间正常人群带菌率达70%以上，是重要的传染源。易感者主要为15岁以下儿童。患者先有呼吸道炎症，继而大量繁殖的病原菌从鼻咽部黏膜进入血流，引起菌血症或败血症，表现为突发寒战高热、恶心和出血性皮疹或瘀斑。细菌到达中枢神经系统主要侵犯脑脊髓膜，引起化脓性炎症，导致剧烈头痛、喷射状呕吐、颈项强直等脑膜刺激症状。患者须早隔离、早治疗。对儿童接种流脑疫苗进行特异性预防，流行期间可服用磺胺类药物预防，治疗首选青霉素G。

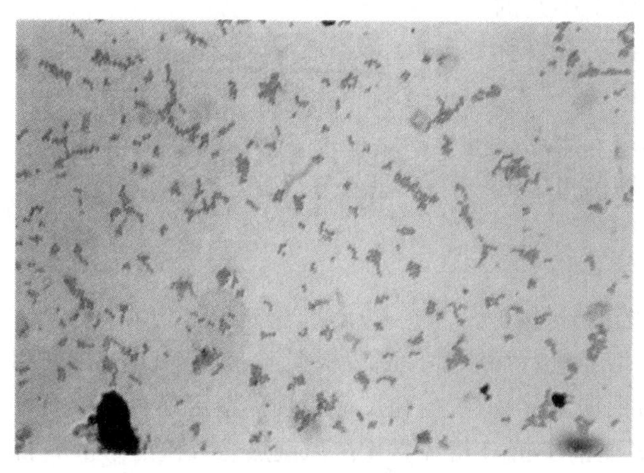

图3-4 脑膜炎奈瑟菌革兰染色形态

> **考点提示**
>
> 流行性脑脊髓膜炎的病原体

（二）淋病奈瑟菌

俗称淋球菌，是人类淋病的病原菌。淋病是国内发病率最高的性传播疾病。该菌革兰阴性，菌体肾形或豆形，成双排列，凹面相对，有荚膜和菌毛。专性需氧，营养要求高，常用巧克力血琼脂培养基培养，初次分离需5%~10%的CO_2。对热、冷、干燥和消毒剂极度敏感，对磺胺类、青霉素均敏感，但易产生耐药性。主要以菌毛、荚膜、内毒素致病。人类是淋病奈瑟菌的唯一自然宿主，通过性接触和间接接触被污染物如毛巾、浴盆、衣物等引起泌尿生殖道的化脓性感染(即淋病)；新生儿可经产道感染，致淋病性结膜炎。取泌尿生殖道的脓性分泌物涂片，如在中性粒细胞内发现革兰阴性的双球菌，有诊断价值。加强卫生宣教，洁身自好，是预防淋病的重要环节。治疗首选青霉素 G，新生儿可用 1% 硝酸银或诺氟沙星滴眼以预防淋病性结膜炎。

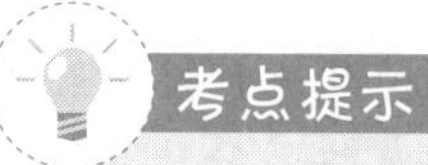

淋病的病原体

五、铜绿假单胞菌

铜绿假单胞菌属于假单胞菌属，亦称绿脓杆菌。为革兰阴性杆菌，无芽孢，有端单鞭毛，在普通培养基上生长良好，能产生水溶性绿色色素，使培养基或脓汁呈绿色，故名绿脓杆菌。在自然界分布广泛，作为条件致病菌常存在于人体皮肤表面、呼吸道及肠道中。主要致病物质是内毒素，此外尚有菌毛、荚膜、胞外酶和外毒素。其感染多见于烧伤、创伤后。在医院感染中，由本菌引起者约占 10%，但在特殊病房中，如烧伤病房可高达 32%。临床表现为局部化脓性炎症或全身感染。常见有肺部感染、皮肤感染、尿道炎、外耳道炎、角膜炎等，也可引起心内膜炎和败血症。该菌主要通过污染的医疗器械、用具及带菌医护人员引起医院感染。因本菌对多种抗生素具有天然耐药性，而且在治疗过程中易发生突变，又产生新的耐药性，故需选用敏感抗菌药物联合使用。

六、肠球菌属

肠球菌属广泛分布在自然界，主要寄生在人类或动物肠道和女性生殖道。革兰阳性球菌，卵圆形，可呈单个、成双或短链状排列，无芽孢、无荚膜，个别菌种有稀疏鞭毛。兼性厌氧，营养要求较高。与同科链球菌的显著区别在于肠球菌能在高盐(6.5%NaCl)、高碱(pH9.6)、40% 胆汁培养基上和 10℃ ~45℃环境下生长，并对许多抗菌药物表现为固有耐药。肠球菌属是人类肠道中的正常菌群，当进入人体血液或其他部位，可引起化脓性炎症，是革兰阳性球菌中仅次于葡萄球菌属细菌的重要医院内感染病原性球菌。临床上分离率最高的是粪肠球菌，其次是屎肠球菌。其感染最常见的为泌尿系统感染，多与器械操作和尿路结构异常有关；其次为腹部和盆腔的创伤和外科感染；还可引起心内膜炎及牙髓疾病等。近年来大多数肠球菌对青霉素族抗生素已呈不同程度的耐药，对庆大霉素呈高耐药的菌株亦逐渐增多，并已出现了耐万古霉素的菌株，使肠球菌所致重症感染的治疗成为临床棘手的问题。

小结

化脓性感染细菌主要包括革兰阳性的葡萄球菌、链球菌、肺炎链球菌、粪肠球菌及革兰阴性的脑膜炎奈瑟菌、淋病奈瑟菌、铜绿假单胞菌。

葡萄球菌属以金黄色葡萄球菌致病力最强。主要致病物质有凝固酶和毒素，凝固酶是鉴定致病性的重要指标。所致疾病有化脓性感染、食物中毒、假膜性肠炎等，易引起医院内感染。链球菌所致疾病中 90% 由 A 群链球菌引起。主要致病物质有菌体成分、毒素及侵袭性酶类。引起化脓性感染、猩红热、超敏反应性疾病。肺炎链球菌以荚膜致病，主要引起大叶性肺炎。

脑膜炎奈瑟菌是流行性脑膜炎(流脑)的病原菌，经呼吸道传播，冬春季流行，易感儿童可接种流脑疫苗进行特异性预防。淋病奈瑟菌是淋病的病原菌，引起泌尿生殖道化脓性炎症，主要通过性接触和间接接触传播。

此外，医院内化脓性感染常见菌有铜绿假单胞菌、肠球菌。

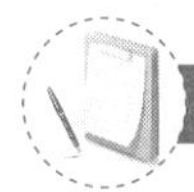

目标测试

A1 型题

43. 最常见的化脓性球菌是
    A. 肺炎链球菌　B. 脑膜炎奈瑟菌　C. 淋病奈瑟菌
    D. 葡萄球菌　E. 乙型溶血性链球菌
44. 判断葡萄球菌致病性的标志之一是
    A. 透明质酸酶　B. 链道酶　C. 链激酶
    D. 血浆凝固酶　E. 以上均不是
45. 金黄色葡萄球菌引起的化脓性感染病灶局限的原因是
    A. 产生凝固酶　B. 产生溶菌酶　C. 产生溶血毒素
    D. 产生 DNA 酶　E. 产生透明质酸酶
46. 治疗链球菌感染的首选药物是
    A. 磺胺类药物　B. 红霉素　C. 庆大霉素
    D. 青霉素　E. 利福平
47. 在不带芽孢的细菌中对干燥耐受强的细菌是
    A. 肺炎链球菌　B. 乙型溶血性链球菌
    C. 金黄色葡萄球菌　D. 淋病奈瑟菌
    E. 大肠杆菌
48. 可辅助诊断风湿热的试验是
    A. 结核菌素试验　B. 肥达试验　C. 抗 O 试验
    D. 凝固酶试验　E. 乳糖发酵试验
49. 链球菌感染引起的超敏反应性疾病是
    A. 产褥热　B. 风湿热　C. 猩红热
    D. 波浪热　E. 出血热
50. 引起大叶性肺炎的病原体是
    A. 嗜肺军团菌　B. 乙型溶血性链球菌
    C. 肺炎支原体　D. 肺炎衣原体
    E. 肺炎链球菌
51. 脑膜炎奈瑟菌所致的疾病是
    A. 流行性乙型脑炎　B. 流行性脑脊髓膜炎
    C. 结核性脑膜炎　D. 亚急性硬化性全脑炎
    E. 新型隐球菌性脑膜炎
52. 哪种病原性球菌对 1% 硝酸银敏感

A. 肺炎链球菌　　B. 乙型溶血性链球菌
C. 金黄色葡萄球菌　　D. 淋病奈瑟菌
E. 脑膜炎奈瑟菌

（吴剑威）

第二节　消化道感染细菌

学习目标

1. 掌握：沙门菌属、志贺菌属的生物学特性、致病因素、所致疾病及防治原则；肥达反应的临床意义。
2. 熟悉：大肠埃希菌的卫生细菌学意义；霍乱弧菌、副溶血弧菌的致病性；克雷伯菌属、变形杆菌属的临床意义。
3. 了解：螺杆菌、弯曲菌属的临床意义。

消化道感染的细菌是指通过饮水、食物等经消化道传播，引起消化道甚至消化道以外器官疾病的一类细菌。常见以下细菌。

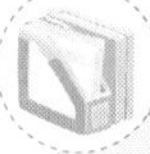

案例

某男生吃不洁食品后出现腹痛，黏液血便，有里急后重典型临床症状。

请问：1. 你认为最可能的诊断是：

A. 细菌性痢疾　　B. 病毒性肠炎　　C. 肠热症
D. 霍乱　　E. 食物中毒

2. 如何进一步确诊与治疗呢？

一、埃希菌属

埃希菌属一般不致病，为人和动物肠道中的正常菌群，其中大肠埃希菌俗称大肠杆菌，婴儿出生后数小时即随哺乳进入肠道寄居并伴随终生，能合成维生素 B 和 K 等供机体吸收利用；并能产生大肠菌素抑制痢疾杆菌等病原菌的生长。

（一）主要生物学性状

大肠埃希菌为革兰阴性杆菌，约 (1~3)μm×(0.5~1.0)μm（图 3-5）。多数有周鞭毛，有菌毛，无芽孢。对营养要求不高，兼性厌菌。该菌对热抵抗力强，对常用化学消毒剂敏感，对链霉素、卡那霉素、妥布霉素等抗生素敏感，但易产生耐药

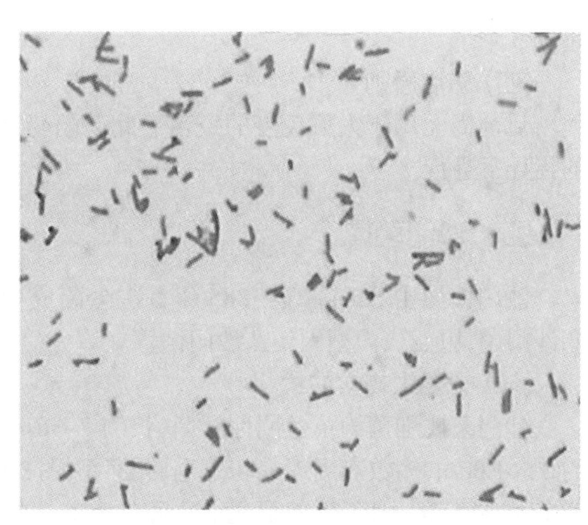

图 3-5　大肠埃希菌革兰染色

性。

(二) 致病性

属条件致病菌，当宿主免疫力低下或细菌侵入肠外组织器官时可引起感染。某些血清型大肠杆菌为致病菌，可直接引起肠道感染。

1. 致病物质

(1) 定居因子：又称为黏附素，似菌毛，具有黏附肠黏膜的功能。

(2) 外毒素：重要的有：肠产毒型大肠埃希菌产生的肠毒素，分不耐热肠毒素(LT)和耐热肠毒素(ST)两种，两者均可使肠道细胞中 cAMP 水平增高引起肠液大量分泌而导致腹泻；肠出血型大肠埃希菌产生的志贺样毒素，可致血性腹泻；肠集聚型大肠埃希菌产生的肠集聚耐热毒素，可致肠黏膜细胞分泌功能亢进引起腹泻。

2. 所致疾病

(1) 肠外感染：多为机会感染，以泌尿系统感染和化脓性感染最为常见。在泌尿系统感染中，常见的有尿道炎、膀胱炎、肾盂肾炎等；在化脓性感染中，常见的有腹膜炎、胆囊炎、阑尾炎、手术创口、烧伤感染等。在婴幼儿、老年人或免疫力低下者可引起脑膜炎及败血症等。

(2) 肠道感染：由致病的大肠埃希菌引起，主要表现为腹泻，有以下五种类型：①肠产毒型大肠埃希菌(ETEC)，是旅游者腹泻和婴儿腹泻的重要病因。②肠致病型大肠埃希菌(EPEC)，引起婴幼儿腹泻。③肠出血型大肠埃希菌(EHEC)，临床表现为严重的腹痛和血便。④肠侵袭型大肠埃希菌(EIEC)，症状类似菌痢样腹泻。⑤肠集聚型大肠埃希菌(EAggEC)，引起婴儿持续性腹泻。

(三) 微生物学检查

1. 临床细菌学检查　根据感染情况可采取中段尿、脓汁、血液、脑脊液、粪便等标本。进行分离培养后，挑选可疑菌落进行生化反应鉴定，必要时做血清分型。

> **考点提示**
>
> 大肠埃希菌卫生细菌学检查的意义

2. 卫生细菌学检查　寄居于肠道中的大肠埃希菌不断随粪便排出体外可污染周围环境、水源、食品等。在环境卫生学和食品卫生学中，常以细菌总数和大肠菌群数作为粪便污染的检测指标。我国卫生标准：每 1000ml 饮水中大肠菌群不得超过 3 个。

(四) 防治原则

目前尚无用于人群免疫的疫苗。此菌耐药性非常普遍，因此抗生素治疗应在药敏试验的指导下进行。

二、沙门菌属

沙门菌属由 Salmon 于 1885 年首次分离成功，故被命名沙门菌。对人类致病主要有伤寒沙门菌，甲、乙、丙型副伤寒沙门菌等。

(一) 主要生物学性状

沙门菌属细菌为革兰阴性杆菌，长约 2~3μm，宽约 0.5~1.0μm，多数有周鞭毛和菌毛，无芽孢(图 3-6)。营养要求不高，因不分解乳糖，因而在肠道选择培养基(如 SS、麦康凯琼脂平板)上形成无色菌落。沙

> **考点提示**
>
> 沙门菌属的致病物质

门菌属抗原结构复杂，主要有O抗原和H抗原。该菌对热抵抗力不强，对一般消毒剂敏感，对氯霉素、复方新诺明等敏感。

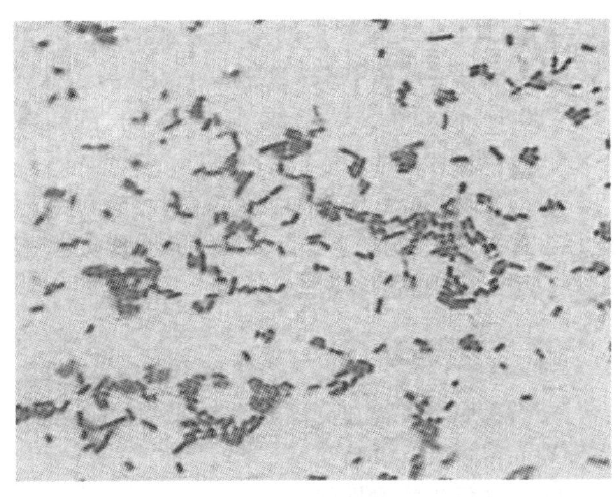

图3-6 伤寒沙门菌革兰染色

(二) 致病性

1. 致病物质

侵袭力主要是菌毛；内毒素是沙门菌主要的致病物质，可引起宿主体温升高、白细胞下降、休克等；肠毒素可引起水样腹泻。

2. 所致疾病 沙门菌主要通过消化道传播，引起下列疾病：

(1) 伤寒和副伤寒：由伤寒和副伤寒沙门菌感染引起的疾病，又称肠热症。传染源为患者及带菌者，细菌随污染的食物和饮水经口进入消化道，部分抵达肠系膜淋巴结进一步繁殖，随后经胸导管进入血流。引起第一次菌血症，患者出现发热、乏力、全身酸痛等前躯症状。细菌经血流进入骨髓、肝、脾、肾、胆囊等器官大量繁殖后，再次进入血流，引起第二次菌血症此时症状加重，出现持续高热、相对缓脉、肝脾大、皮肤玫瑰疹、外周血白细胞减少等临床表现，胆囊中的病原菌随胆汁进入肠腔，部分随粪便排出，部分再次侵入肠壁淋巴组织，引起Ⅳ型超敏反应，导致局部坏死，溃疡，严重者发生肠出血、肠穿孔等并发症。若无并发症，病程约3~4周。进入肾中的细菌可随尿排出。部分患者病愈后仍可自粪便排菌达1年或更长时间，成为无症状带菌者，是伤寒、副伤寒重要的传染源。

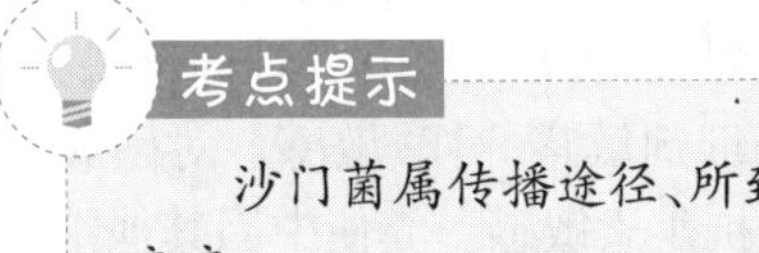
考点提示

沙门菌属传播途径、所致疾病

(2) 急型胃肠炎(食物中毒)：由于食入大量猪霍乱沙门菌、鼠伤寒沙门菌、肠炎沙门菌等污染的食物引起。主要症状为发热、恶心、呕吐、腹痛、腹泻等。病程短，2~4天可康复。

(3) 败血症：多见于儿童或免疫力低下的成人，常由猪霍乱沙门菌引起，丙型副伤寒沙门菌、鼠伤寒沙门菌、肠炎沙门菌等也可引起。因进入肠道的细菌迅速侵入血液大量生长繁殖引起病人高热寒战、厌食和贫血，可播散引起脑膜炎、骨髓炎、肾盂肾炎等。

(三) 免疫性

伤寒或副伤寒沙门菌为胞内寄生菌，机体对病原菌的杀灭和清除，主要依靠细胞免疫，病后免疫力牢固。

(四) 微生物学检验

1. 病原菌的分离鉴定 根据病程采集不同的标本：第1~2周可取外周血；第2~3周可采集粪便或尿液；食物中毒取患者粪便、呕吐物或可疑食物；败血症取外周血。分离培养后取可疑菌落进行生化反应和血清学鉴定。近年来通过酶联免疫吸附试验、基因探针、PCR等技术可快速诊断。

考点提示

肥达反应原理及意义

2. 血清学试验

常用肥达试验，是用已知伤寒菌菌体(O)抗原和鞭毛(H)抗原，以及甲、乙、丙型伤寒沙门菌H抗原与病人血清做定量凝集试验，测定患者血清中相应抗体的含量，以辅助诊断伤寒或副伤寒。一般伤寒沙门菌 O 凝集效价≥1∶80，H 凝集效价≥ 1∶160，副伤寒沙门菌 H 凝集效价≥1∶80 时，有诊断意义。病程中，抗体效价随病程延长而逐渐增高者有诊断价值。

（五）防治原则

及时发现、隔离、治疗患者及带菌者，控制传染源。加强饮水和食品卫生管理，切断传播途径。接种伤寒，副伤寒疫苗为其特异性预防措施。治疗可用环丙沙星、氯霉素、氨卡西林、复方三甲氧烯胺等药物治疗。

三、志贺菌属

志贺菌属是人类和灵长类动物细菌性痢疾的病原菌，俗称痢疾杆菌，1898 年由 Shiga 首先发现而得名。

（一）主要生物学性状

志贺菌属细菌为革兰阴性杆菌，约 (2~3)μm × (0.5~0.7)μm，无鞭毛为其特征，无芽孢，无荚膜，多数有菌毛（图 3-7）。根据 O 抗原可将志贺菌分为四群：A 群 - 痢疾志贺菌、B 群 - 福氏志贺菌、C 群 - 鲍氏志贺菌和 D 群 - 宋内志贺菌。我国以 B 群志贺菌最为常见。志贺菌属抵抗力弱，加热 60℃，10 分钟即可杀死。对消毒剂敏感，对酸敏感。对磺胺及多种抗生素敏感。粪便中因其他细菌产酸，志贺菌可在数小时内死亡，故采集标本应及时送检。

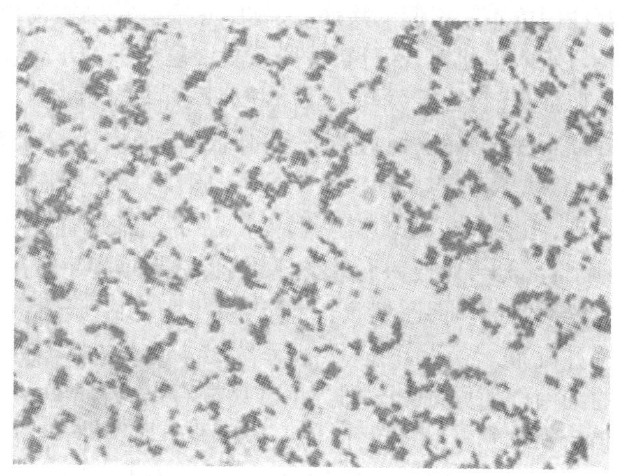

图 3-7　志贺菌革兰染色

（二）致病性

1. 致病物质　主要是侵袭力和内毒素，有些菌株尚可产生外毒素。

菌毛构成细菌的侵袭力。内毒素可引起发热、意识障碍、中毒性休克、腹痛、里急后重、肠黏膜炎症、溃疡、黏脓血便。外毒素由 A 群志贺菌产生，又称志贺毒素，可引起致死性感染、水样腹泻等。

2. 所致疾病　志贺菌引起细菌性痢疾（简称菌痢），经消化道传播，一年四季均可发生，夏秋季多发。传染源是病人和带菌者。临床常见：

（1）急性菌痢：发病急，有典型临床症状，如发热、腹痛、腹泻、粘脓血便和里急后重。病程短，预后良好。但在体弱的老人和儿童，因水分和电解质的丧失，可导致失水、酸中毒，在有的病例还可以引起溶血性尿毒综合征，甚至死亡。

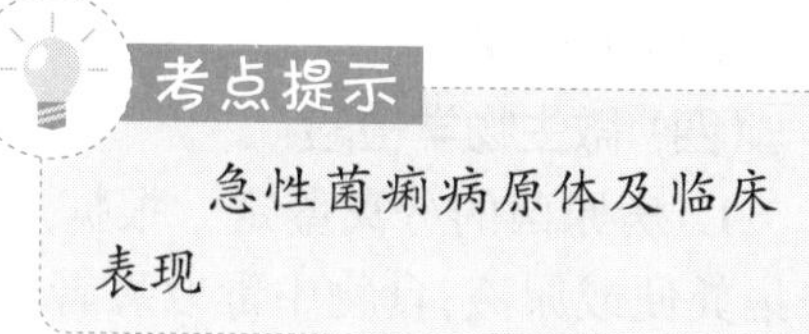

考点提示

急性菌痢病原体及临床表现

（2）中毒性菌痢：以儿童多见，发病急骤，一般无明显肠道症状，而全身中毒症状严重，以高热、休克、中毒性脑病为主要表现，病情凶险，病死率高。原因是患儿对内毒素特别敏感，内毒素迅速吸收入血引起微血管痉挛、缺血、缺氧，导致 DIC、多器官功能衰竭和脑水肿。各型志贺菌均可引起。

(3) 慢性菌痢:病情迁延不愈超过两个月,反复发作。部分感染者可成为带菌者,是菌疾的重要传染源,不能从事饮食业、炊事及保育工作。

(三) 免疫性

病后免疫力不强,以肠黏膜局部的 SIgA 抗感染为主。可反复感染。

(四) 微生物学检查

取患者或带菌者新鲜粪便的黏液脓血便,中毒性菌痢取肛拭子。分离培养后挑取可疑菌落,进行生化反应和血清学试验,确定菌群与菌型。也可用荧光菌球法、协同凝集试验等免疫学方法进行诊断。

(五) 防治原则

早期诊断,早期治疗患者。加强饮水、食品卫生管理,防蝇灭蝇,是预防菌痢的重要措施。在流行季节,口服减毒活疫苗进行特异性预防。治疗用磺胺、氟哌酸、氯霉素、庆大霉素等有较好的疗效。

四、霍乱弧菌

霍乱弧菌属于弧菌属,是霍乱的病原菌。霍乱是一种烈性肠道传染病,发病急,传播快,病死率高,为我国甲类法定传染病,属国际检疫传染病。霍乱弧菌有两个生物型:古典生物型和埃托(El Tor)生物型。

(一) 主要生物学性状

霍乱弧菌为革兰染色阴性,约 1~3μm × 0.3~0.8μm,呈弧形(图 3-8),一端有一根鞭毛,运动活泼,呈"穿梭"样运动,涂片染色检查弧菌为"鱼群状"排列。兼性厌氧,营养要求不高。耐碱不耐酸,在 pH8.8~9.2 的碱性蛋白胨水中生长良好。本菌在自然界水中可存活 1~3 周。对热、干燥、日光、酸和消毒剂敏感,55℃湿热 15min,100℃ 1~2min 可杀死细菌,在正常胃酸中仅存活 4 min,以 1∶4 比例的漂白粉处理病人排泄物或呕吐物,以 0.5% 漂白粉澄清液或 0.1% 高锰酸钾浸泡水果、蔬菜均可达到消毒目的。

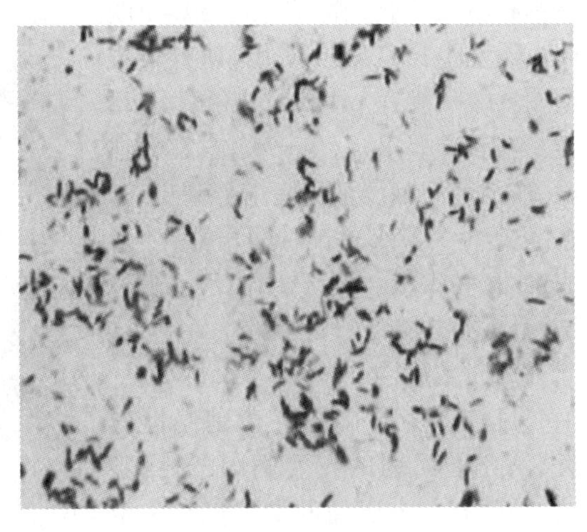

图 3-8 霍乱弧菌

(二) 致病性

1. 致病物质 霍乱肠毒素:为外毒素,是目前已知最强烈的致腹泻毒素,导致肠黏膜上皮细胞的分泌功能亢进,肠液大量分泌,引起严重呕吐与腹泻。鞭毛和菌毛也构成了侵袭力。

2. 所致疾病 人是霍乱弧菌的惟一易感者,传染源是患者或带菌者,通过污染的水源或食物经口感染。霍乱典型临床表现为剧烈的呕吐、腹泻。呕吐呈喷射状,粪便呈米泔水样。由于严重吐、泻导致水、电解质大量丢失,从而呈现严重脱水、电解质紊乱及代谢性酸中毒,如治疗不及时,常因肾功能衰竭、休克而死亡。

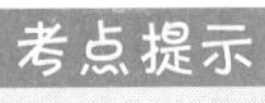

霍乱传播途径及临床表现

(三) 免疫力

病后可获得同菌群牢固的免疫力,以体液免疫为主，肠道黏膜分泌的 SIgA 起主要作用。

（四）微生物学检查

霍乱是烈性传染病，对病人尤其是首例病人应尽早确诊并及时报告疫情。主要采集米泔水样粪便或呕吐物。标本要严密包装，专人送检。通过直接镜检、分离培养、荧光免疫和协同凝集实验进行病原学诊断。

（五）防治原则

加强检疫，做好疫情报告。做好饮水、食物、粪便的卫生管理。及时发现、隔离、治疗病人。接种霍乱死疫苗，提高人群免疫力。治疗以及时补充液体和电解质为关键，并同时使用四环素、链霉素、多西环素、呋喃唑酮、氯霉素等抗生素。

五、幽门螺杆菌

幽门螺杆菌属于螺杆菌属，是 1982 年从慢性活动性胃炎患者黏膜活检标本中分离成功。它与胃炎、十二指肠溃疡、胃癌的发生关系密切。

（一）主要生物学性状

幽门螺杆菌为革兰染色阴性，约 0.5~1.0μm × 2.5~4.0μm，呈典型的螺旋形、S 形或海鸥形（图 3-9），一端有 2~6 根鞭毛，运动活泼，常呈鱼群样排列。传代培养后变为杆状或球形。微需氧，在 5%~10% CO_2 环境生长良好。对低 pH 有较强耐受力，一般在 pH4.5~7.0 条件下培养。对营养要求高，生长缓慢，在含血液、血清或心脑浸液琼脂培养基上，通常需要 3~5 天或更长时间培养，才形成细小、针尖状、无色透明菌落。脲酶试验呈强阳性。

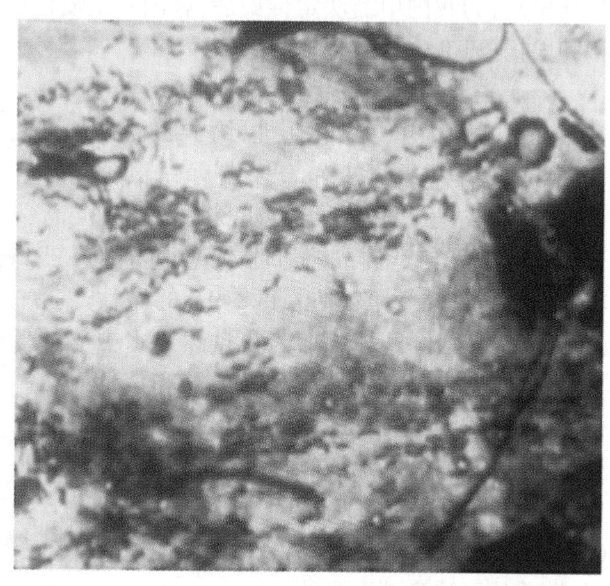

图 3-9 幽门螺杆菌革兰染色

（二）致病性

目前认为幽门螺杆菌是慢性胃炎、消化性溃疡的主要病因，与胃腺癌、黏膜相关淋巴瘤的发生也有一定关系。但其传播过程和致病物质，以及确切的致病机制还不十分清楚。

1. 致病物质　可能与以下因素有关。鞭毛和黏附素：使幽门螺杆菌穿透黏液层，并定植在胃黏膜上皮细胞表面；脲酶：分解尿素产 CO_2 和 NH_3，NH_3 中和胃酸，有利于本菌生存，对上皮细胞又有毒性作用；细胞毒素相关蛋白和空泡毒素：目前被认为是本菌的主要毒力因子。

2. 所致疾病　人类是本菌感染的主要传染源，可能传播途径是粪 - 口，但从患者粪便中尚未查到活的幽门螺杆菌。感染本菌 2 周后可能发生急性胃炎，绝大多数感染者通常引发慢性活动性胃窦炎，长期感染者可发展为萎缩性胃炎、溃疡、腺癌和胃黏膜相关淋巴瘤。研究表明，几乎所有消化性溃疡患者均有幽门螺杆菌感染性胃炎。

（三）免疫力

感染幽门螺杆菌后，胃液中可检出特异性 sIgA、IgG，血清中出现特异性 IgG、IgM 和 IgA，

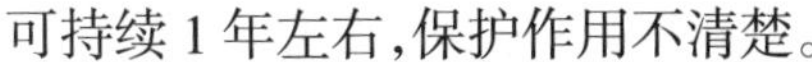

可持续1年左右，保护作用不清楚。

（四）微生物学检查

用于分离培养的标本最好通过胃镜采取活检标本，立即接种于幽门螺杆菌选择培养。快速诊断方法还有脲酶分解试验；尿素呼吸试验等。

（五）防治原则

目前正在试用重组脲酶幽门螺杆菌疫苗，并证明疫苗不仅有预防作用，同时还具有治疗作用，抗菌治疗多采用以胶体次枸橼铋或抑酸剂为基础，再加两种抗生素如四环素、阿莫西林、甲硝唑、克拉霉素等三联疗法，疗程2周。

六、其他消化道感染的细菌

其他消化道感染的细菌见表3-1。

表3-1 其他消化道感染的细菌

菌名	形态特征	致病物质	传播途径	所致疾病	防治原则
变形杆菌	G^-呈弧形或逗点状，具多形性，有鞭毛，有迁徙生长现象，某些菌株与立克次体有共同抗原	菌毛、细胞毒素	接触	常见条件致病菌，多引起泌尿系、创伤感染等	医院内感染常见菌。加强个人卫生及环境管理
副溶血弧菌	G^-呈弧形或杆状，单鞭毛	耐热溶血毒素	消化道	食物中毒	注意食品，尤海产品、盐渍食品，治疗用抗生素和磺胺类药物
空肠弯曲菌	G^-细长，呈弧状、S形或螺旋状等。一端或两端有鞭毛	不耐热肠毒素、细胞毒素	接触或消化道	婴幼儿急性肠炎或食物中毒	注意饮食卫生，加强人、畜、禽类粪便管理

小结

大肠埃希菌是肠道正常菌群，作为条件致病菌可导致肠外感染如泌尿系感染、伤口感染等。大肠埃希菌的某些菌型（肠产毒型、肠致病型、肠出血型、肠侵袭型、肠集聚型）可致人类腹泻，称为致病性大肠杆菌。大肠菌群数常作为饮水、食品被粪便污染的指标。

沙门菌属主要有伤寒、副伤寒、肠炎、猪霍乱、鼠伤寒沙门菌等。可引起伤寒、副伤寒、食物中毒、败血症及无症状带菌者。伤寒、副伤寒病后可获牢固免疫力。肥达试验可作为伤寒、副伤寒的辅助诊断。

志贺菌属是人类细菌性菌痢的病原菌。临床可致急性菌痢、慢性菌痢两型。

霍乱弧菌嗜碱是烈性消化道传染病霍乱的病原菌。主要致病物质是霍乱肠毒素，致严重呕吐、腹泻，米泔样水便。治疗以纠正电解质、大剂量补液为主，辅以抗生素。

幽门螺杆菌感染与人类慢性胃炎、消化性溃疡、胃癌的发生相关。

其他消化道感染的细菌还有变形杆菌、副溶血弧菌和空肠弯曲菌。

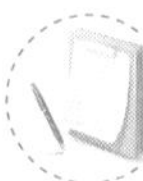

目标测试

A1 型题

53. 我国的饮用水卫生标准:每升水中大肠菌群数**不得**超过
    A. 1个　　B. 2个　　C. 3个
    D. 4个　　E. 5个
54. 下列疾病中白细胞数**下降**的是
    A. 伤寒、副伤寒　　B. 急性链球菌感染　　C. 炎症
    D. 急性失血　　E. 急性中毒
55. 肥达试验可辅助诊断
    A. 细菌性痢疾　　B. 伤寒、副伤寒　　C. 急性肾小球肾炎
    D. 猩红热　　E. 肺炎
56. 细菌性痢疾的患者,粪便的性状是
    A. 水样　　B. 蛋花样　　C. 果酱样
    D. 米泔水样　　E. 黏液脓血便
57. 与人类慢性胃炎、消化性溃疡、胃癌发病有关的细菌是
    A. 空肠弯曲菌　　B. 铜绿假单胞菌　　C. 百日咳鲍特菌
    D. 炭疽芽孢杆菌　　E. 幽门螺杆菌

(许潘健)

第三节　呼吸道感染细菌

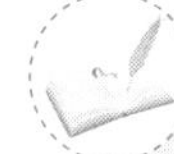

学习目标

1. 掌握结核分枝杆菌的生物学特性、致病因素及所致疾病、结核菌素试验、防治原则；白喉棒状杆菌的生物学特性、致病因素及所致疾病、防治原则。
2. 熟悉百日咳鲍特菌、嗜肺军团菌的致病性、防治原则。
3. 了解流感嗜血杆菌的致病性、防治原则。

呼吸道感染的细菌是指经呼吸道传播,引起呼吸道系统或呼吸道以外器官疾病的一类细菌。

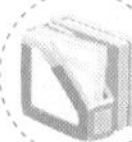

案例

男,30岁,一个月前感到疲劳,食欲减少退,体重减轻,全身乏力,发热,咳嗽,咯痰带血丝。取标本涂片,用抗酸染色法染色,镜下见到染成红色细长弯曲有分枝的杆菌。

请问:1. 该患者可能感染了哪种细菌?
　　2. 如何预防和治疗?

一、结核分枝杆菌

分枝杆菌属是一类细长稍弯曲,有分枝生长趋势的杆菌。本属细菌细胞壁中含有大量脂质，革兰染色一般不易着色，经加温或延长染色时间而着色后能抵抗强脱色剂盐酸酒精的脱色，故又名抗酸杆菌。该菌属细菌无鞭毛、无芽孢、不产生毒素，其致病性和菌体成分有关。感染过程引起的疾病都呈慢性，并伴有肉芽肿。分枝杆菌属的种类繁多，对人有致病作用的主要有结核分枝杆菌和麻风分枝杆菌。

结核分枝杆菌，俗称结核杆菌，对人致病的主要是人型和牛型，是引起结核病的病原菌。可侵犯身体各器官，但以肺结核为最多见。结核病在今天仍是一种重要的传染病。世界卫生组织（WHO）报告，全球每年新增结核病例 800 万，因结核病死亡人数达 300 万，其中我国建国前死亡率 200~300 人 /10 万，居各种疾病死亡原因之首。建国后人民生活水平提高，卫生状况改善，特别是开展了群防群治，儿童普遍接种卡介苗，结核病的发病率和死亡率大为降低。但应注意，世界上有些地区因艾滋病、吸毒、免疫抑制剂的使用、酗酒和贫困等原因，发病率又有上升趋势，目前我国共有 450 万活动性结核患者，每年死于结核病的人约 25 万，超过其他传染病的总和。

(一) 主要生物学性状

结核分枝杆菌细长略带弯曲，大小约为 1~4μm × 0.3~0.6μm。常呈分枝状或聚集成团。本菌无芽孢及鞭毛，近年来在电镜下观察发现具有荚膜。结核杆菌为革兰阳性菌，但通常难以着色。常用齐 - 尼抗酸染色法染色，在加温条件下经 5% 石炭酸复红染色后不易被 3% 盐酸酒精脱色，以美蓝复染后，仍为红色，其他非抗酸菌和细胞杂质等均呈蓝色（图 3-10）。抗酸性是鉴别结核杆菌有价值的指标。专性需氧，最适生长温度为 35~37℃，最适 pH 为 6.5~7.0。营养要求高，常用罗氏培养基培养。该菌生长速度缓慢，分裂一代需要 18~24 小时，培养 2~4 周可见菌落生长。菌落干燥、表面粗糙，呈乳白色或米黄色的颗粒状或菜花状，不透明。由于抗结核药物的应用，患者标本中常培养出 L 型细菌。结核分枝杆菌的细胞壁内含大量脂质及多糖和蛋白质。抵抗力较强。尤其耐干燥，在干燥的痰液中可存活 6~8 个月，黏附在灰尘上可保持传染性 8~10 天。耐酸、碱，在 3% 盐酸、6% 硫酸或 4% 氢氧化钠中 30 分钟仍然具有活力，所以常用酸、碱来处理标本中的杂菌。但结核分枝杆菌对湿热、紫外线及 75% 乙醇等抵抗力较弱。在液体中加热 60℃ 30 分钟、日光直接照射数小时或 75% 乙醇消毒数分钟即可被杀死。对链霉素、异烟肼、利福平等药物敏感，但长期用药容易产生耐药性。

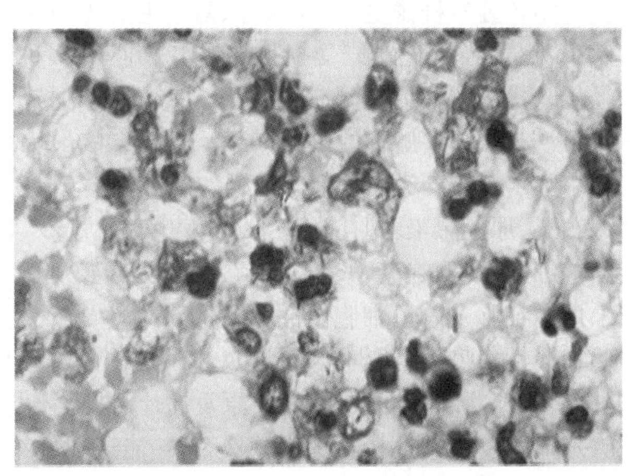

图 3-10　结核分枝杆菌(抗酸染色)

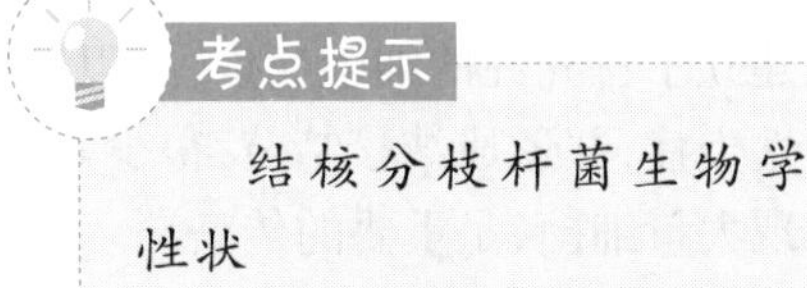

结核分枝杆菌生物学性状

结核分枝杆菌因环境条件改变而易发生形态、菌落、毒力、免疫原性、耐药性等方面的变异。卡介苗（BCG）即为 Calmette 和 Guerin 二人（1908 年）将牛型结核杆菌在含甘油、胆汁、马铃薯的培养经 13 年 230 次传代而获得的减毒活疫苗变异株，现广泛用于结核病的预防接种。结核分枝杆菌的多重耐药性近年来有上升的趋势。

（二）致病性

结核分枝杆菌既不产生内、外毒素，也不产生侵袭性的酶类。其致病性可能是细菌在组织细胞内大量繁殖，菌体成分和代谢产物的毒性以及机体对菌体成分产生的免疫损伤有关。

1. 致病物质　与荚膜、脂质及蛋白质等关系密切。

（1）荚膜：主要成分是多糖、部分脂质和蛋白质。有助于细菌在宿主细胞上黏附，并有抗吞噬及保护菌体等作用。

（2）脂质：脂质大约占细胞壁干重的 60%，主要成分有磷脂、索状因子、腊质 D. 硫酸脑苷脂等。磷脂可使结核杆菌在吞噬细胞内长期存活，促进干酪样坏死及结核结节的形成；索状因子可引起慢性肉芽肿；腊质 D 诱发机体产生迟发型超敏反应，并有免疫佐剂的作用；硫酸脑苷脂有助于细菌在吞噬细胞内长期存活。

（3）蛋白质：免疫原性强，能刺激机体产生相应抗体，并与脂质 D 结合能使机体发生超敏反应，引起组织坏死和全身中毒症状，并可促进结核结节的形成。

2. 所致疾病

结核分枝杆菌是结核的病原菌。主要传染源是带菌的结核病人。细菌主要通过呼吸道感染，也可经消化道或受损伤的皮肤粘膜等多种途径侵入机体，分别引起肺结核、肠结核、皮肤结核等，偶可引起肾、脑膜等处的结核病，以肺结核最为多见。肺结核可分为原发感染和继发感染两类：

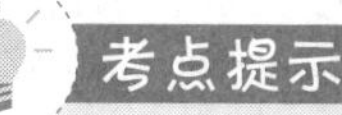

结核分枝杆菌所致疾病

（1）原发感染：即初次感染，多发生于儿童。结核分枝杆菌初次经呼吸道侵入肺泡后，被巨噬细胞吞噬，在其中生长繁殖，并最终导致细胞裂解，释放出的大量细菌在肺泡内形成以中性粒细胞及淋巴细胞浸润为主的渗出性炎症，称为原发病灶。初次感染的特点是机体缺乏特异性免疫力，感染灶易扩散，原发灶内的结核杆菌可经淋巴管扩散至肺门淋巴结，引起淋巴管炎和肺门淋巴结肿大。原发病灶、淋巴管炎及肺门淋巴结肿大称为原发综合征，X 线胸片显示哑铃状阴影。原发感染 90% 能形成纤维化和钙化而不治而愈。但病灶内常仍有一定量的结核分枝杆菌长期潜伏，不但能刺激机体产生免疫，也可成为结核复发和内源性感染的来源。极少数患者因免疫力低下，细菌可经血流、淋巴管扩散，扩散至骨、关节、肾、脑膜等其他部位，引起全身粟粒性结核或结核性脑膜炎等。

（2）继发感染：多发生于成人或较大儿童。病灶亦以肺部为多见。感染可为潜伏于原发病灶内的细菌（内源性感染），也可为再次从外界吸入的细菌（外源性感染）。由于此时机体已建立了特异性的细胞免疫，所以感染病灶主要以局部组织损伤为特点，易表现为慢性肉芽肿性炎症，并形成结核结节，很少累及淋巴结。易发生干酪样坏死，甚至液化形成空洞，痰中出现大量细菌，是重要的传染源。

（三）免疫性

1. 免疫机制　人群中结核杆菌的感染率很高，但发病率较低，这种现象说明机体对结核有一定的免疫力。结核分枝杆菌是胞内感染菌，其免疫主要是以 T 细胞为主的细胞免疫。机体对结核分枝杆菌虽能产生抗体，但抗体只能与释放的细菌接触起辅助作用，结核的这种免疫力属于感染免疫，又称有菌免疫或传染性免疫，即机体的抗结核免疫产生在结核的感染过程中，一旦机体内的结核杆菌被杀灭，免疫力也随之消失。机体对结核杆菌产生保护性细胞免疫的同时，也诱发机体产生了Ⅳ型超敏反应，二者均为 T 细胞介导的结果。

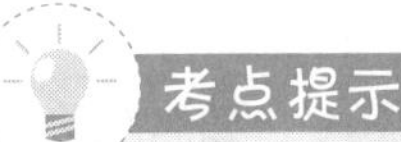

结核菌素试验的原理方法、结果意义

2. 结核菌素试验 是用结核菌素进行皮肤试验来测定机体对结核分枝杆菌是否存在Ⅳ型超敏反应的一种体内试验。用来判断受试者是否感染过分枝杆菌及机体免疫功能是否正常。①原理:结核的免疫属于有菌免疫,感染过的机体在注射结核菌素之后会发生Ⅳ型超敏反应,表现为局部红肿、硬结;未感染过结核分枝杆菌的机体不会发生Ⅳ型超敏反应。②试剂:目前常用纯蛋白衍生物(PPD)。③方法:受试者前臂掌侧皮内注射0.1ml PPD,48~72小时后观察结果。注意局部有无硬结,不能单独以红肿为标准。④结果及意义:阴性反应(注射部位红肿、硬结小于0.5cm)表明机体未感染过结核杆菌,或对结核分枝杆菌无免疫力。但感染初期、严重的结核病患者或正患其他传染性疾病、老年人或使用免疫抑制剂者也会出现阴性反应。阳性反应(注射部位红肿、硬结在0.5~1.5cm之间)表明机体感染过结核分枝杆菌或接种过卡介苗(BCG),对结核分枝杆菌有一定免疫力。强阳性反应(注射部位硬结达到或超过1.5cm)表明机体可能有活动性结核,应进一步追查病灶(图3-11)。

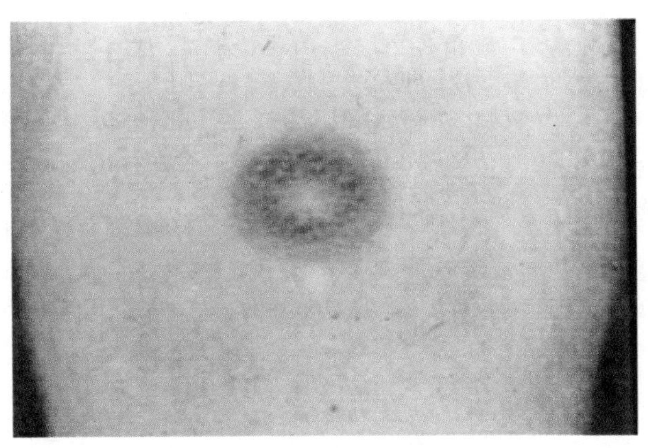

图3-11 结核菌素试验

结核菌素试验主要用于以下几个方面:①选择卡介苗接种对象以及卡介苗接种后免疫效果的测定。阴性者应补种。②婴幼儿(未接种过卡介苗)结核病的辅助诊断。③测定机体细胞免疫的功能状态。④结核病的流行病学调查。

(四) 微生物学检查

根据感染部位不同,采集不同标本。如痰、便、尿、脓汁、脑脊液、胸水、腹水等。无杂菌标本直接离心沉淀集菌,有杂菌的标本需经4%NaOH处理15分钟后离心沉淀集菌。标本直接涂片进行抗酸染色镜检,检查结核分枝杆菌。必要时可做人工培养、生化反应和动物试验进行鉴定。

(五) 防治原则

1. 预防接种 卡介苗接种是预防结核病的有效措施之一。目前,我国规定新生儿出生后即接种卡介苗,7岁时再复种一次。一周岁内婴儿可直接接种,一周岁以上应先作结核菌素试验,阴性者均应接种。接种后免疫力可维持3~5年。

2. 治疗 治疗原则是早发现,早治疗,联合用药可提高疗效并减少耐药,目前常用药物有异烟肼、利福平、链霉素、乙胺丁醇等。利福平和异烟肼合用可以减少耐药性的产生。

二、其他呼吸道感染的细菌

其他呼吸道感染的细菌见表3-2。

表 3-2 其他呼吸道感染的细菌

菌名	形态特征	致病物质	传播途径	所致疾病	防治原则
白喉棒状杆菌	G^+ 细长杆菌，一端或两端膨大呈棒状，有明显的异染颗粒	白喉外毒素	呼吸道	白喉，同时易导致心肌炎、肾上腺功能障碍、周围神经炎等。儿童易感，多在冬季流行	儿童接种百白破三联疫苗预防。用白喉抗毒素进行紧急预防和治疗
流感嗜血杆菌	G^- 短小杆菌，多形性。需在含 X、V 因子的巧克力血平板上生长	荚膜、菌毛、内毒素	呼吸道	原发性化脓性感染和继发性感染	接种流感杆菌荚膜多糖疫苗预防
百日咳鲍特菌	G^- 短小杆菌	荚膜、菌毛、内外毒素	呼吸道	儿童常见传染病 - 百日咳，病程较长，以痉挛性阵咳为特点	儿童接种百白破三联疫苗。隔离患儿
嗜肺军团菌	G^- 短粗杆菌，呈多形性。抵抗力较强，在污水和 36~70℃热水中可存活较长时间	菌毛、荚膜、酶、毒素和多种酶类	呼吸道（吸入带菌飞沫、气溶胶）	引起军团菌病，有肺炎型和流感型。肺炎型的暴发流行多见于夏季，以中、老年人多见，病情较严重，可继发性引起脑、肝、损伤和精神紊乱等，病人往往死于呼吸衰竭。流感样型症状较轻，预后良好	加强水源管理、饮水卫生和室内空调系统的监测
肺炎克雷伯菌	G^- 杆菌	荚膜、菌毛	呼吸道、医源性途径等	常见条件致病菌和医源性感染菌，可引起典型的原发性肺炎，也能引起各种肺外感染，包括肠炎、泌尿道和鼻咽部感染等	对多种抗生素耐药，应根据药敏试验结果选择用药

小结

呼吸道感染的细菌是指经呼吸道传播，引起呼吸道系统或呼吸道以外器官疾病的一类细菌。主要有结核分枝杆菌、白喉棒状杆菌、百日咳鲍特菌和嗜肺军团菌。

结核分枝杆菌因抗酸染色阳性故又称抗酸菌，可经呼吸道、消化道、皮肤黏膜等多途径感染，致病性与菌体成分成为变应原引起Ⅳ型超敏反应有关，引起多器官、组织结核病，以肺结核多见；因生长缓慢，故医院标本一般不作常规培养；预防原则为接种卡介苗，治疗常用药有利福平、异烟肼等。白喉棒状杆菌有异染颗粒为其特征；致病物质为外毒素，经呼吸道感染，引起白喉，细菌在局部繁殖不入血，所以只引起毒血症。用白百破三联疫苗或白喉类毒素预防，紧急预防用白喉抗毒素，治疗常青毒素、红霉素等。百日咳鲍特菌经呼吸道感染引起儿童急性呼吸道传染病百日咳，5 岁以下儿童易感。预防用白百破疫苗，治疗用红霉素、氨苄青霉素等。嗜肺军团菌引起军团菌病，其中肺炎型的暴发流行多见于夏季，以中、老年人多见，病情较严重，病人往往死于呼吸衰竭。流感样型症状较轻，预后良好。

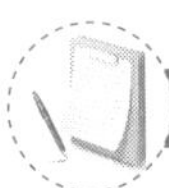

目标测试

A1 型题

58. 结核分枝杆菌最常见的传播途径是
    A. 呼吸道传播　B. 消化道传播　C. 接触传播
    D. 创伤传播　E. 以上均不是

59. 痰涂片抗酸染色一般用于哪种细菌的初步检测
    A. 肺炎链球菌　B. 葡萄球菌　C. 分枝杆菌
    D. 伤寒沙门菌　E. 痢疾杆菌

60. 新生儿接种卡介苗是为了预防
    A. 白喉　B. 霍乱　C. 麻风
    D. 结核　E. 天花

61. 百日咳鲍特菌的传播途径是
    A. 呼吸道传播　B. 创伤传播　C. 消化道传播
    D. 接触传播　E. 以上均不是

62. 5 岁女性患儿，发热 5 天，咽痛，查咽后壁、腭舌弓和腭垂等处有灰白色膜状物。初步诊断为
    A. 白喉　B. 扁桃腺炎　C. 病毒性咽炎
    D. 支气管炎　E. 急性喉炎

（许潘健）

第四节　动物源性感染细菌

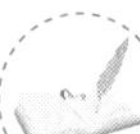

学习目标

1. 掌握布鲁菌属的生物学特性、致病因素及所致疾病、防治原则。
2. 熟悉鼠疫耶尔森菌、炭疽芽孢杆菌的生物学特性、致病因素及所致疾病、防治原则。

动物源性感染细菌是指以动物作为传染源，能引起动物和人类发生人畜共患疾病的病原菌。家畜或野生动物通常是动物源性细菌的储存宿主和传染源，人类通过皮肤粘膜接触、消化道、呼吸道等多途径感染而致病，主要发生在畜牧区或自然疫源地。

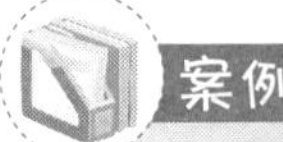

案例

某皮革厂一工人剥了一只死羊的皮后，手臂出现丘疹，次日周围组织明显肿胀，随后中心区出血性坏死，四周有成群的小水泡。取出泡的分泌物涂片镜检，发现有芽孢的革兰阳性竹节状大杆菌。

请问：1. 根据上述情况分析，此人疑感染了哪种杆菌？
　　　2. 如何进一步确诊与治疗？

一、布鲁菌属

布鲁菌属是一类人畜共患传染病的病原菌,我国常流行的主要有羊布鲁杆菌牛布鲁杆菌和猪布鲁杆菌3种,尤以羊布鲁杆菌更为多见。布鲁菌感染常引起母畜流产。

(一) 主要生物学性状

布鲁杆菌为革兰染色阴性,呈球状或球杆状,尤以球杆状多见,经传代培养渐呈杆状。无鞭毛和芽孢,毒力菌株有微荚膜。本菌专性需氧,营养要求高,血液、血清或肝浸液可促进其生长,生长缓慢。布鲁菌抗原构造复杂,重要的有A抗原和M抗原。两种抗原在各菌种中含量不同:羊布鲁菌A∶M为1∶20;牛布鲁菌A∶M为20∶1;猪布鲁菌A∶M为2∶1,因此,检测A、M抗原有助于本菌菌种的鉴定。本菌抵抗力强。在土壤、畜肉、皮毛、乳制品及水中能存活数周至数月。对日光、热及常用消毒剂较敏感。对链霉素、氯霉素和四环素等均敏感。

(二) 致病性

布鲁菌的致病物质主要是内毒素,荚膜与其所产生的透明质酸酶和过氧化氢酶等构成了强大侵袭力。可经完整皮肤、黏膜感染人体。羊、牛、猪是本菌的自然宿主。布鲁菌感染家畜后可引起母畜的流产,随流产的胎畜和羊水排出大量的病原体,隐性感染动物,也可经乳汁、粪、尿等长期排菌。当人类接触该分泌物或被其污染的畜产品后,经皮肤、黏膜、眼结膜、消化道、呼吸道等多种途径而感染。

布鲁菌侵入机体后,即被吞噬细胞吞噬,并成为胞内寄生菌。经淋巴管到达局部淋巴结,在其中生长繁殖形成感染灶并侵入血流,出现发热等菌血症症状。布鲁菌随血流侵入肝、脾、淋巴结及骨髓等处继续增殖,不断释放入血,反复形成菌血症,导致患者出现波浪状热型,故临床上布鲁病又称之为波浪热。50%感染者可出现急性症状,如乏力、出汗、肌肉痛、体重减轻、关节痛等,进而出现胃肠道症状、骨质溶解和关节融合、呼吸道症状等,少数患者还会出现皮肤、神经、心血管等症状。本病易转为慢性,常反复发作。感染布鲁菌后,患者布鲁菌素皮肤试验常呈阳性。因此认为布鲁菌的致病与迟发型超敏反应有关。

(三) 免疫性

布鲁菌感染后,机体可形成以细胞免疫为主的带菌免疫,对再感染有较强的免疫力。细胞免疫主要是巨噬细胞的杀菌作用,还可以引起Ⅳ型超敏反应,故病程中免疫保护和病理损伤往往交织存在。血液中也有抗体产生,并发挥调理作用。

(四) 微生物学检查

急性期取血,慢性期取骨髓,将所取标本接种于双相肝浸液培养基,置于37℃、10%CO_2环境中培养,一般在4~7天长出菌落。如细菌生长,可根据菌落特点,涂片镜检、CO_2需要、H_2S产生、染料抑制试验、血清凝集试验等,确定是否为布鲁菌。若30天时仍无细菌生长,则可报告阴性。抗体检测目前常用荧光免疫及ELISA。布鲁菌素皮肤试验也可辅助诊断。

(五) 防治原则

预防布鲁菌病的根本措施是加强家畜管理,切断传播途径和预防接种。人群重点接种对象是牧场、屠宰场工作人员,兽医及有关职业人员,接种减毒活疫苗后,有效免疫力可维持1年。急性期以抗生素治疗为主,一般认为四环素与链霉素或磺胺联合治疗效果较好。慢性患者除使用抗生素外,尚需采用综合治疗,如可用特异性菌苗进行脱敏治疗。

二、鼠疫耶尔森菌

鼠疫耶尔森菌简称鼠疫杆菌，是引起自然疫源性烈性传染病鼠疫的病原菌。人类鼠疫是鼠疫耶尔森菌通过带菌鼠蚤叮咬传播给人。

（一）主要生物学性状

鼠疫耶尔森菌为革兰阴性球杆菌，常呈卵圆形，两端钝圆并浓染（图3-12）。在陈旧培养物或含3%NaCl的培养基上呈明显多形性，可见到球形、杆形、哑铃状、丝状等，有荚膜，无芽孢和鞭毛。兼性厌氧。最适生长温度27~30℃，pH6.9~7.1。对营养要求不高，在普通培养基上能生长。鼠疫耶尔森菌对理化因素抵抗力弱。对热敏感，对一般消毒剂抵抗力不强，对链霉素、卡那霉素及四环素敏感，但在寒冷、潮湿的环境中能生存较长时间。

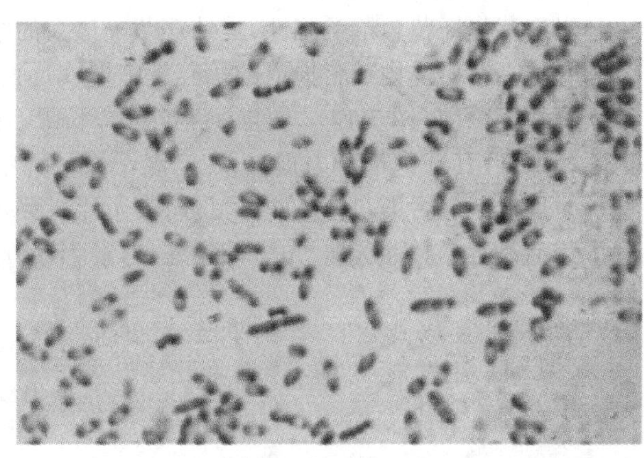

图3-12 鼠疫耶尔森菌镜下形态（Wayson染色）

（二）致病性

本菌的主要致病物质有：糖蛋白荚膜、V-W抗原、鼠毒素。鼠疫耶尔森菌主要寄生在啮齿类动物体内，通过鼠蚤在动物中传播。一般在人类鼠疫流行前，先在鼠类中流行。当带菌鼠蚤叮咬人吸血时，便将病菌传播给人，引起人类鼠疫，即“鼠-蚤-人”是鼠疫的主要传播方式。但人患鼠疫后，又可通过人蚤或呼吸道传播，引起人群间鼠疫的流行，致病性极强。临床常见的类型有腺鼠疫、肺鼠疫、败血症型鼠疫三种。病菌通过鼠蚤叮咬进入人体后，沿淋巴管抵达局部淋巴结繁殖并产生毒性物质，引起淋巴结剧烈肿胀、出血坏死和脓肿，如病变仅限于淋巴结，称腺鼠疫，一般好发于腹股沟，其次腋下及颈部。若带菌尘埃经呼吸道吸入人体，则引起肺鼠疫，也可由腺鼠疫、败血症型鼠疫继发而来，表现为寒战、高热、咳嗽、胸痛、咯血、呼吸困难、中毒症状严重，甚至全身衰竭，死亡率极高。败血症型鼠疫多继发于腺鼠疫或肺鼠疫之后，此型最严重，患者体温可高达39~40℃，可发生DIC，致死后皮肤呈紫黑色，故有“黑死病”之称。

> **考点提示**
>
> 鼠疫耶尔森菌传播途径、所致疾病

（三）免疫性

鼠疫病后可获得持久免疫力，主要是体液免疫，极少发生再感染。

（四）微生物学检查

鼠疫是烈性传染病，其传染性极强，因此，鼠疫耶尔森菌的微生物学检查必须在指定的具有严密防护措施的实验室内，按严格操作规程进行。检材可作直接涂片染色和分离培养，鉴定可结合血清凝集试验，噬菌体裂解试验、免疫荧光法和动物试验等。

（五）防治原则

预防鼠疫的根本措施是灭鼠、灭蚤，切断传播途径。加强疫情监测，及时控制疫情。对流行区易感人群进行活疫苗接种，以提高人群免疫力。患者应及时隔离治疗，可用磺胺、氯霉素、氨基糖苷类抗生素等单独或联合应用均有效。

三、炭疽芽孢杆菌

炭疽芽孢杆菌是炭疽病的病原菌。炭疽病主要见于牛、羊等草食动物，也可传给人和肉食动物。

（一）主要生物学性状

炭疽芽孢杆菌为革兰阳性，是致病菌中最大的细菌，两端平切，常呈长链状排列，状如竹节(图3-13)。在机体内或含血清的培养基中形成荚膜，无鞭毛。芽孢呈椭圆形，位于菌体中央，其宽度小于菌体(图3-14)。需氧，营养要求不高。炭疽芽孢菌繁殖体的抵抗力与一般无芽孢菌相似，但其芽孢抵抗力很强，在室温干燥环境中能存活20余年，在皮毛中可存活数年。牧场一旦被芽孢污染，其传染性可保持数十年。芽孢对消毒剂的抵抗力很强。煮沸10分钟可将芽孢杀死。对青霉素、先锋霉素、链霉素、卡那霉素和多西环素高度敏感。

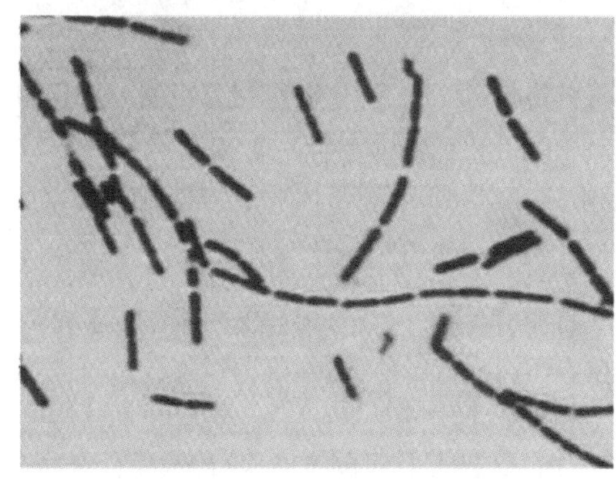

图3-13 炭疽杆菌革兰染色

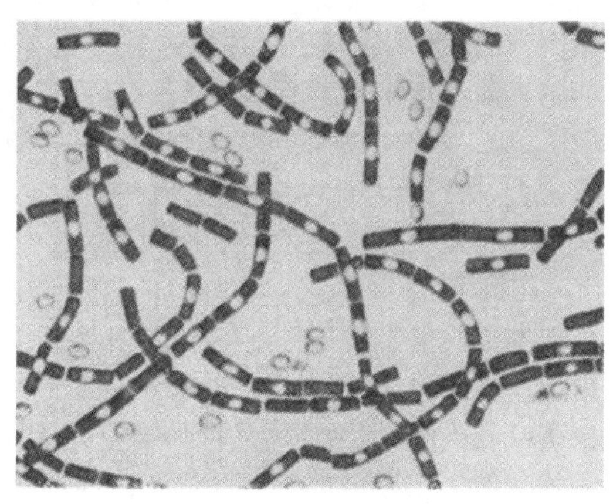

图3-14 炭疽杆菌芽孢

（二）致病性

致病物质主要是荚膜和炭疽毒素。炭疽毒素由水肿因子、保护性抗原和致死因子三种成分构成。任何一种单独存在都不能引起毒性反应，三种成分同时存在则引起典型的炭疽中毒症状。炭疽芽孢杆菌主要为草食动物（牛、羊、马）炭疽病的病原菌，可经皮肤、呼吸道和胃肠道侵入机体引起人类炭疽病。①皮肤炭疽：最多见，经颜面、四肢等皮肤小伤口侵入机体，起初在局部形成小疖、水疱，继而成为脓疱，中心形成黑色坏死焦痂。患者常伴有高热、寒战等全身症状，如不及时治疗可发展成败血症而死亡。②肺炭疽：由于吸入本菌芽胞所致，多发生于从事皮毛加工的工人。患者常表现为寒战、高热、呼吸困难、胸痛及全身中毒症状。病情危重，死亡率高。③肠炭疽：由于食入未煮熟的病畜肉而感染。起病急骤，以全身中毒症状为主，伴有呕吐、粪便带血、腹胀、腹痛等，2~3天内发展为毒血症而死亡。

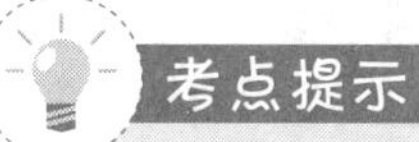

炭疽芽孢杆菌传播途径与所致疾病

（三）免疫性

病后可获得持久免疫力，以体液免疫为主，再次感染者甚少。

（四）微生物学检查

根据炭疽病型分别取渗出液、脓液、痰、粪便及血液检查，但炭疽病动物尸体禁止解剖，必要时可割取耳朵或舌尖组织送检。将标本直接涂片革兰染色后镜检,发现有荚膜的竹节状革兰阳性大杆菌,结合临床症状即可初步诊断。可疑菌落进一步作青霉素串珠试验、动物试验等鉴定。近年来,核酸杂交法、PCR法等技术为本病的诊断增加了新的方法。

（五）防治原则

加强病畜管制,死畜必需焚烧或深埋2米以下,在流行疫区,对易感人群及家畜应进行炭疽减毒活疫苗的预防接种。治疗炭疽的首选药物是青霉素,过敏者可用四环素、氯霉素、强力霉素等。

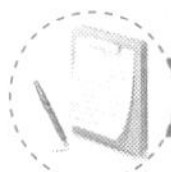

小结

动物源性感染细菌是指以动物作为传染源,能引起人畜共患疾病的病原菌。其特点是以家畜或野生动物为传染源,人类通过皮肤粘膜接触、消化道、呼吸道等多途径感染,流行主要发生在畜牧区或自然疫源地。

布鲁菌属抵抗力较强,人通过动物接触,经消化道、皮肤等多途径感染,引起人的布鲁菌病即波浪热;接种减毒活疫苗预防,治疗用四环素、强力霉素等。

鼠疫耶尔森菌形态最大特点是两端浓染,主要经鼠蚤叮咬传播,其传染性极强,引起的鼠疫属烈性传染病,临床可见肺鼠疫、腺鼠疫和败血型鼠疫。所以加强疫情监测至关重要。治疗用磺胺、氯霉素等。

炭疽芽孢杆菌是致病菌中最大的,竹节样排列,形成抵抗力甚强的芽孢。通过皮肤、消化道、呼吸道感染,引起皮肤炭疽、肠炭疽、肺炭疽,是一种人畜共患的疾病。预防应加强家畜管理,病畜严禁解剖,焚烧并深埋于2米以下,接种减毒活疫苗,治疗首选青霉素。

目标测试

A1型题

63. 波浪热由下列哪种病原菌引起
A. 布鲁菌　B. 幽门螺杆菌　C. 空肠弯曲菌
D. 嗜肺军团菌　E. 铜绿假单胞菌

64. 哪种菌主要传染源是家畜?
A. 产气荚膜杆菌　B. 肉毒杆菌　C. 破伤风杆菌
D. 枯草杆菌　E. 炭疽杆菌

65. 通过吸血昆虫作为媒介传播的疾病是
A. 白喉　B. 炭疽　C. 军团病
D. 鼠疫　E. 百日咳

66. 引起烈性传染病,标本需迅速确报的菌是
A. 金葡菌和伤寒杆菌　B. 伤寒杆菌和副溶血弧菌
C. 副溶血弧菌和霍乱弧菌　D. 鼠疫杆菌和痢疾杆菌
E. 鼠疫杆菌和霍乱弧菌

（许潘健）

第五节　厌氧性感染细菌

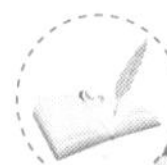

学习目标

1. 掌握：破伤风梭菌的生物学性状、致病条件、所致疾病及防治原则；肉毒梭菌、产气荚膜梭菌的致病性及防治原则。
2. 熟悉：无芽孢厌氧菌的致病性。
3. 了解：肉毒梭菌、产气荚膜梭菌的生物学性状。

厌氧性感染细菌是指一大群必须在无氧环境中才能生长繁殖、引起感染的细菌，简称厌氧菌。厌氧菌分为厌氧芽孢梭菌和无芽孢厌氧菌两大类。前者属于梭菌属，临床常见的有破伤风梭菌、产气荚膜梭菌及肉毒梭菌等。后者无芽孢厌氧菌为多个菌属的杆菌和球菌，大多数为人体的正常菌群，可作为条件致病菌引起内源性感染。

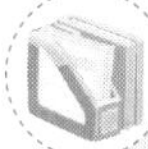

案例

患者，男性，21岁。因牙关紧闭、张口困难就诊，随后出现颈部、躯干和四肢的肌肉强直性痉挛、角弓反张、呼吸困难导致死亡。两周前曾由于意外造成锐器刺伤腿部，伤口较深，当时只进行了简单包扎。

请问：1. 引起感染的可能是什么病原菌？

2. 应如何诊断与治疗？

厌氧芽孢梭菌属为革兰阳性杆菌，能形成芽孢，因芽孢直径大多宽于菌体，使菌体膨大呈梭状而得名。大部分必须在严格厌氧条件下才能生长。多数是土壤中的腐物寄生菌，致病菌主要包括破伤风梭菌、产气荚膜梭菌及肉毒梭菌等。可导致人类感染破伤风、气性坏疽、肉毒中毒等严重疾病。

一、破伤风梭菌

破伤风梭菌是引起破伤风的病原菌，广泛分布于自然界，存在于土壤、人和动物的肠道中，可通过创口或产科感染。

（一）生物学性状

革兰染色阳性杆菌，菌体细长，有周鞭毛，无荚膜，芽孢正圆形，其直径宽于菌体，位于菌体顶端，使细菌呈鼓锤状，是本菌的典型特征（图3-15）。本菌为专性厌氧菌，常用疱肉培养基培养，肉汤变浑浊，有腐败臭味。芽孢抵抗力强，在干燥的土壤和尘埃中可存活数十年，煮沸1小时可被杀死，其繁殖体对青霉素敏感。

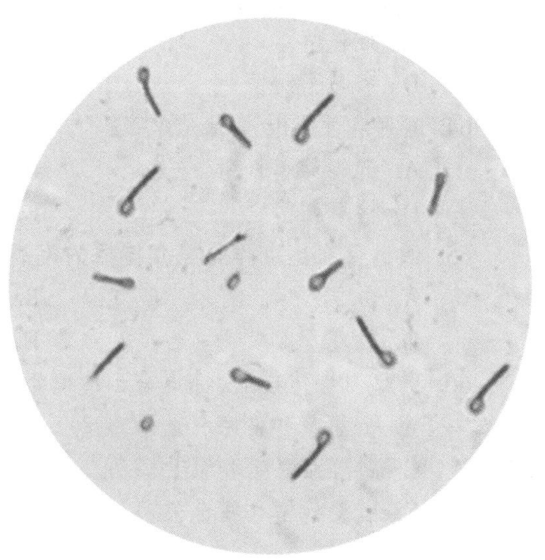

图3-15　破伤风梭菌

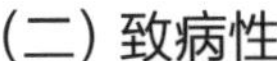

(二) 致病性

1. 致病条件　破伤风梭菌存在于土壤中,主要由创口侵入机体,多见于创伤感染、战伤、手术器械灭菌不严格等。破伤风梭菌在浅表伤口中不能生长繁殖,局部伤口的厌氧微环境是致病的重要条件。伤口窄而深,混有泥土和异物等,局部组织坏死、缺血,伴有需氧菌或兼性厌氧菌的混合感染造成局部厌氧的微环境。侵入创口的细菌在局部繁殖,不侵入血流,而产生的破伤风溶血毒素和破伤风痉挛毒素可经血液或淋巴液进入中枢神经系统。

2. 致病物质　主要致病物质是破伤风痉挛毒素,毒性极强,属神经毒,对人的致死量小于 1μg,65℃ 30 分钟可被破坏,易被蛋白酶分解破坏,故在胃肠道内无致病作用。破伤风痉挛毒素对脑神经和脊髓前角神经细胞有高度的亲和力,毒素能抑制上下神经元的抑制性冲动的传递,导致肌肉活动的兴奋与抑制失调,伸肌与屈肌同时强烈收缩,使骨骼肌强直痉挛。痉挛毒素化学成分为蛋白质,经甲醛脱毒后可制成类毒素,用于预防接种。

3. 所致疾病　引起破伤风。多因创伤感染和手术器械灭菌不严格等引起。潜伏期约为 7~14 天,潜伏期的长短取决于原发感染部位与中枢神经系统的距离远近,潜伏期越短,病死率越高。发病早期有发热、头痛、流涎、不适感、肌肉酸痛、出汗等前驱症状。典型症状为牙关紧闭、苦笑面容、颈项强直和角弓反张,严重者可因呼吸肌痉挛窒息而死亡。病死率高达 50% 以上。新生儿破伤风是由于旧法接生时使用未经严格灭菌的器械,使破伤风芽孢梭菌在剪断脐带时进入创口造成感染所致。

4. 免疫性　破伤风痉挛毒素的毒性很强,极少量毒素即可致病,但这极少量的毒素尚不足以引起免疫应答,故一般病后不会获得牢固免疫力。此病病愈后的患者,仍需注射破伤风类毒素,使其获得免疫力。

(三) 防治原则

破伤风一旦发病,治疗效果欠佳,应及早预防。

1. 伤口处理及治疗　及时清创扩创,用 3% 过氧化氢正确清洗伤口,并使用青霉素等抗生素,防止厌氧微环境的形成,是重要的非特异性预防措施。应用镇静、解痉药对症治疗。

2. 人工自动免疫　对儿童、军人及其他易受伤的人群进行破伤风类毒素的预防接种,常用百白破三联疫苗。

3. 人工被动免疫　对伤口较深或有污染者应注射破伤风抗毒素(TAT)进行紧急预防,同时给予类毒素主动免疫。TAT 亦可用于破伤风病人的特异性治疗,原则是早期、足量。注射前应先做皮肤过敏试验,必要时可用脱敏疗法。

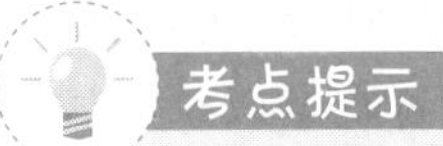

破伤风的致病条件、临床表现、防治

二、产气荚膜梭菌

产气荚膜梭菌广泛分布于自然界以及人和动物的肠道中,是引起气性坏疽的主要病原菌。其产生的外毒素、多种侵袭性酶和荚膜构成强大的侵袭力,自伤口侵入后造成严重局部感染和全身中毒。感染局部组织可出现坏死、水肿、产气,故临床上称为气性坏疽。

(一) 生物学特性

产气荚膜梭菌为革兰阳性粗大杆菌,芽孢呈椭圆形,位于菌体次极端,不大于菌体宽度(图 3-16)。在机体组织内可形成明显的荚膜,无鞭毛。

本菌专性厌氧，能分解多种糖类如葡萄糖、乳糖、麦芽糖和蔗糖，产酸产气。在牛乳培养基中能分解乳糖产酸，使牛奶中的酪蛋白凝固，同时产生大量的气体，冲散凝固的酪蛋白呈蜂窝状，气势凶猛，称为"汹涌发酵"现象，是本菌的特征之一。

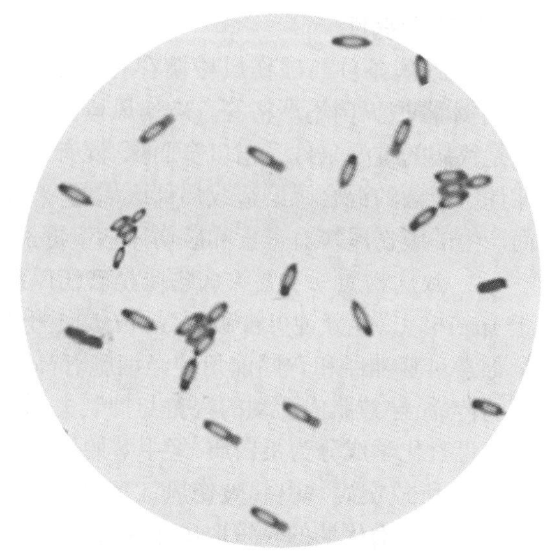

图 3-16 产气荚膜梭菌

（二）致病性

1. 致病物质 本菌具有荚膜并能产生多种外毒素和侵袭性酶，故入侵创口后造成严重的局部感染及全身中毒。外毒素和侵袭性酶主要有：

(1) α 毒素（卵磷脂酶）：能分解细胞膜上的磷脂，溶解红细胞、白细胞、血小板及组织细胞等，引起溶血、组织坏死、血管内皮损伤，血管通透性增加，导致出血、水肿和局部组织坏死。

(2) 侵袭性酶类：有胶原酶、透明质酸酶和 DNA 酶等，有利于细菌及毒素扩散。

2. 所致疾病

(1) 气性坏疽：多见于创伤感染，致病条件是伤口的厌氧微环境。其潜伏期 8~48 小时，本菌在伤口局部迅速繁殖，因毒素和酶的分解破坏作用，造成局部组织进行性坏死、恶臭。表现为局部水肿、胀痛剧烈，触摸有捻发感，严重者可引起毒血症、休克，死亡率高。

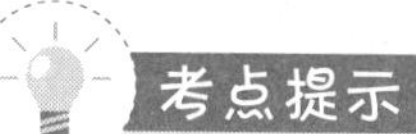

考点提示

气性坏疽的表现

(2) 食物中毒：食入被本菌污染的食物（如肉类食品）引起。潜伏期短，出现剧烈腹痛、腹胀、腹泻等症状，无发热、无恶心呕吐，1~2 天自愈。

（三）防治原则

用 3% 过氧化氢清洗伤口，感染局部尽早施行手术，及时清除坏死组织为主要措施，并使用大剂量青霉素以杀灭病原菌。早期可使用抗毒素，高压氧舱可抑制厌氧菌的生长。

三、肉毒梭菌

肉毒梭菌广泛分布于土壤中。在厌氧条件下能分泌毒性极强的嗜神经毒素，经消化道感染引起肉毒食物中毒及婴儿肉毒病。

（一）生物学特性

本菌为革兰阳性粗短杆菌，芽孢椭圆形，大于菌体，位于次极端，使菌体呈网球拍状，有周鞭毛，无荚膜（图 3-17）。严格厌氧生

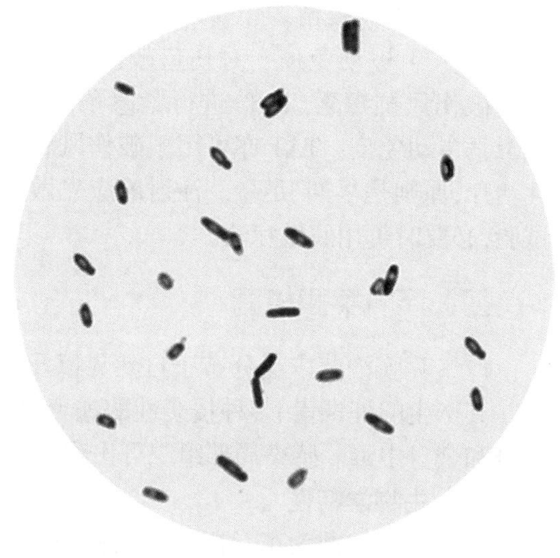

图 3-17 肉毒梭菌

长，在疱肉培养基中生长使之变黑，有恶臭。在血琼脂培养基上菌落较大且形态不规则，可有β溶血现象。

肉毒梭菌芽孢抵抗力强，可耐热100℃ 1小时以上，121℃ 30分钟可被杀死。肉毒毒素不耐热，煮沸1分钟或75~85℃，5~10分钟即被破坏。肉毒毒素对酸的抵抗力较强，经胃酸作用24小时不被破坏。

(二) 致病性

1. 致病物质　为肉毒毒素，是已知毒性最强的生物毒素，比氰化钾强1万倍，0.1μg能使人致死。该毒素是嗜神经毒素，能选择性作用于脑神经核、外周神经肌肉接头及自主神经末梢，阻碍乙酰胆碱释放，抑制神经冲动的传递，导致肌肉弛缓性麻痹。

2. 所致疾病

(1) 食物中毒：感染方式为食入肉毒毒素污染的食物，如罐头、火腿、腊肠、发酵豆制品(臭豆腐)等，引起食物中毒。其临床表现特点是运动神经末梢麻痹，胃肠症状少见。表现为眼球肌肉麻痹、眼睑下垂、出现复视及斜视，继而咽肌麻痹，出现吞咽困难、口齿不清，严重者可由于呼吸肌、心肌麻痹而死亡。肢体麻痹较少见，病愈后不产生免疫力。

(2) 婴幼儿肉毒病：一岁以下婴儿食用被肉毒梭菌污染的食品(如蜂蜜等)，可引起感染性中毒。主要表现为便秘、吮乳无力、吞咽困难、眼睑下垂、全身肌张力减退。严重者因呼吸肌麻痹造成婴儿猝死。

(三) 防治原则

预防应加强食品卫生管理和监督，食品的加热消毒是关键，对可疑食品应煮沸30分钟以上再食用。患者应尽早确诊，迅速注射大量多价抗毒素并对症治疗。同时应加强护理，注意预防呼吸肌麻痹和窒息。

(四) 三种厌氧芽孢梭菌的比较

三种厌氧芽孢梭菌的比较见表3-3。

表3-3　三种厌氧芽孢梭菌的比较

梭菌	形态特征	致病物质	传播途径	所致疾病	防治原则
破伤风梭菌	G^+大杆菌，芽孢圆形，大于菌体，位于菌体顶端，形如鼓槌。	破伤风痉挛毒素	创伤感染	破伤风	正确处理伤口 人工自动免疫 人工被动免疫
产气荚膜梭菌	G^+大杆菌，芽孢椭圆形，位于菌体中央或次端，不大于菌体宽度。	α-毒素及酶	创伤感染 经口感染	气性坏疽 食物中毒	正确处理伤口 多价抗毒素治疗
肉毒梭菌	G^+大杆菌，芽孢椭圆形，比菌体宽，位于次极端，使菌体呈网球拍状。	肉毒毒素	经口感染	食物中毒	加强食品监管 多价抗毒素治疗

四、无芽孢厌氧菌

无芽孢厌氧菌是人体正常菌群的一部分，存在于人体口腔、上呼吸道、肠道及泌尿生殖道等处，在数量上占绝对优势。在一定条件下可作为条件致病菌引起内源性感染。因其感染广泛，感染类型较多，不易检出，对多种抗生素不敏感，临床诊断治疗较困难，现已引起广泛关注。

无芽孢厌氧菌包括革兰阳性球菌、杆菌与革兰阴性球菌、杆菌四类。临床上以革兰阴性无芽孢厌氧杆菌引起的感染最为多见，如革兰阴性的脆弱类杆菌、产黑色素类杆菌以及核梭杆菌等。其中以脆弱类杆菌引起的感染居临床首位。

(一) 生物学性状

1. 革兰阴性厌氧杆菌　有8个属，其中最为重要的是类杆菌属中的脆弱类杆菌，占临床厌氧菌分离株的25%。长短不一，具有多形性，有荚膜，严格厌氧生长，此类杆菌在培养基上生长迅速，其余均生长缓慢。

2. 革兰阴性厌氧球菌　有3个属，其中韦荣菌属最重要，严格厌氧，营养要求高，是咽喉部主要厌氧菌。

3. 革兰阳性厌氧杆菌　有7个属，其中丙酸杆菌属、双歧杆菌属、真杆菌属对人致病。

4. 革兰阳性厌氧球菌　有5个属，其中消化链球菌属对人致病。该菌主要寄生在阴道，可引起混合感染。

(二) 致病性

1. 致病条件　无芽孢厌氧菌是人体的正常菌群，当其寄居部位改变、宿主的免疫功能下降、菌群失调等情况下，局部出现厌氧微环境时易引起内源性感染。

2. 致病物质　主要有荚膜、菌毛、侵袭性酶和内毒素等。

3. 所致疾病　以化脓性感染为主，可发生在全身各组织器官，引发呼吸道、口腔、女性生殖道及盆腔、腹腔、中枢神经系统的感染及败血症。

4. 感染特征　多呈慢性过程，无特定病型，大多为化脓性感染；分泌物或脓汁黏稠，为血色或棕黑色，有恶臭，有时有气体；使用氨基糖苷类抗生素长期治疗无效；分泌物直接涂片可查见细菌，但普通培养无细菌生长。

(三) 防治原则

目前尚无特殊预防方法。外科手术时应防止体内无芽孢厌氧菌污染创口，清创引流是预防厌氧菌感染的重要措施。治疗可用青霉素、头孢菌素、甲硝唑等。

小结

厌氧性感染细菌是指一大群必须在无氧环境中才能生长繁殖、引起感染的细菌，简称厌氧菌。分为厌氧芽孢梭菌和无芽孢厌氧菌两大类。前者属于梭菌属，常见有破伤风梭菌、产气荚膜梭菌及肉毒梭菌等。后者无芽孢厌氧菌为多个菌属的杆菌和球菌。

厌氧芽孢梭菌均为革兰染色阳性大杆菌，专性厌氧，能产生外毒素。其中破伤风梭菌典型形态呈鼓槌状，经创伤感染，伤口的厌氧微环境是致病的重要条件；破伤风痉挛毒素能抑制上下神经元的抑制性冲动的传递，引起骨骼肌强直痉挛，导致破伤风的发生。产气荚膜梭菌能产生多种外毒素和侵袭性酶，能破坏组织细胞，造成组织坏死及崩解，典型表现为气性坏疽，也可引起食物中毒。肉毒梭菌的形态特征是呈网球拍状，经口感染，肉毒毒素作用于脑神经核及外周胆碱能神经，引起肉毒食物中毒。

无芽孢厌氧菌为机体正常菌群的一部分，可作为条件致病菌引起内源性感染，尤其是脆弱类杆菌，可引起机体不同部位的感染。

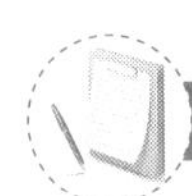

目标测试

A1 型题

67. 破伤风梭菌的主要致病物质为
A. 芽孢　　B. 肠毒素　　C. 溶血毒素
D. 痉挛毒素　　E. 红疹毒素

68. 引起气性坏疽的病原体是
A. 肉毒梭菌　　B. 破伤风梭菌　　C. 产气荚膜梭菌
D. 葡萄球菌　　E. 无芽孢厌氧菌

69. 肉毒梭菌所致食物中毒主要表现是
A. 化脓性感染　　B. 胃肠道症状　　C. 败血症
D. 肌肉痉挛　　E. 肌肉麻痹

70. 需在厌氧条件下生长繁殖的细菌是
A. 破伤风梭菌　　B. 炭疽杆菌　　C. 葡萄球菌
D. 志贺菌　　E. 白喉杆菌

71. 患者足底被钉子扎伤,冲洗伤口最好选用
A. 生理盐水　　B. 3% 过氧化氢溶液　　C. 1% 硝酸银溶液
D. 20% 肥皂水　　E. 5% 盐水

（周　园）

第四章　其他病原微生物

第一节　支　原　体

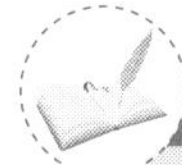

学习目标

1. 熟悉：支原体的生物学特点、种类及致病性。
2. 了解：支原体的概念。

支原体是一类能在人工培养基中生长繁殖的最小原核细胞型微生物。支原体呈多形性，无细胞壁，可通过滤菌器，由于能形成有分枝的长丝而称为支原体。

案例

某患儿，5 岁。因发热、头痛、乏力、咳嗽、咳痰两周就诊，肺部 X 线检查可见模糊云雾状阴影，经冷凝集试验诊断为支原体肺炎。

请问：1. 引起感染的病原体是什么？

2. 应如何治疗及预防？

一、生物学性状

革兰染色不易着色，常用吉姆萨染色法，可染成淡紫色。大小为 0.2~0.3μm，可通过除菌滤器，无细胞壁。细胞膜由蛋白质、脂质、蛋白质三层结构构成。脂质层胆固醇含量较多（约占 36%）是其特点之一，因此培养时需在培养基中加入 10%~20% 人或动物血清以满足支原体所需的胆固醇。营养要求高，生长缓慢，典型菌落微小呈“油煎蛋”样，主要以二分裂方式繁殖（图 4-1）。因无细胞壁可呈球形、球杆形、分枝丝状或念珠状等不规则形态，对理化因素敏感，50℃ 30 分钟或 55℃ 15 分钟可被杀死，-20℃可长期保存，耐碱，对酸和有机溶剂比较敏感，易被消毒剂灭活；对美蓝、醋酸铊有抵抗力，在培养基中加入此种物质可

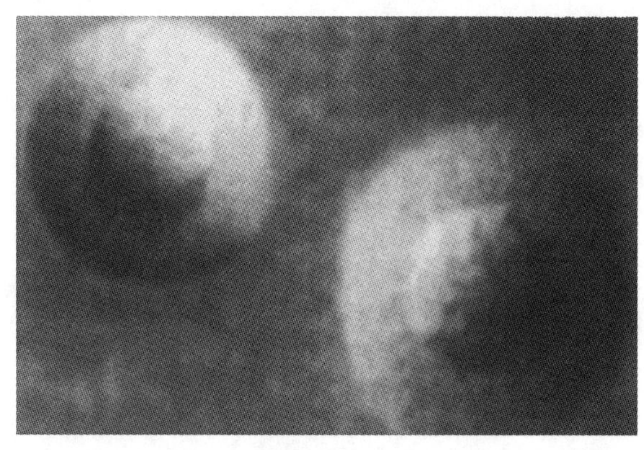

图 4-1　支原体的油煎蛋状菌落

以抑制杂菌生长。对干扰细胞壁合成的抗生素如青霉素不敏感，而对干扰蛋白质合成的抗生素如红霉素、卡那霉素、强力霉素等较敏感。

在组织细胞培养时常发生传代细胞受支原体污染的问题，支原体与细菌 L 型具有某些共同特点，二者区别见表 4-1。

表 4-1 支原体与细菌 L 型的区别

性状	支原体	细菌 L 型
细胞壁	无	无
滤过性	有	有
油煎蛋状菌落	形成	形成
对青霉素	抵抗	抵抗
对胆固醇需要	需要	不一定需要
来源	自然界、人与动物	由细菌在环境条件下诱导形成
回复变成细菌	不能	能
遗传性	与细菌无关	与原细菌相同

二、致病性

支原体广泛分布于自然界、哺乳动物及禽类体内。多数不致病，对人致病的支原体主要有：

1. 肺炎支原体　引起支原体肺炎（又称原发性非典型肺炎），病理改变以间质性肺炎为主。传染源是病人或带菌者，主要经飞沫通过呼吸道传播。常发生于夏末秋初，青少年多见。临床表现为起病缓慢、头痛、发热、咳嗽剧烈持久、胸痛、淋巴结肿大等，重者还可出现心血管、中枢神经系统症状。因肺炎支原体具有传染性，应加强隔离措施。

肺炎支原体感染后，患者血清中可出现相应抗体，检测该抗体及抗体效价的变化有助于支原体肺炎的诊断。微生物学检查可采用 ELISA 法、冷凝集试验检测支原体 IgM 抗体，或采用 PCR 法检测标本中的支原体 DNA。

患病后免疫力不强，可重复感染。治疗首选大环内酯类药物中的红霉素、克拉霉素、阿奇霉素等药物。

2. 溶脲脲原体　是泌尿生殖道感染的最常见病原体之一，在一定条件下可引起非淋菌性尿道炎，占非细菌性尿道炎的 60% 左右。也可引起阴道炎、盆腔炎、宫颈炎、输卵管炎、慢性前列腺炎等。

溶脲脲原体常与衣原体、淋病奈瑟菌混合感染，也是造成淋病治愈后部分患者仍有症状遗留的重要原因。溶脲脲原体可通过胎盘感染胎儿，引起早产、死胎及新生儿呼吸道感染。溶脲脲原体可引起不孕，可能由于①其吸附在精子表面，使其运动受阻。②产生神经氨酸样物质，干扰精子与卵细胞的结合。③其与精子膜有共同抗原，从而产生抗精子抗体，对精子造成免疫损伤所致。治疗药物为阿奇霉素、红霉素、强力霉素等。

小结

支原体是一类能通过细菌滤器，无细胞壁，呈多形性，能在人工培养基中生长繁殖的最小原核细胞型微生物。最常见是肺炎支原体，引起病理改变以间质性肺炎为主的支原体肺炎（又称原发性非典型肺炎）。溶脲脲原体是泌尿生殖道感染的最常见病原体之一，在一定条件下可引起非淋菌性尿道炎，占非细菌性尿道炎的60%左右。

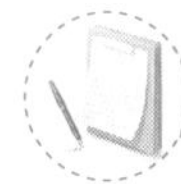

目标测试

A1 型题

72. 原发性非典型性肺炎的病原体是
    A. 葡萄球菌　B. 肺炎链球菌　C. 肺炎支原体
    D. 流感病毒　E. 肺炎衣原体
73. 支原体与细菌的不同点在于
    A. 专性细胞内寄生　B. 培养基需高渗环境　C. 形态表现出多样性
    D. 无细胞壁结构　E. 对抗生素敏感
74. 支原体与病毒的相同点是
    A. 能营独立生活　B. 能通过滤菌器
    C. 胞膜中含大量胆固醇　D. 致病时一般不侵入血流
    E. 营养要求高，人工培育能形成油煎蛋样菌落
75. 可以在无生命培养基上生长的最小的微生物为
    A. 狂犬病毒　B. 衣原体　C. 支原体
    D. 乙肝病毒　E. 立克次体

（周　园）

第二节　衣　原　体

学习目标

1. 熟悉：衣原体的生物学特点、种类、致病性及防治原则。
2. 了解：衣原体的概念。

衣原体是一类严格活细胞内寄生，有独特发育周期，能通过细菌滤器的原核细胞型微生物。引起人类疾病的有沙眼衣原体、肺炎衣原体、鹦鹉热衣原体等。

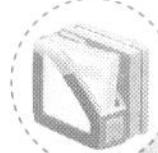

案例

患者，男，14岁，经常用手揉眼睛，感觉眼痒等不适感、眼结膜充血、倒睫就诊，确诊为沙眼。

请问：1. 结合患者出现的症状，分析可能的原因是什么？
　　　2. 采取什么措施可有效预防？

一、生物学性状

衣原体光镜下有两种形态，原体和始体，圆形或椭圆形。吉姆萨染色呈紫色，原体有高度感染性，始体具有繁殖性。具有细胞壁，但无肽聚糖，含有 DNA 和 RNA 两种核酸。具有核糖体和多种酶类，能进行多种代谢，但缺乏代谢所需能量，必须在宿主细胞内寄生。有独特发育周期，以二分裂方式繁殖（图 4-2）。衣原体对热和消毒剂敏感，加热 60℃仅能存活 10 分钟。对红霉素、四环素、氯霉素等敏感。

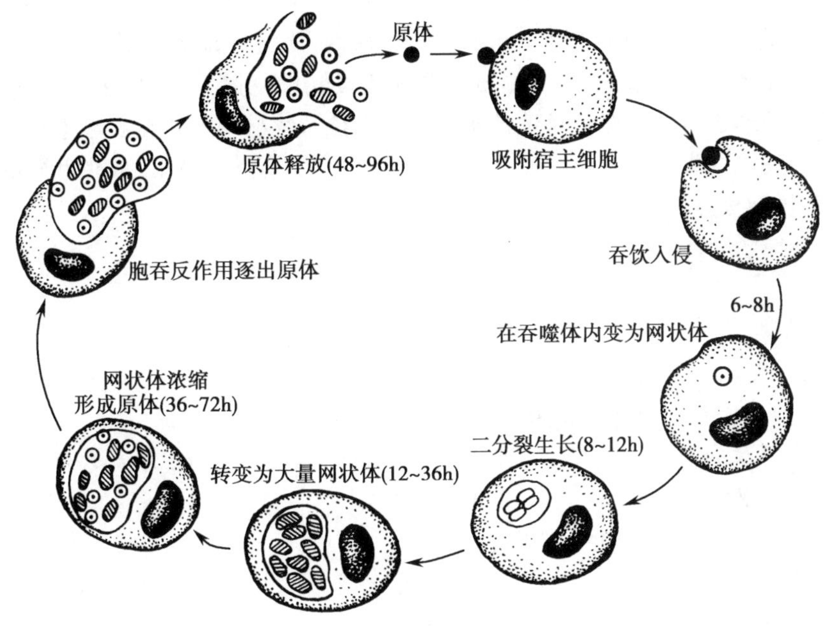

图 4-2 衣原体的发育周期

二、致病性

衣原体广泛寄生于人类、哺乳动物及鸟类，对人主要引起沙眼（是目前世界上致盲的第一位病因）、包涵体结膜炎、泌尿生殖道感染等，人群感染普遍，应加强防治措施（表 4-2）。

表 4-2 致病性衣原体所致疾病

病原体	传播方式	所致疾病	典型表现
沙眼衣原体	眼 - 眼 眼 - 手 - 眼	沙眼、包涵体结膜炎	流泪、结膜充血、黏液脓性分泌物、滤泡增生、乳头增生、角膜血管翳、结膜瘢痕、眼睑内翻、倒睫、角膜损害，视力下降、致盲等；滤泡、大量渗出物
沙眼衣原体沙眼亚种的 D-K 血清型	性接触	男性尿道炎、附睾炎、前列腺炎；女性尿道炎、阴道炎、宫颈炎、盆腔炎、输卵管炎等	
沙眼衣原体性病淋巴肉芽肿变种	性接触	男性化脓性淋巴结炎、慢性淋巴肉芽肿；女性会阴 - 肛门 - 直肠瘘及狭窄	
肺炎衣原体	呼吸道	急性呼吸道感染、支气管炎、肺炎、咽炎、鼻窦炎	
鹦鹉热衣原体	呼吸道	鹦鹉热	

三、防治原则

沙眼的预防尚无特异性方法，关键是加强卫生宣教，注意个人卫生，不共用毛巾、脸盆、浴巾；避免接触传染源。预防沙眼衣原体引起的泌尿生殖道感染，广泛开展疾病知识的宣传，提高自我保护意识，积极治愈患者和带菌者。鹦鹉热的预防则应控制禽畜的感染及避免与病鸟接触。治疗药物可用利福平、诺氟沙星、红霉素和强力霉素等。

小结

衣原体是一类在细胞内寄生，有独特发育周期，能通过细菌滤器的原核细胞型微生物。最常见的是沙眼衣原体，可通过直接或间接接触，引起沙眼和包涵体结膜炎；沙眼亚种和性病淋巴肉芽肿变种通过性接触引起生殖系统感染。肺炎衣原体和鹦鹉热衣原体引起呼吸道感染。预防的关键是加强卫生宣教，注意个人卫生，不共用毛巾、脸盆、浴巾，避免接触传染源。

目标测试

A1 型题

76. 下列微生物具有独特发育周期的是
    A. 支原体　B. 衣原体　C. 立克次体
    D. 螺旋体　E. 病毒
77. 在衣原体的发育周期中，有感染性的是
    A. 原体　B. 始体　C. 中间体
    D. 核糖体　E. 包涵体
78. 衣原体**不同于**支原体的特点是
    A. 能通过细菌滤器　B. 革兰染色阴性　C. 二分裂方式繁殖
    D. 严格细胞内寄生　E. 不含有肽聚糖成分
79. 沙眼的病原体是
    A. 衣原体　B. 支原体　C. 螺旋体
    D. 放线菌　E. 病毒

（周　园）

第三节　立克次体

学习目标

1. 熟悉：立克次体的种类、致病性及防治原则。
2. 了解：立克次体的概念。

立克次体是一类严格活细胞内寄生的原核细胞型微生物。其大小介于细菌与病毒之间，具有细胞壁，以二分裂方式繁殖，含有 DNA 和 RNA。为纪念因研究斑疹伤寒受感染而献身

的美国医生立克次而命名。

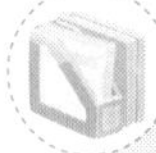

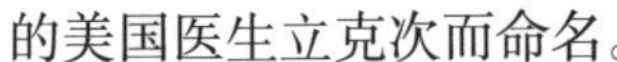

案例

1812年，拿破仑带领60万大军讨伐俄罗斯，最终大败而归。100多年后人们才确定拿破仑失败的主要原因竟然是一种小小人虱的破坏，人虱作为吸血的节肢动物，把斑疹伤寒传播给了远征军，斑疹伤寒的大暴发注定了拿破仑失败的命运。

请问：1. 引起感染的病原体是什么？

2. 采取什么措施可有效预防？

一、生物学性状

呈多形态，主要为球杆状，革兰染色阴性，但不易着色。常用吉姆萨染色法，被染成蓝紫色。56℃经30分钟可被灭活，在0.5%石炭酸5分钟即被杀死。在干燥虱粪中能保持传染性半年左右。对消毒剂和抗生素敏感，但对青霉素、磺胺不敏感（图4-3）。

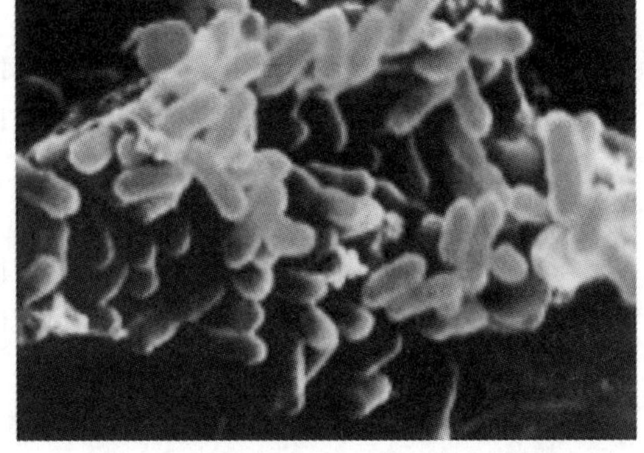

图4-3　普氏立克次体

立克次体的脂多糖与变形杆菌某些菌株（如OX_{19}、OX_2）具有共同抗原，常用变形杆菌株代替立克次体抗原进行凝集反应，检测人或动物血清中的相应抗体，这种凝集试验称为外-斐反应，用于立克次体病的辅助诊断。

二、致病性与免疫性

（一）致病性

立克次体所引起的疾病主要有流行性斑疹伤寒、地方性斑疹伤寒、恙虫病和Q热。立克次体病为自然疫源性疾病，通过吸血节肢动物（如虱、蚤、蜱、螨等）的叮咬或粪便经伤口侵入，在血管内皮细胞及单核巨噬细胞中繁殖而感染。致病因素为内毒素和磷脂酶A等，可引起细胞肿胀、坏死、微循环障碍、DIC及血栓的形成，主要表现为发热、皮疹、肝、脾、肾、脑等实质性脏器的病变、心血管系统及神经系统并发症。常见的立克次体及其致病性见表4-3。

表4-3　常见立克次体及致病性

病原体	媒介昆虫	所致疾病	储存宿主
普氏立克次体	人虱	流行性斑疹伤寒	人
莫氏立克次体	鼠蚤、鼠虱	地方性斑疹伤寒	鼠
恙虫热立克次体	恙螨	恙虫病	野鼠
Q热立克次体	蜱	Q热	野生啮齿类动物家畜

（二）免疫性

立克次体感染后可获得持久免疫力，以细胞免疫为主，体液免疫为辅。

三、防治原则

预防的关键措施为灭虱、灭蚤、灭鼠、灭螨，注意个人卫生，加强个人防护，防止叮咬。特异性预防可接种灭活疫苗。治疗用氯霉素、四环素等。

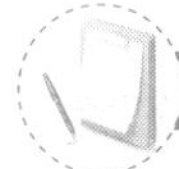

小结

立克次体是一类严格活细胞内寄生的、具有细胞壁、以二分裂方式繁殖的原核细胞型微生物。我国常见的有普氏立克次体、莫氏立克次体、恙虫热立克次体，分别通过人虱、鼠蚤和恙螨幼虫媒介传播，引起流行性斑疹伤寒、地方性斑疹伤寒和恙虫热。

目标测试

A1 型题

80. 立克次体与细菌之间的主要区别是
    A. 有细胞壁、核糖体　B. 有 DNA、RNA 两种核酸
    C. 严格的细胞内寄生　D. 二分裂法繁殖
    E. 可造成自然疫源性疾病
81. 立克次体与病毒的共同特点是
    A. 对抗生素不敏感　B. 以二分裂方式繁殖
    C. 无细胞壁和细胞膜　D. 专性细胞内寄生
    E. 必须以节肢动物为媒介进行传播
82. 与立克次体有共同抗原成分的细菌是
    A. 痢疾志贺菌　B. 大肠埃希菌　C. 铜绿假单胞菌
    D. 变形杆菌 X19、X2、Xk 菌株　E. 产气肠杆菌
83. 可辅助诊断斑疹伤寒的试验为
    A. 链球菌 MG 株凝集试验　B. VDRL 试验　C. 外斐反应
    D. OT 试验　E. ASO 试验

（周　园）

第四节　螺　旋　体

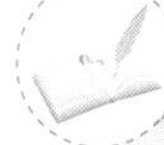

学习目标

1. 掌握：螺旋体的主要种类、致病性及防治原则。
2. 熟悉：螺旋体的生物学特点、种类。
3. 了解：螺旋体的概念。

螺旋体是一类细长、柔软、弯曲呈螺旋状、运动活泼的原核细胞型微生物。其结构与细菌相似，有细胞壁、核质，以二分裂方式繁殖，对抗生素敏感。广泛存在于自然界及动物体内，种类很多。对人致病的主要有钩端螺旋体、梅毒螺旋体、回归热螺旋体。

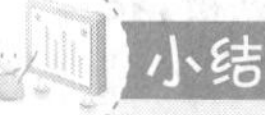

案例

患者，男，38岁。两个月前，其生殖器曾出现不痛的溃疡，溃疡未经治疗，一个月后自愈。该患者发病前有过多次不洁性行为接触史，检查：胸、腹、背、臀及四肢有红色斑丘疹，其表面有少许皮屑，颈、腋等处淋巴结肿大，外生殖器检查未见破损，梅毒螺旋体抗体检测阳性。

请问：1. 引起感染的可能是什么病原菌？

2. 应如何诊断与治疗？

一、钩端螺旋体

钩端螺旋体可引起人或动物钩端螺旋体病，简称钩体病，为人畜共患传染病，该病呈世界性分布，我国南方各省多见。

（一）生物学性状

钩端螺旋体纤细，螺旋排列细密规则，一端或两端弯曲呈钩状。暗视野显微镜下观察可见因折光性强而呈银色的钩端螺旋体，运动活泼，钩体呈C或S形（图4-4）。常用镀银染色法，染成棕褐色。营养要求不高，常用柯氏液体培养基培养。

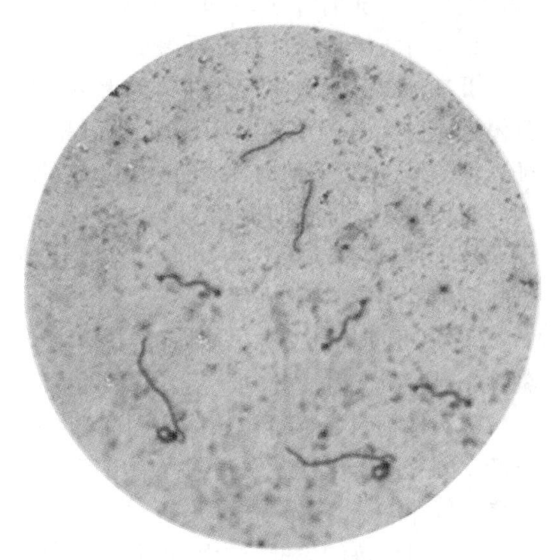

图4-4 钩端螺旋体

抵抗力较强，耐冷不耐热，56℃ 10分钟即被杀死，4℃冰箱、湿土、水中可存活数周至数月，对钩端螺旋体的传播具有重要意义。对青霉素、消毒剂敏感。

（二）致病性与免疫性

鼠、猪为主要传染源和储存宿主。动物感染后钩体随尿液排出，污染水源及土壤。人通过与被污染的水或土壤接触，钩体经损伤的皮肤或黏膜侵入而感染，孕妇感染后，可通过胎盘感染胎儿引起流产。钩体侵入人体后，即在局部迅速繁殖，再经淋巴系统进入血液循环引起钩体血症，出现全身中毒症状，如乏力、发热、头痛、肌痛（腓肠肌疼痛明显）、眼结膜充血、淋巴结肿大等。钩体还侵犯肝、肾等造成广泛损害，常见的有流感伤寒型、黄疸出血型、肺出血型、脑膜脑炎型、肾衰竭型等。病后或隐性感染后，可获得对同型钩体的持久免疫力。

（三）防治原则

钩体病的预防措施主要是要搞好灭鼠、防鼠工作。加强带菌家畜的管理，加强水源保护。对流行区的易感人群进行疫苗接种。治疗首选青霉素，也可用庆大霉素、强力霉素等。

二、梅毒螺旋体

梅毒螺旋体是引起人类梅毒的病原体。梅毒是性传播疾病的一种，危害比较严重。

(一) 生物学性状

梅毒螺旋体两端尖直，纤细，有 8~14 个致密而规则的螺旋，运动活泼。常用镀银法染成棕褐色(图 4-5)。抵抗力极弱，对冷、热、干燥均敏感。对化学消毒剂敏感，1%~2% 苯酚溶液中数分钟即被杀死，对青霉素、红霉素、庆大霉素、砷剂等敏感。

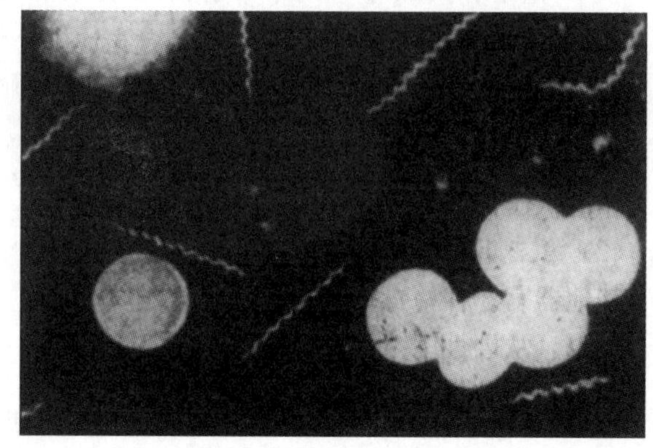

图 4-5 梅毒螺旋体

(二) 致病性与免疫性

人是梅毒的唯一传染源。先天性梅毒通过胎盘传给胎儿，后天性梅毒主要通过性接触传播，后天性梅毒分为三期。

Ⅰ期梅毒 梅毒螺旋体侵入人体后，大约经过 3 周左右，在入侵部位发生硬下疳，绝大多数发生于外生殖器。由于机体逐渐产生抗体，可将大部分螺旋体从病灶中清除，硬下疳未经治疗，于 4~8 周后可自愈。进入血液的梅毒螺旋体，经 2~3 个月无症状潜伏期后进入Ⅱ期梅毒。一般感染后 4 周，患者梅毒血清反应阳性。因此，Ⅰ期梅毒的早期、及时诊断对防治梅毒具有重要意义。

Ⅱ期梅毒 梅毒螺旋体在体内大量繁殖，约经 6~8 周后，全身皮肤黏膜出现梅毒疹、周身淋巴结肿大等为主要临床表现，亦可累及骨、眼、心血管及神经系统等。3 周至 3 个月体征可消退，从硬下疳到梅毒疹消失后 1 年的Ⅰ期、Ⅱ期梅毒称早期梅毒，传染性强。

Ⅲ期梅毒 即晚期梅毒，病变侵袭全身的各个器官，特别容易侵犯心血管及中枢系统等重要器官，导致主动脉炎、主动脉瘤、麻痹性痴呆等，可危及生命。患者皮肤黏膜等损害中很难找到梅毒螺旋体，传染性小。

Ⅰ期、Ⅱ期梅毒又称早期梅毒，其传染性强而破坏性小；Ⅲ期梅毒又称晚期梅毒，此期传染性小、病程长而危害严重。

先天性梅毒是梅毒孕妇体内的梅毒螺旋体通过胎盘进入胎儿血液，可导致流产、畸形、早产、死胎等；若出生后发育过程中出现皮肤病变、锯齿形牙、马鞍鼻、间质性角膜炎、先天性耳聋等特殊体征，称为“梅毒儿”。

机体对梅毒的免疫属于感染性免疫，即有梅毒螺旋体感染时才有免疫力，否则其免疫力随之消失。

(三) 防治原则

梅毒为性传播疾病，预防的根本措施是加强性卫生教育、严格社会管理。早期诊断并彻底治疗病人，首选青霉素治疗。定期复查，治疗 3 个月到 1 年后血清学试验转阴者为治愈，否则要继续治疗。

三、疏螺旋体

疏螺旋体对人致病的有回归热疏螺旋体和伯氏疏螺旋体。其致病性见表 4-4。

表 4-4 主要疏螺旋体与致病性

名称	所致疾病	表现	传播媒介
回归热疏螺旋体	回归热	急起急退高热、全身肌肉酸痛、肝、脾肿大	虱、蜱
伯氏疏螺旋体	莱姆病	慢性移行性红斑，关节炎、游走性肌痛、心肌炎、慢性神经系统病变	硬蜱

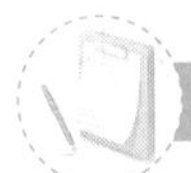

小结

螺旋体是一类细长、柔软、弯曲呈螺旋状运动活泼的原核细胞型微生物。钩端螺旋体一端或两端弯曲呈钩状，经皮肤黏膜侵入人体，引起钩体病。梅毒螺旋体细密而规则，通过性接触传播，治疗首选青霉素。回归热疏螺旋体和伯氏疏螺旋体分别引起回归热和莱姆病。

目标测试

A1 型题

84. 能够人工培养的致病性螺旋体是
   A. 梅毒螺旋体　B. 雅司螺旋体　C. 钩端螺旋体
   D. 回归热螺旋体　E. 奋森螺旋体

85. 显微镜凝集试验是哪种病原体感染时常用的一种血清学试验
   A. 肺炎支原体　B. 肺炎衣原体　C. 立克次体
   D. 梅毒螺旋体　E. 钩端螺旋体

86. 梅毒螺旋体的主要传播途径为
   A. 呼吸道　B. 皮肤伤口　C. 媒介昆虫
   D. 动物咬伤　E. 性接触

87. 钩端螺旋体的主要传播途径为
   A. 呼吸道　B. 皮肤黏膜　C. 媒介昆虫
   D. 动物咬伤　E. 性接触

（周　园）

第五节 放 线 菌

学习目标

1. 熟悉：放线菌的生物学特点、种类、致病性及防治原则。
2. 了解：放线菌的概念。

放线菌是一类在生物学特性上介于细菌与真菌之间的原核细胞型微生物。似真菌有菌丝和孢子，但结构和化学组成与细菌相似。放线菌在自然界分布广泛，多数是腐生菌，主要分布于土壤，大部分抗生素是由放线菌产生的；少数为寄生菌，是人和动物体内的正常菌群，可条件致病。

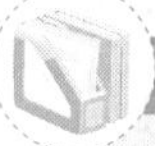

案例

患者，男，37岁。数月前开始间断性干咳，近期出现剧烈刺激性咳嗽并咳出黄色颗粒状物，米粒大小，质韧，有臭味，伴胸闷、气短。胸部CT检查：双侧胸膜高密度小结节影。实验室检查：痰培养有肺炎克雷伯菌和厌氧菌；咳出物查到硫磺样颗粒，压片镜检可见大量呈"菊花状"的菌丝。

请问：1. 引起感染的可能是什么病原菌？

2. 应如何诊断与治疗？

一、生物学性状

（一）形态结构

放线菌为革兰阳性，抗酸染色阴性的丝状菌，细胞壁不含分枝菌酸，由菌丝和孢子组成。菌丝细长无隔，有分枝（图4-6）。菌丝是由放线菌孢子在适宜环境下吸收水分，萌发出芽，芽管伸长呈放射状分支的丝状物，基本为无隔的多核菌丝，直径较小，通常为0.2~1.2μm，大量菌丝交织成团，形成菌丝体。菌丝按部位及功能不同，可分为基内菌丝、气生菌丝和孢子丝三种。放线菌的孢子属于无性孢子，是放线菌的繁殖器官。孢子的形态、排列方式、表面结构及色素特征是鉴定放线菌的重要依据。

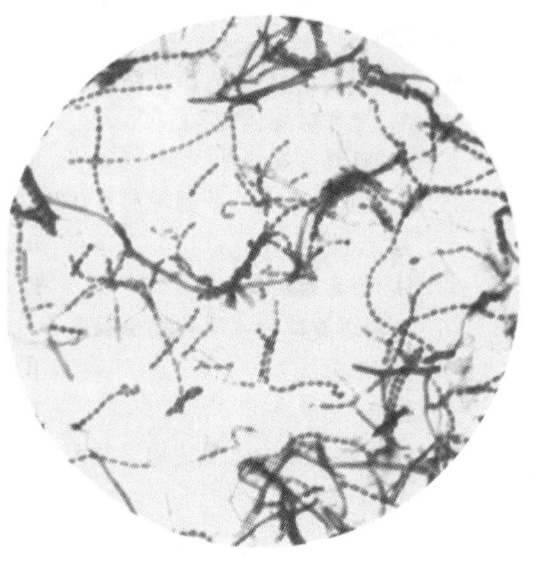

图4-6 放线菌

（二）培养特性

1. 培养条件 营养要求不高，但培养基中常需加入多种元素如钾、钠、硫、镁、铁、磷、锰等。培养方式主要有液体培养和固体培养：固体培养可以积累大量的孢子；液体培养可以获得大量的菌丝体及代谢产物。放线菌最适生长温度为28~30℃，最适pH为7.2~7.6，生长缓慢，培养3~7天才能形成典型菌落。

2. 菌落特征 在血平板上培养形成白色或淡黄色、不规则、粗糙结节状微小菌落（<1mm），光学显微镜下观察，菌落周围具有辐射状菌丝。

3. 繁殖方式 放线菌主要通过无性孢子的方式进行繁殖。在液体培养基中也可通过菌丝断裂的片段形成新的菌丝体而大量繁殖。

二、致病性

对人致病的主要有衣氏放线菌，常寄居于人和动物口腔、上呼吸道、胃肠道和泌尿生殖道，属正常菌群。当机体抵抗力低下或拔牙、口腔黏膜损伤时，可发生内源性感染，引起软组织慢性炎症，最常见面颈部感染。病灶中央常坏死形成脓肿，并在组织内形成多发性瘘管，瘘管中排出的脓液可找到肉眼可见的黄色小颗粒，称为硫磺样颗粒。将颗粒压片镜检，呈菊花状，可作为诊断的依据。

注意口腔卫生，预防牙病发生并及早治疗牙病。治疗应采取外科手术切除瘘管，同时应用大剂量青霉素、红霉素、林可霉素或头孢菌素类药物治疗。

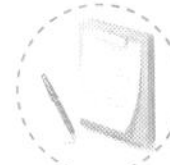

小结

放线菌是一类在生物学特性上介于细菌与真菌之间的原核细胞型微生物。是制造抗生素菌株的主要来源。对人致病的主要有衣氏放线菌，属正常菌群，可发生内源性感染，引起软组织慢性炎症，最常见面颈部感染。

目标测试

A1 型题

88. 关于放线菌的叙述哪个是**错误**的
    A. 是人体的正常菌群　　B. 主要引起内源性感染
    C. 最常见面颈部感染　　D. 为革兰阳性抗酸阳性丝状菌
    E. 对常用抗生素敏感
89. 制造抗生素的主要来源菌是
    A. 细菌　　B. 衣原体　　C. 螺旋体
    D. 放线菌　　E. 真菌
90. 在放线菌感染的病灶组织及脓样物质中，肉眼可见的黄色小颗粒称为
    A. 异染颗粒　　B. 质粒　　C. 包涵体
    D. Dane 颗粒　　E. 硫磺颗粒

（周　园）

第六节　真　　菌

学习目标

1. 掌握：真菌的主要种类、致病性及防治原则。
2. 熟悉：生物学性状。
3. 了解：真菌的概念。

真菌是一类真核细胞型微生物。具有比较完整的细胞结构、典型的细胞核和完善的细胞器。真菌在自然界分布广泛，多数对人无害，大约 300 余种能引起人类疾病，主要包括致病真菌、条件致病真菌、产毒真菌和致癌真菌等。近年来条件致病性真菌感染率明显上升，可能与广谱抗生素、免疫抑制剂、抗癌药物的广泛使用、介入性诊疗手段的大量应用、放化疗病例增多等因素导致机体免疫功能低下有关，应格外予以关注。

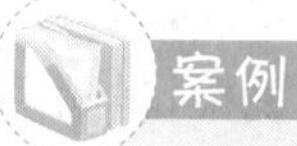
案例

患者，男，23岁。1周前左脚3、4趾间出现深在性小水疱，逐渐融合成大疱并向外扩展。近日感染到右脚、足底，出现糜烂、渗液，疼痛感，确诊为脚癣。

请问：1. 引起感染的病原体是什么？

2. 怎样治疗和预防本病的发生？

一、生物学性状

（一）形态结构

真菌比细菌大几倍至几十倍，结构较细菌复杂。细胞壁不含肽聚糖（主要由多糖和蛋白质组成），故青霉素、头孢菌素对真菌无作用。真菌按形态可分为单细胞真菌和多细胞真菌两类。

1. 单细胞真菌　呈圆形或卵圆形，有酵母型和类酵母型真菌，母细胞以出芽方式繁殖，芽生孢子成熟后脱落形成独立个体。对人致病的主要是新型隐球菌和白假丝酵母菌。

2. 多细胞真菌　亦称丝状菌或霉菌，由菌丝和孢子组成。不同丝状菌长出的菌丝和孢子形态各异，是鉴别真菌的重要标志。

(1) 菌丝：真菌的孢子以出芽方式繁殖。真菌的孢子在适宜的环境条件下生长出芽管，逐渐延长呈丝状，称菌丝。菌丝可长出分枝，交织成团，称菌丝体。

部分菌丝伸入培养基中吸取营养物质，称为营养菌丝；暴露于培养基之外的菌丝，称为气生菌丝，其中产生孢子的气生菌丝称为生殖菌丝。菌丝按其结构中是否有横隔可分为有隔菌丝和无隔菌丝。菌丝呈多种形态：螺旋状、鹿角状、结节状、球拍状和梳状等（图4-7）。

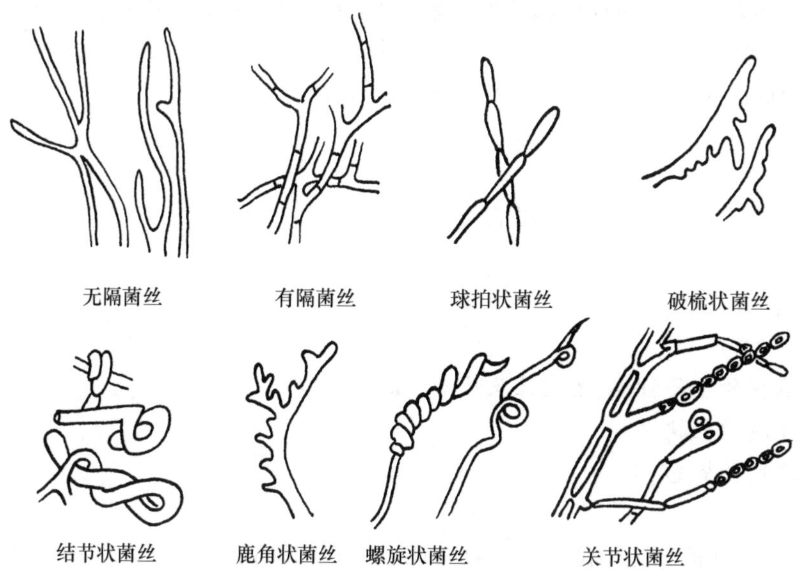

图4-7　真菌菌丝示意图

(2) 孢子：是真菌的繁殖结构。真菌孢子分无性孢子和有性孢子两种。致病性真菌多为无性孢子。无性孢子依其形态的不同可分为三种：分生孢子、叶状孢子、孢子囊孢子。分生孢子分为大分生孢子和小分生孢子。叶状孢子分为芽生、关节孢子和厚膜孢子（图4-8）。

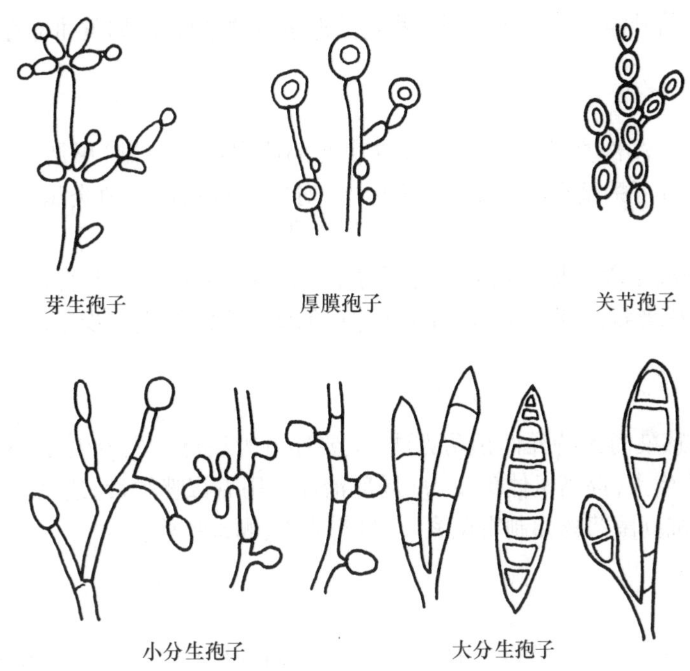

图 4-8 真菌孢子示意图

（二）培养与抵抗力

真菌的营养要求不高，常用沙保弱培养基，最适宜 pH4.0~6.0，生长需氧气和较高的湿度，适宜温度为 22℃~37℃。病原性真菌生长缓慢，丝状菌需 1~4 周，酵母型真菌则 1~2 天即可形成肉眼可见的菌落。多细胞真菌的丝状菌落由许多疏松的菌丝形成，菌落呈棉絮状、绒毛状或粉末状。可显示不同的颜色，利于鉴定真菌。

真菌对消毒剂、干燥、日光、紫外线有较强抵抗力，但不耐热，60℃ 1 小时可被杀死。真菌对 2.5% 碘酊、0.1% 升汞、1%~3% 苯酚及 10% 甲醛较敏感；对常用抗生素不敏感；灰黄霉素、制霉菌素、二性霉素 B、克霉唑、氟胞嘧啶、酮康唑等对某些真菌有抑制作用。

二、致病性

1. 致病性真菌感染　为外源性感染，可引起皮肤、皮下组织和全身性真菌感染。据感染部位分为浅部真菌感染和深部真菌感染：①浅部真菌：为有菌丝和孢子的多细胞真菌。常经接触传播，有嗜角质性，可引起各种癣病，如体癣、股癣、手癣、足癣、甲癣和头癣等。②深部真菌：可引起组织慢性肉芽肿性炎症和组织坏死。

2. 条件致病性真菌感染　为内源性感染，与机体抵抗力降低或菌群失调等有关，如在长期应用广谱抗生素、免疫抑制剂、激素或放疗后造成菌群失调或机体免疫力下降的情况下，白假丝酵母菌则可造成感染，引起鹅口疮、阴道炎、甲沟炎、肺炎、脑膜炎等。新型隐球菌一般为外源性感染，人因吸入鸽粪污染的空气而感染，主要引起肺炎或慢性脑膜炎等。

3. 真菌超敏反应性疾病　部分真菌的孢子及其代谢产物具有免疫原性，可引起荨麻疹、接触性皮炎、哮喘等超敏反应性疾病。

4. 真菌性中毒　有的真菌可在粮食或饲料上生长并产生毒素，人或家畜误食后可导致中毒。

5. 真菌毒素与肿瘤　近年来发现某些真菌毒素与肿瘤有关,如黄曲霉毒素可诱发肝癌。

三、微生物学检查

1. 标本采集　浅部真菌感染患者可取病变部位皮屑、指(趾)甲屑、毛发等标本检查;深部真菌感染患者可酌情取痰、脑脊液等标本;对疑似霉菌性阴道炎患者可取阴道分泌物检查。

2. 镜检与分离培养　标本可直接涂片镜检,观察真菌形态。若直接镜检不能确诊时,可用沙保弱培养基培养,再根据形态、生化反应、免疫学方法等进一步鉴定。

四、防治原则

目前对真菌感染尚无特异性预防方法,主要环节为注意个人卫生,防止接触感染,去除诱因、合理使用抗生素,提高机体免疫力。局部治疗可用克霉唑软膏、达克宁霜、咪康唑霜等;深部感染可口服抗真菌药物如制霉菌素、二性霉素 B、酮康唑等。

小结

真菌是一类真核细胞型微生物。具有比较完整的细胞结构、典型的细胞核和完善的细胞器。按形态可分为单细胞真菌和多细胞真菌;根据感染部位分为浅部真菌和深部真菌。单细胞真菌由一个细胞构成,多细胞真菌由菌丝和孢子组成。真菌绝大多数对人类有益,仅部分真菌能引起人类疾病。常见有皮肤丝状菌,通过直接或间接接触引起各种癣病;产毒真菌引发食物中毒或诱发癌变;新型隐球菌经呼吸道感染引起肺炎、隐球菌性脑膜炎;白色念珠菌在机体抵抗力低下或菌群失调时可引起念珠菌病。

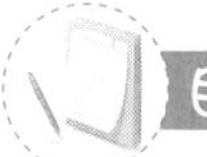

目标测试

A1 型题

91. 皮肤癣菌感染引起
   A. 原发性肝癌　　B. 各种癣症　　C. 鹅口疮
   D. 真菌超敏反应性疾病　　E. 真菌中毒

92. 黄曲霉毒素可引起
   A. 原发性肝癌　　B. 真菌性感染
   C. 条件性真菌感染　　D. 真菌中毒
   E. 真菌超敏反应性疾病

93. 白色念珠菌可引起的疾病是
   A. 阴道炎　　B. 肺炎　　C. 脑膜炎
   D. 鹅口疮　　E. 以上都可

94. 真菌性脑膜炎常见病原菌是
   A. 新型隐球菌　　B. 白假丝酵母菌　　C. 曲霉菌
   D. 毛霉菌　　E. 球孢子菌

(周　园)

第五章　病毒概论

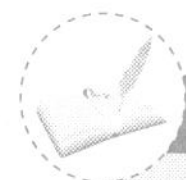

学习目标

1. 掌握：病毒的概念、大小与形态、病毒的感染与致病性、病毒感染的检查方法与防治原则。
2. 熟悉：病毒的结构与化学组成、传染方式、感染类型、干扰现象、抵抗力等基本性状及病毒的致病性。
3. 了解：病毒增殖周期、变异、抗病毒免疫等内容。

病毒是一类个体微小、结构简单、必须在活细胞内寄生，以复制方式增殖的非细胞型微生物。由病毒引起的疾病称为病毒性疾病。

在人类的传染病中，病毒性疾病约占 75%。病毒性疾病（如肝炎、流感、艾滋病等）传染性强、流行广泛，而且缺乏特效药物。有的病毒可引起严重的后遗症（如小儿麻痹），有的病毒性疾病病死率高（如艾滋病、埃博拉病毒等）。2014 年在非洲暴发的埃博拉出血热，由埃博拉病毒感染引起，至 2014 年 8 月 30 日确诊、疑似病例 3069 例，已致 1552 例病人死亡。

一、病毒的基本性状

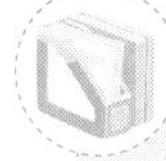

案例

19 世纪末，俄国发生了严重的烟草花叶病，科学家用光学显微镜检查患病烟草匀浆没有发现细菌和真菌，也分离培养不出已知的微生物，1982 年俄国学者 Dimitri Iwanowski 发现将患病烟草匀浆过滤后，能将疾病传给健康植株。

请问：1. 为什么患病烟草匀浆过滤后还能将疾病传给健康植株？

2. 这种微生物与当时已发现的微生物有何不同？

3. 你认为这是一种什么样的微生物？它的形态、结构和致病性有何特点？

（一）病毒的大小与形态

病毒的大小以纳米（nm）表示。必须用电子显微镜放大数千倍到数万倍才能看到。各种病毒大小相差悬殊，最大直径约为 300nm，最小的仅为 20nm。病毒的形态有多种，多数呈球形或近似球形，少数为杆状、丝状、子弹状、砖块状、蝌蚪状等（图 5-1）。

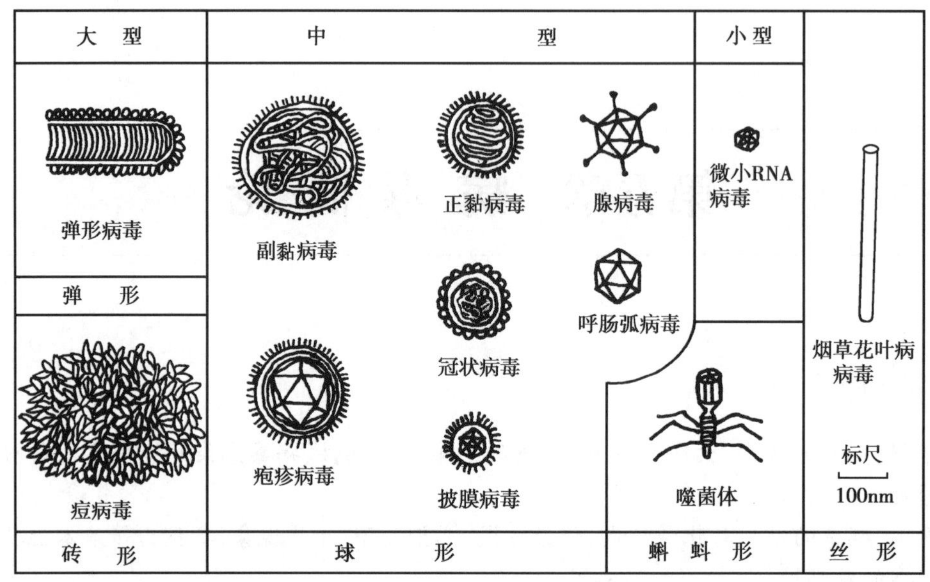

图 5-1 各种病毒形态大小与大肠埃希菌比较

(二) 病毒的结构与化学组成

病毒的基本结构由核心和衣壳组成,称核衣壳。有些病毒的衣壳外面还有一层包膜。核衣壳或核衣壳—包膜都是结构完整的具有传染性的病毒颗粒,统称病毒体。

1. 病毒的核心　为病毒的中心结构,主要由一种核酸(RNA 或 DNA)组成。病毒核酸具有多样性,可为线型、环型或节段,可为双链或单链。病毒核酸是病毒的基因组,它携带着病毒全部的遗传信息,决定着病毒的形态、增殖、遗传变异、传染性等特性。少数病毒的核心还有少量功能蛋白,如 DNA 聚合酶、逆转录酶等。

2. 病毒的衣壳　衣壳是包围在病毒核酸外面的一层蛋白质结构,由一定数量的壳粒聚合组成,排列成不同的立体构型。病毒衣壳的特殊构型有三种:①二十面立体对称型,如大多数球形病毒;②螺旋对称型,如狂犬病毒;③复合对称型,指病毒的衣壳既有二十面立体对称又有螺旋对称,如噬菌体和痘类病毒。

衣壳的功能:①保护病毒的核酸不受环境因素的影响,如核酸酶的作用等;②参与病毒的感染过程。衣壳蛋白可与宿主细胞膜受体特异性结合,介导病毒穿入细胞,这种特异性结合决定了病毒对宿主细胞的亲嗜性,如肝炎病毒对肝细胞的亲嗜性;③具有良好的抗原性。

3. 病毒的包膜　有些病毒在其核衣壳外面还包着一层膜状结构,称为包膜,主要由脂类、蛋白质和糖类组成。包膜是某些病毒以出芽方式穿过核膜或胞浆膜时获得的。后者镶嵌成钉状突起称刺突。

包膜具有保护核衣壳的作用,也与病毒的吸附、亲嗜性有关。此外,包膜表面的糖蛋白具有抗原性。

(三) 病毒的增殖

1. 病毒的增殖　病毒缺乏增殖所需的酶系统,只有当其进入易感活细胞内,借助细胞提供酶系统、原料、能量及场所等完成增殖,因此,病毒的增殖具有严格活细胞内寄生性。病毒只对带有相应受体的细胞(称易感细胞)才具有亲嗜性。病毒的增殖过程可分为吸附、穿入、脱壳、生物合成、组装、释放等步骤(图 5-2)。

病毒通过衣壳蛋白或包膜蛋白吸附于易感细胞受体上，借包膜蛋白与宿主细胞膜的融合或细胞对病毒胞饮作用而穿入细胞。在细胞内酶的作用下病毒脱壳释放出核酸，依赖宿主细胞提供的原料，在病毒核酸遗传密码控制下，使宿主细胞复制病毒的子代核酸和合成病毒的蛋白质，然后在宿主细胞的细胞质或细胞核内装配成成熟的有感染的病毒。装配后大量成熟病毒颗粒要从细胞内释放，无包膜病毒均以破胞方式释放（特点是宿主细胞受损），有包膜的病毒以出芽方式释放到细胞外（特点是宿主细胞不受损），再感染其他细胞。病毒的这种增殖方式称为复制。

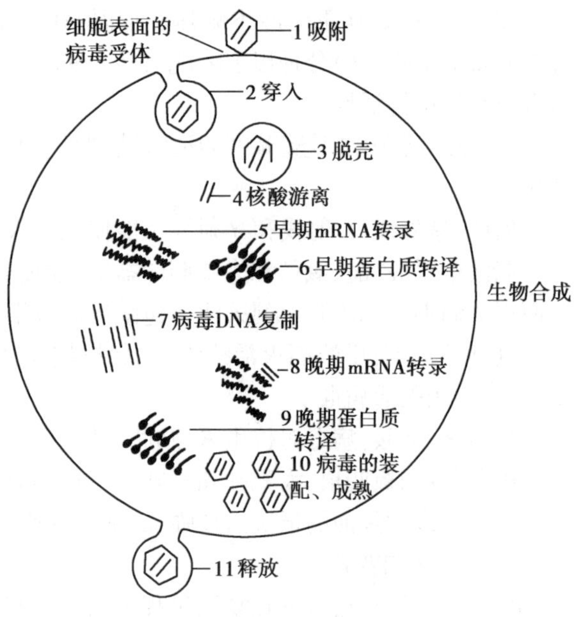

图 5-2 病毒的复制周期

病毒在宿主细胞内增殖时，可导致细胞代谢功能紊乱、形态结构发生改变，细胞出现病变甚至死亡。某些病毒在宿主细胞内增殖后，能在宿主细胞的细胞核或细胞质形成圆形或椭圆形、嗜酸性或嗜碱性的斑块，称为包涵体。如狂犬病毒感染脑细胞，在细胞核或细胞质内形成嗜酸性的包涵体，可用普通光镜查见。在特定宿主细胞内检查到包涵体可以辅助诊断某些病毒性疾病。

2. 病毒的异常增殖　异常增殖是病毒本身基因组不完整（称缺陷病毒）或感染细胞的条件不适合，导致病毒不能完成复制；或病毒在装配过程中衣壳蛋白过多或装配的差错，而形成无感染性的病毒颗粒（称顿挫感染）的现象。基因组不完整的陷病毒需在辅助病毒参与下，才能完成复制。

（四）病毒的干扰现象与干扰素

1. 病毒的干扰现象　两种病毒同时或先后感染同一宿主细胞时，可发生一种病毒抑制另一种病毒增殖的现象，称干扰现象。异种病毒之间、同种及同型病毒之间、活的病毒与灭活的病毒之间、完整病毒与缺陷病毒之间均可发生干扰现象。预防接种时应避免同时使用有干扰作用的两种病毒疫苗。有时病毒疫苗也可被宿主体内存在的病毒所干扰，故患病毒性疾病者应暂停接种。

2. 干扰素

（1）干扰素的概念：干扰素是机体细胞受病毒感染或在其他干扰素诱导剂作用下，由细胞基因组控制产生的一类蛋白质。干扰素具有三大作用：抗病毒、抗肿瘤和免疫调节作用。

（2）干扰素抗病毒的机制：干扰素通过诱导细胞产生抗病毒蛋白，抑制病毒增殖，达到抗病毒的作用。在正常情况下，只有细胞被病毒感染时细胞基因组才被激活，产生干扰素。干扰素具有广谱的抗病毒作用，但有种属的特异性，只在产生干扰素的同一种属动物细胞中发挥作用。

（五）病毒的抵抗力

采用物理方法或化学方法能使病毒失去感染性称为病毒灭活。

温度：大多数病毒耐冷不耐热。加温 60℃ 30 分钟，多数病毒即被灭活，但有些病毒如肝炎病毒需 100℃ 10 分钟以上才能灭活。在 0℃以下，特别是 -70℃以下或经冷冻真空干燥，病毒可长期保持活性。

pH：大多数病毒对酸碱度的适宜范围是 pH6.0~8.0，低于 pH5.0 或高于 pH9.0 使病毒灭活快速。

射线：紫外线、X 射线和 γ 射线都能使病毒灭活。

脂溶剂：如乙醚、氯仿和去氧胆酸盐等，能使有包膜病毒的包膜溶解，导致病毒失去保护层而灭活病毒。选用脂溶剂灭活有包膜病毒效果好。

其他消毒剂：甲醛能灭活病毒，仍保持抗原性，故常用于制备灭活疫苗。来苏、升汞、酒精、碘等均能灭活病毒。

抗生素、磺胺：病毒对抗生素、磺胺不敏感。

中草药：如板蓝根、大青叶和七叶一枝花等对某些病毒的增殖有抑制作用。

多数病毒对甘油的抵抗力较强，故常用 50% 甘油盐水保存送检的病毒标本。

(六) 病毒的变异

病毒的变异是指病毒在复制过程中出现某些性状的改变。病毒可在自然或人工条件下发生。常见的病毒变异包括毒力变异、耐药变异、抗原变异、温度敏感变异等。抗原性变异形成的新变异株，会影响病毒的免疫学预防、治疗；人工诱导获取毒力减弱的变异株可用于制备活疫苗。

病毒遗传性变异的机制有两个方面：①基因突变：在自然条件下增殖时发生的遗传物质变化称为自发突变；应用物理和化学方法处理病毒而发生的基因突变称为诱发突变。②基因重组：是指两种不同病毒感染同一种细胞时，有时会发生基因的交换，从而导致病毒的变异。变异的子代称为重组体。

二、病毒的感染与免疫

(一) 病毒的传播方式与感染类型

病毒侵入机体并在易感细胞内复制增殖，与机体发生相互作用的过程称为病毒感染。

1. 病毒的传播方式

(1) 水平传播：指病毒在人群个体之间的传播。

1) 呼吸道传播：指病毒体通过飞沫或气溶胶方式经呼吸道侵入机体。如：流感病毒、冠状病毒等。

2) 消化道传播：指病毒体通过污染的食物或水等经消化道侵入机体。如：甲型肝炎病毒、柯萨奇病毒等。

3) 泌尿生殖道传播：指病毒体通过性生活等经泌尿生殖道侵入机体。如：人类免疫缺陷病毒、人乳头瘤病毒等。

4) 血液传播：指病毒体通过输血、注射、拔牙、手术、器官移植和使用血液制品等方式侵入机体。如：乙型肝炎病毒、人类免疫缺陷病毒等。

5) 虫媒传播：指病毒体通过蚊、蜱等节肢动物的叮咬侵入机体。如：乙脑病毒、登革病毒等。

6) 其它途径：如：狂犬病毒经动物咬伤传播。腺病毒通过共用毛巾、眼手眼间接接触的方式传播。

(2) 垂直传播:指病毒从母体经过胎盘或产道传染给胎儿的方式。如乙型肝炎病毒、人类免疫缺陷病毒、风疹病毒。

2. 病毒的感染类型　病毒侵入机体后,因病毒种类、毒力和机体免疫力的不同,可表现出不同的感染类型。根据有无临床症状分为隐性感染和显性感染。

(1) 隐性感染:病毒进入机体后,不引起临床症状的感染,称为隐性感染,也称为亚临床感染。此类感染可使机体获得抗某种病毒的免疫力,但也可向体外排毒成为重要的传染源。

(2) 显性感染:病毒进入机体,到达靶细胞后大量增殖,使细胞损伤,机体出现临床症状的感染。可分为以下两类:

1) 急性感染:潜伏期短,发病急,一般病程较短(数日至数周),痊愈后机体内不再有病毒。如流行性感冒病毒引起的流感。

2) 持续性感染:病毒可在机体内持续数月至数年甚至终生。可出现症状,也可不出现症状。按病程可分为三种:①慢性感染:显性或隐性感染后,病毒未被完全清除,可持续存在血液或组织中并不断排出体外,可出现症状,也可无症状,常反复发作,如慢性乙型肝炎病毒感染。②潜伏性感染:原发感染后,病毒长期潜伏在特定的组织细胞中,不增殖,无症状,与机体处于相对平衡状态,在一定条件下,潜伏的病毒可被激活而增值,感染复发重新出现症状,如水痘带状疱疹病毒、单纯疱疹病毒。③慢发病毒感染:为慢性发展的进行性加重的病毒感染。较为少见,但后果严重。特点是潜伏期可达数月、数年或数十年,无临床症状,一旦发病,多为进行性加重,最终死亡,如HIV,狂犬病病毒和朊粒的感染。近年来发现,多发性硬化、动脉硬化症和糖尿病等也与慢发病毒感染有关。④急性病毒感染的迟发并发症:急性感染后一年或数年后发生致死性并发症。如儿童期感染麻疹病毒恢复后,经过十余年后可发生亚急性硬化性脑炎(SSPE),出现中枢神经的进行性损伤。

3. 病毒的致病作用

(1) 引起受染细胞的改变

1) 杀细胞效应:由于病毒的大量增殖,并阻断宿主细胞的核酸和蛋白质合成,从而导致细胞代谢紊乱,出现病变、溶解或死亡。主要见于无包膜、杀伤性强的病毒。

2) 稳定状态感染:有些病毒在易感细胞内增殖缓慢,不影响细胞的分裂和代谢或只有轻微病变,称病毒的稳定状态感染。多见于以出芽发生释放的有包膜病毒,如流感病毒、疱疹病毒等。但病毒可引起宿主细胞膜的改变:①病毒在复制中能诱导宿主细胞膜成分改变,出现病毒编码的新抗原;②可使受染细胞与邻近细胞融合,形成多核巨细胞,促进病毒扩散。

3) 包涵体的形成:指病毒感染细胞后,在胞浆或核内可出现具有特殊染色性的圆形或椭圆形斑块状结构。其形态、染色性及存在部位等特征随病毒而异,可作为病毒感染的诊断依据。

4) 细胞凋亡:细胞凋亡是一种由基因控制的程序性细胞死亡。有些病毒感染后可启动凋亡基因,导致宿主细胞凋亡而致病。如正黏病毒、副黏病毒、人乳头瘤病毒和人类免疫缺陷病毒等。

5) 细胞的增生与转化　某些病毒感染细胞后将其核酸全部或部分插入到宿主细胞的染色体 DNA 中,称为整合。整合作用使细胞遗传特性发生改变,导致细胞的增生与转化。如果细胞转化为恶性细胞则引起肿瘤,如单纯疱疹病毒 2 型、EB 病毒等。如果是胚胎细胞则发生染色体畸变,可导致死胎、流产、先天畸形或发育障碍等,如风疹病毒。

(2) 引起免疫病理损伤:病毒的某些结构成分、受染细胞出现的新抗原、受病毒作用后变性的机体自身成分，均可诱发体液免疫损伤、细胞免疫损伤或抑制免疫系统功能，导致Ⅱ型、Ⅲ型、Ⅳ型超敏反应或免疫功能低下。有些病毒可侵入并损伤淋巴细胞或抑制淋巴细胞的转化，导致机体免疫系统受损或功能降低。

(二) 抗病毒免疫

机体抗病毒感染免疫包括固有免疫和适应性免疫。

1. 固有功能　干扰素、吞噬细胞、NK 细胞、补体、某些细胞因子、机体的屏障均参与抗病毒免疫，尤其是干扰素起着重要作用。

皮肤黏膜是抗病毒感染的第一道防线；血 - 脑脊液屏障和胎盘屏障可阻止大多数病毒感染脑细胞和胎儿；吞噬细胞通过吞噬消化作用杀伤病毒；NK 细胞识别靶细胞是非特异的，对病毒感染均有杀伤作用。

2. 适应性免疫　包括体液免疫和细胞免疫。病毒抗原能刺激机体产生具有保护作用的中和抗体 IgG、分泌型 IgA 和 IgM。它们能阻止病毒的吸附和穿入。病毒与抗体形成的复合物易被吞噬细胞吞噬或激活补体致病毒裂解。分泌型 IgA 能在黏膜局部阻止病毒的侵入。

三、病毒感染的诊断与防治原则

病毒的标本一般有鼻咽分泌液、痰液、粪便、血液、脑脊液、疱疹内容物和活检组织等。标本采集要求：①必须根据病毒感染特点的采集标本，如流感患者采集鼻咽分泌液、肝炎患者采集血液。②尽可能在发病的早期采集标本，这样阳性检出率较高。③无菌操作。为避免杂菌污染，可在标本容器中事先放入适量的抗生素。如粪便和鼻咽分泌液。④检查病毒特异性抗体采集血清标本，最好采集双份血清，急性期和恢复期各一份。

病毒对热敏感，在室温中易灭活，故标本采集后注意冷藏并尽快送检。一般将标本置 50% 甘油盐水中送检。暂不能检查时，应放在 -70℃低温保存。血清标本置 4~20℃保存。

(一) 病毒感染的常用检查方法

1. 显微镜检查　取含有病毒的组织细胞，经染色后用光学显微镜观察细胞中病毒包涵体、病毒感染细胞的形态；用电子显微镜直接观察病毒颗粒的形态、结构，以及病毒引起的组织细胞病理变化。

2. 病毒的分离培养　实验室分离培养病毒的方法主要有三种：动物接种、鸡胚接种和组织细胞培养。组织细胞培养法是目前分离培养病毒最常用的方法，即用离体活组织块或分散的组织细胞在体外进行病毒培养的方法。

3. 血清学检查　利用抗原抗体能特异性结合的原理，可用已知抗体鉴定未知抗原，以确定病毒的种和型；亦可用已知病毒抗原来检测病人血清中有无相应抗体，但病人恢复期血清的抗体效价必须比急性期高出 4 倍以上才有诊断意义。常用的方法有中和试验、补体结合试验、血凝抑制试验、免疫荧光法、酶联免疫吸附试验、放射免疫法等。

4. 病毒核酸的检测　病毒核酸检测常用的方法有病毒核酸杂交技术。

此外，可用聚合酶链反应（PCR）等技术来检测标本中的病毒基因。

(二) 病毒感染的防治原则

1. 疫苗接种　常用的灭活疫苗有狂犬病疫苗、流感疫苗、乙型脑炎疫苗等。常用的减毒活疫苗有脊髓灰质炎疫苗、麻疹疫苗、流行性腮腺炎疫苗、风疹疫苗等。近年来，已研制出许多高效、安全的新型疫苗，如亚单位疫苗（流感亚单位疫苗、乙肝亚单位疫苗）、多肽疫苗（乙肝多肽疫苗）等。

2. 人工被动免疫　常用的制剂有免疫血清、胎盘球蛋白、丙种球蛋白以及转移因子等。近年来应用含有特异的高滴度的乙型肝炎免疫球蛋白预防乙型肝炎，有一定效果。

3. 抗病毒药物　干扰素及干扰素诱生剂在临床治疗一些病毒的感染，如慢性乙型肝炎、带状疱疹等已取得较好的疗效；盐酸金刚烷胺（治疗流感）、阿糖腺苷、无环鸟苷、丙氧鸟苷（治疗疱疹病毒）以及叠氮胸苷（AZT）（治疗 HIV）等是目前疗效好、毒性小的抗病毒化学疗剂；此外，一些中草药如板蓝根、大青叶、苍术、艾叶、贯仲等也具有一定的抗病毒作用，对呼吸道病毒、肠道病毒、肝炎病毒、虫媒病毒具有抑制作用，可用于病毒防治。

小结

病毒属于非细胞型微生物。有如下特点：①形态以球形多见，大小的测量单位是纳米。②结构简单，仅有核酸和蛋白质组成。③必须严格寄生在活细胞内，以复制为繁殖方式。④对抗生素不敏感，对干扰素敏感。病毒主要是通过损伤受感染的细胞和免疫病理损伤导致组织或器官病变。病毒的感染方式有水平感染和垂直感染。垂直感染危害严重，可引起死胎、流产、先天畸形或发育障碍等。病毒的显性感染有急性感染、持续感染，以持续感染多见，可分为慢性感染、潜伏感染、慢发病毒感染和急性病毒感染的迟发并发症。病毒性疾病有效的预防措施是人工主动免疫和人工被动免疫。病毒性疾病的治疗无特效药物，使用干扰素可以诱导宿主细胞产生抗病毒蛋白，抑制多种病毒的增殖。

目标测试

A1 型题

95. 病毒含有的核酸类型是
   A. RNA　B. DNA　C. RNA 和 DNA
   D. RNA 或 DNA　E. 核酸
96. 病毒的测量单位是
   A. cm　B. mm　C. nm
   D. μm　E. m
97. 属于非细胞型微生物的是
   A. 流感病毒　B. 肺炎支原体　C. 青霉菌
   D. 沙眼衣原体　E. 结核菌
98. 决定病毒传染性的主要结构是
   A. 衣壳　B. 核酸　C. 包膜
   D. 刺突　E. 神经氨酸酶
99. <u>不属于</u>病毒复制周期的是
   A. 吸附　B. 穿入　C. 脱壳与生物合成
   D. 扩散　E. 装配与释放

（杨　岸）

第六章　常 见 病 毒

第一节　呼吸道感染病毒

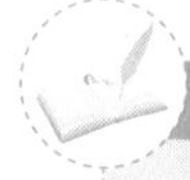

学习目标

1. 掌握:流感病毒抗原变异与流感流行的关系、流感病毒的致病特点;掌握冠状病毒的致病特点、防治原则。
2. 熟悉:麻疹病毒、风疹病毒的致病特点。
3. 了解:其它呼吸道病毒的致病特点。

呼吸道病毒是一类能侵犯呼吸道引起呼吸道感染或以呼吸道为侵入门户引起其他组织器官病变的病毒。其感染具有传染性强、传播快、可反复感染、潜伏期短、起病急等特点。常可造成大流行,甚至暴发流行。

一、流行性感冒病毒

流行性感冒病毒简称流感病毒,可引起人和禽、猪等动物的流行性感冒(流感)。流感病毒分为甲、乙、丙三型,甲型流感病毒在引起人类流感流行上最重要,是引起全球流行的病原体。如1918~1919年的世界流感大流行,50%的世界人口被感染,死亡2000万,比第一次世界大战死亡总人数还多。1998年初春,日本中小学生有88万人患流感,16人死亡。目前尚无特效的治疗流感的药物。

案例

据美国2013年1月10日报道,流感风暴横扫美国41个州,至1月10日止,至少有18人死亡。在波士顿病例就有700例,与往年相比增长了10倍,这次流感主要是由甲型流感H3N2病毒引起,波士顿进入公共卫生紧急状态。2013年3月31日,据我国卫生部门通报,在我国上海和安徽首次发现H7N9禽流感病例,截至2013年4月27日19时,全国共确诊H7N9禽流感病例121人,其中死亡23人。

请问:1. 流感为什么容易发生世界性大流行?

2. H和N代表什么意思?为什么甲型流感病毒新亚型层出不穷?

3. 流感是如何传染的?怎样预防和治疗?

近几年,新出现的禽流感病毒是甲型流感病毒的新亚型(H5N1、H7N9)。它可引起禽类的流行性感冒(简称禽流感)。该病毒易在鸟类(尤其是鸡)之间流行,过去称鸡瘟。

(一) 生物学性状

1. 形态与结构　呈多形态,一般为球形,新分离株有时呈丝状、杆状。属于有包膜的RNA型病毒。其结构分三层(图6-1)。

(1) 病毒的核衣壳:由单链RNA和包于其外的核蛋白及RNA多聚酶构成核衣壳,呈螺旋对称。病毒核酸分7或8个节段。每个节段就是一个基因,分别控制编码病毒的各种蛋白。其基因分节段的特点使病毒在复制中易发生基因重组,导致新病毒株的出现。

(2) 病毒包膜:分为两层,内层为基质蛋白(M蛋白),外层为脂质双层。病毒的基质蛋白(M蛋白),具有保护病毒核心和维持病毒外形的作用。病毒的脂质双层膜,其上镶嵌有两种糖蛋白刺突,即血凝素(HA)和神经氨酸酶(NA)。HA呈柱状,其功能有:①是流感病毒的吸附蛋白,能与易感细胞膜上的受体结合,便于病毒吸附和穿入。②能与人、鸡等红细胞膜结合,使红细胞凝集,故称为血凝素。③具有较强的免疫原性,产生的抗体具有中和作用。

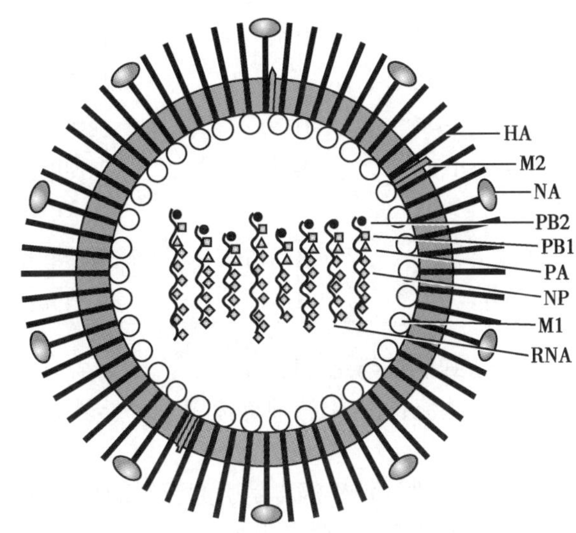

图6-1　流感病毒结构模式图

注:NA神经氨酸酶　M1:基质蛋白　HA:血凝素　M2:膜蛋白　NP:核蛋白　PB1 PB2 PA:多聚酶蛋白　RNA:核糖核酸

NA呈蘑菇状,其功能有:①促进病毒的吸附,NA可以液化呼吸道上皮细胞的黏液,利于病毒的吸附。②促进病毒的释放,NA能分解细胞膜上的神经氨酸破坏病毒特异性受体,利于病毒释放。③具有较强的免疫原性,刺激机体产生抗体。HA和NA是流感病毒的表面抗原,其免疫原性极不稳定,常发生变异,是流感病毒亚型分型的重要依据。

2. 分型与变异

(1) 核心抗原:由核糖核蛋白和基质蛋白组成。依据免疫原性不同将流感病毒分为甲、乙、丙三型。三型流感病毒中,以甲型多见,乙型次之。

(2) 表面抗原:由HA和NA组成。依据免疫原性不同将流感病毒分为若干亚型,如甲型流感病毒的有15个HA亚型,有9个NA亚型。乙型、丙型至今未发现亚型。

三型流感病毒中,甲型流感病毒的HA和NA抗原性最易发生变异。迄今已经历过多次重大变异(表6-1)。流感病毒的变异有两种形式:①抗原漂移:HA或NA抗原的变异的幅度小,是一种量变,面对此种病毒,人群有免疫力,但免疫力不强,一旦发生流行,一般引起较小范围流行。②抗原转换:HA或NA抗原变异的幅度大,是一种质变,形成新的亚型。人群对新的亚型无免疫力,一旦发生流行,一般引起较大范围流行,甚至呈世界性大流行。流感频繁地反复流行与流感病毒的抗原变异密切相关。

3. 培养特性与抵抗力　流感病毒在鸡胚尿囊腔和羊膜腔内增殖,培养后取鸡胚尿囊液或羊水作血凝试验判断有无病毒存在。

抵抗力较弱,有包膜病毒对脂溶性消毒剂敏感,如乙醚。对干燥与紫外线敏感。加热56℃ 30分钟可以灭活病毒。在低温0~4℃可以存活数周。-70℃以下可长期保存。

表 6-1 甲型流感病毒亚型与流行年代

流行年代	抗原结构	亚型名称	代表病毒株
1918—1919	H1N1	西班牙流感	猪流感病毒相关
1930—1946	H0N1	原甲型(A0)	A/PR/8/34(H0N1)
1946—1947	H1N1	亚甲型(A1)	A/FM/1/47(H1N1)
1957—1968	H2N2	亚洲甲型(A2)	A/Singapore/1/57(H2N2)
1968—1977	H3N2	香港甲型	A/HongKong/1/68(H3N2)
1977 以后	H3N2/H1N1	香港甲型与新甲型	A/USSR/90/77(H1N1)
2009	H1N1	甲型流感 H1N1	A/California/04/2009(H1N1)

(二) 致病性与免疫性

可引起流行性感冒,简称流感。对于婴幼儿、老年人和伴有心肺疾病等高危人群易引起肺炎。

1. 致病性 流感病毒是引起流感的病原体,传染性强、流行快。传染源主要是患者,其次为隐性感染者。温带冬天为流行季节。病毒传染性强,通过传染源打喷嚏、咳嗽或说话等方式将病毒播散至空气中,易感者经呼吸道吸入而感染。在人群中可迅速蔓延造成流行。病毒在呼吸道黏膜上皮细胞内增殖导致细胞变性、坏死、纤毛脱落,黏膜充血水肿等。表现为经 1~4 天潜伏期后,突起畏寒发热、头痛、肌痛、乏力,伴鼻塞、喷嚏、流涕、咽痛、咳嗽等症状。严重者有发热反应,体温一般在 38~40℃,持续 2~3 天。全身症状出现的 1~2 天内,分泌物中的病毒量最多,以后迅速减少。数日内自愈,但幼儿或年老体弱者易继发细菌感染,特别是肺炎,可危及生命。

2. 免疫性 病后机体可产生中和抗体,对同型病毒有免疫力,一般维持 1~2 年。但亚型间无交叉免疫。呼吸道的 SIgA 在预防感染中起重要作用。血清 HA 抗体能中和病毒,阻断病毒吸附;血清 NA 抗体能抑制病毒从细胞释放,阻止病毒在细胞间扩散。特异性细胞免疫参与体内病毒的清除与疾病恢复。

(三) 防治原则

以预防为主。流行期间避免人群聚会,公共场所经常通风换气,必要时用乳酸加热熏蒸空气消毒。早期发现并及时隔离治疗病人。免疫接种是最有效的预防方法,但流感病毒经常发生变异,需及时掌握变异动态,选育流行毒株制成的疫苗,才有特异性预防作用。

目前尚无特效的治疗方法,治疗主要采取对症治疗及预防继发性细菌感染。金刚烷胺、甲基金刚烷胺对甲型流感病毒复制有抑制作用,在预防和治疗上有一定效果。某些中草药如金银花、板蓝根、大青叶等,以及干扰素均有一定防治作用。

二、冠状病毒

冠状病毒引起的疾病有普通感冒和急性上呼吸道感染。严重急性呼吸综合征(SARS)在 2002 年 11 月 16 日我国广东佛山市首报病例后,截至 2003 年 8 月 7 日,全世界受到波及的国家和地区有 32 个,发病人数达 8465 人,死亡 919 人。SARS 的病原体经专家学者确定是 SARS 冠状病毒。因研究发现它与已知人类和动物冠状病毒的核苷酸和氨基酸序列的同源性差异较大,是一种新的冠状病毒,称为 SARS 冠状病毒。冠状病毒与 SARS 冠状病毒在生物学性状上相似。

(一) 主要的生物学性状

1. 形态结构　呈多形性，有圆形或卵圆形。核衣壳呈螺旋对称体。核酸为RNA，在RNA病毒中，RNA核酸链最长。包膜上有三种糖蛋白刺突：刺突糖蛋白(S)、小包膜糖蛋白(E)和膜糖蛋白(M)。刺突糖蛋白具有吸附功能，能刺激机体产生中和抗体。包膜上的棘突，使整个病毒在镜下观察似像日冕，故称为冠状病毒(图6-2)。

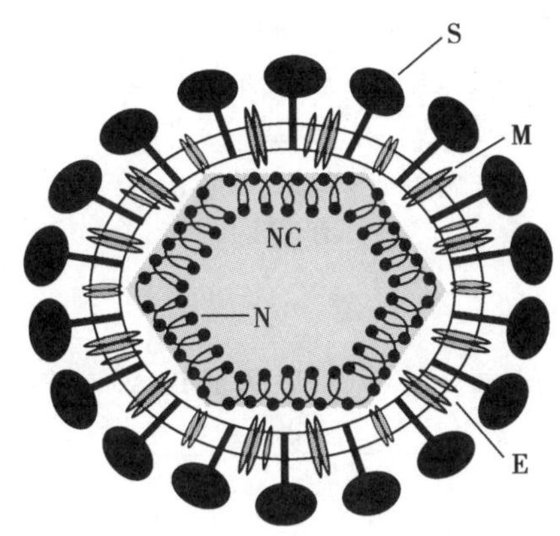

图6-2　冠状病毒模式图

2. 分类　依据病毒表面的糖蛋白抗原的不同，有2个哺乳动物群和2个鸟类群。人冠状病毒只有一种。

3. 抵抗力　有包膜病毒对乙醇、乙醚敏感。此外，对过氧乙酸、碘伏和含氯化合物敏感。加热56℃ 30分钟可以灭活病毒。在低温下，冰冻数年传染性仍可保持不变。

(二) 致病性与免疫性

1. 致病性　冠状病毒引起的疾病有普通感冒和急性上呼吸道感染。SARS冠状病毒引起严重急性呼吸综合征(SARS)。SARS冠状病毒传染性强、流行快。传染源主要是病人。易感者与病人近距离接触最容易被传播，病人的飞沫经呼吸道吸入而感染；其次病人的分泌物、排泄物和血液，以手为媒介通过呼吸道和眼结膜侵入机体。发病季节以冬春季节多见。SARS冠状病毒侵入机体后，在呼吸道黏膜细胞和肺组织细胞内增殖，释放入血引起病毒血症。大部分患者发热，体温在38℃以上，伴有畏寒、头痛、全身酸痛等，继而出现干咳、胸闷伴憋气等；严重者出现呼吸困难、低氧血症、休克、DIC等，死亡率极高。

2. 免疫性　机体感染冠状病毒后，产生中和抗体，对机体有保护性作用，且免疫力牢固。抗-HA只对同型有免疫力，各亚型之间无交叉免疫现象。

(三) 防治原则

针对SARS冠状病毒的传播快、流行快和病情严重的特点。流行期间切断传播途径，隔离传染源，避免人群聚集，进行空气消毒等。病人采取支持疗法，使用抗病毒药物治疗，如盐酸金刚烷胺、干扰素和中药板蓝根等。

三、其他呼吸道病毒

其他呼吸道病毒包括麻疹病毒、流行性腮腺炎病毒、呼吸道合胞病毒、风疹病毒、腺病毒等，它们的主要特征见表6-2。

表6-2　其他呼吸道病毒的主要特征

病毒名称	形态与结构	传播途径	所致疾病
麻疹病毒	球形，单股RNA，有包膜	飞沫或经污染的玩具、用具等	麻疹，抵抗力低下者易并发细菌感染，如中耳炎、支气管炎、肺炎等，约0.6~2.2/10万在痊愈2~17年后可出现亚急性硬化性全脑炎。
流行性腮腺炎病毒	球形，单股RNA，有包膜	飞沫或唾液污染玩具、食具等	流行性腮腺炎，多见于学龄期儿童。青春期感染者易并发生殖器官炎症。

续表

病毒名称	形态与结构	传播途径	所致疾病
呼吸道合胞病毒	球形,单股 RNA,有包膜	主要经飞沫	婴儿多为毛细支气管炎和肺炎,较大儿童和成人为鼻炎、感冒等
风疹病毒	球形,单股 RNA,有包膜	飞沫	风疹;胎盘垂直感染感染胎儿,引起畸形、死胎、流产或产后死亡;胚胎时期感染引起胎儿先天性风疹综合征,主要表现表现为先天性心脏病、失明、白内障、耳聋、智力发育不全
腺病毒	球形,双股 DNA,无包膜	呼吸道,手、眼和性接触等	急性咽炎,眼结膜炎,流行性眼角膜结膜炎,急性呼吸系统疾病,尿路感染

小结

呼吸道病毒是一类经呼吸道侵入,首先在呼吸道黏膜上皮细胞中增殖引起呼吸道以及全身感染,造成呼吸道及其他器官损害的病毒的总称。呼吸道病毒呈球形,均有包膜,除腺病毒核酸为 DNA 外,其他病毒核酸为 RNA 型病毒。

流感病毒是引起流感的病原体,病毒包膜刺突上的 HA 和 NA 易发生抗原性漂移和抗原性转变,引起病毒变异,使人群失去免疫力,造成流感大流行。流行多见于冬春季节,容易发生流行,且传播快。婴幼儿、老年人和体弱多病者发病后容易合并细菌感染;近几年,新出现的以 H5N1、H7N9 为代表的禽流感病毒人体感染病例应引起我们的高度重视。风疹病毒常通过胎盘垂直感染胎儿,引起畸形、死胎、流产或产后死亡。腺病毒除呼吸道感染外,也可经手、眼和性接触等引起眼结膜炎,流行性眼角膜结膜炎,尿路感染等。

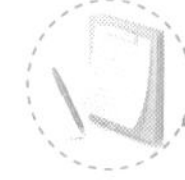

目标测试

A1 型题

100. 亚急性硬化性全脑炎(SSPE)是一种由
    A. 麻疹病毒引起的持续感染
    B. 流感病毒引起的亚急性感染
    C. 冠状病毒引起的隐伏感染
    D. 流行性乙型脑炎病毒引起的急性感染
    E. 以上均错

101. 流感病毒最易变异的结构是
    A. RNA 多聚酶　B. 甲型流感病毒的 HA　C. 核蛋白
    D. 基质蛋白　E. 乙型流感病毒的 HA

102. 引起流行性感冒的病原体是
    A. 呼吸道合胞病毒　B. 流感病毒　C. 副流感病毒
    D. 流行性感冒杆菌　E. 麻疹病毒

103. 最常引起婴幼儿病毒性肺炎的是
    A. 腺病毒　B. 腮腺炎病毒　C. 麻疹病毒

D. 呼吸道合胞病毒　　E. 流感病毒

104. 流行性腮腺炎最常见并发症是

A. 脑膜炎　　B. 肺炎　　C. 肝炎

D. 肾炎　　E. 睾丸炎或卵巢炎

（杨　岸）

第二节　肠道感染病毒

学习目标

1. 掌握：脊髓灰质炎病毒的致病特点。
2. 熟悉：脊髓灰质炎病毒的防治原则。
3. 了解：其它肠道病毒的致病特点。

肠道病毒是一类通过粪-口途径，经消化道引起肠道感染，更多先在肠道黏膜上皮细胞中增殖，再经血液或淋巴液引起肠外组织或器官感染的病毒。它们的生物学性状相似，共同特性是：①形态呈球形，直径约20~30nm，无包膜，核酸为RNA，核衣壳呈20面对称体。②耐酸耐乙醚，对胃酸、胆汁有抵抗力。对高温、干燥、紫外线等敏感。加热56℃，持续30分钟可灭活病毒。病毒在粪便和污水中可存活数月。③主要的传播途径是粪-口途径。④在细胞质内增殖，有明显致细胞病变效应（CPE）。⑤引起多种多样疾病，如神经麻痹性疾病、无菌性脑膜炎、心肌损伤、腹泻和皮疹等。

一、脊髓灰质炎病毒

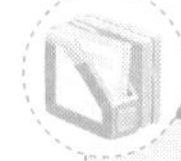

案例

某患者因发热、食欲不振、头痛、多汗、咳嗽两周入院。发病以来因发热、食欲不振、全身不适、咽痛、咳嗽到当地诊所就诊，以“感冒”进行治疗，无明显好转，近几天又出现头痛、多汗等症状，偶有呕吐、腹泻等，病人左下腿出现肌肉麻痹无力的症状。体检：三角架征（+），吻膝试验（+），头下垂征（+）。

请问：1. 引起感染的可能是什么病原菌？

2. 病人发病为何先是感冒，后又出现神经系统的损害症状？

脊髓灰质炎病毒是流行性脊髓灰质炎的病原体。该病毒可侵犯脊髓前角运动神经细胞，引起暂时性或弛缓性肢体麻痹，故也称小儿麻痹症，多见于儿童。此病分布广泛，世界各地均有流行。自1962年采用减毒活疫苗在全世界大规模免疫接种以来，脊髓灰质炎发病率大幅下降。

脊髓灰质炎病毒为球形、RNA病毒。抵抗力较强，在污水、粪便、饮食和冰箱内可存活数周或数月。不易被胃酸或胆汁灭活。加热56℃ 30分钟即被灭活，对高锰酸钾、碘酒、甲醛、双氧水漂白粉均敏感。

脊髓灰质炎病毒依据抗原免疫原性不同，将其分为Ⅰ、Ⅱ、Ⅲ三个血清型，各型间很少交叉免疫，我国以Ⅰ型致病为主，易引起瘫痪。人是脊髓灰质炎病毒唯一的自然宿主。患者和隐性感染者为传染源。病毒主要经粪-口途径传播。病毒侵入机体后，在咽部、肠道下段上皮细胞、肠系膜淋巴结内增殖。90%以上的人病毒感染后只局限于肠道，呈隐性感染，少数人感染后，病毒可由肠道局部侵入血流形成初次病毒血症，引起发热、头痛、食欲不振、咽痛和呕吐等非特异性症状。病毒经血流播散至全身淋巴组织或其他易感的神经外组织中继续增殖后再次入血，引起第二次病毒血症，症状加重。只有极少数的病人，病毒侵入中枢神经系统，在脊髓前角运动神经细胞中增殖，引起细胞病变死亡。导致神经传导障碍，肌肉弛缓性麻痹，以下肢多见。轻者可恢复，重者造成肢体瘫痪、残废。个别病例可发生延髓麻痹，导致呼吸循环衰竭而死亡。

病后机体可获得对同型病毒的牢固的免疫力。中和抗体主要有SIgA、IgG和IgM。预防脊髓灰质炎主要用脊髓灰质炎减毒活疫苗(小儿麻痹糖丸)。对5岁以下儿童进行自动免疫，对与患儿有过密切接触者，可注射丙种球蛋白进行被动免疫。

二、其他肠道感染病毒

其他肠道感染病毒见表6-3。

表6-3 其他肠道感染病毒的主要特征

病毒名称	传播途径	所致疾病
柯萨奇病毒	消化道、呼吸道、垂直感染	无菌性脑炎、麻痹、疱疹性咽峡炎、手足口综合征、急性出血性结膜炎、心肌炎、婴幼儿腹泻等
埃可病毒	粪口途径、呼吸道	无菌性脑炎、麻痹、腹泻、类脊髓灰质炎、出疹性热病、普通感冒等
新型肠道病毒(68~71型)	通过污染游泳池水，或经污染的毛巾、手等途径感染	无菌性脑炎、麻痹、疱疹性咽峡炎、手足口综合征、急性出血性结膜炎、婴儿肺炎等
轮状病毒	粪口途径、呼吸道	婴幼儿腹泻占80%，我国有引起成人腹泻大规模流行的报道

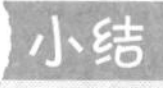

小结

肠道病毒是一类通过粪-口途径，经消化道引起肠道感染，更多先在肠道黏膜上皮细胞中增殖，再引起肠外组织或器官感染的病毒。病毒先在消化道组织细胞内增殖，然后通过血液或淋巴液侵犯其它组织或器官，引起多种多样疾病。如脊髓灰质炎病毒引起小儿麻痹症，柯萨奇病毒、新型肠道病毒(68~71型)引起手足口病、无菌性脑炎等。

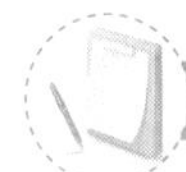

目标测试

A1型题

105. 脊髓灰质炎病毒的感染方式是

A. 经血液输入　B. 经口食入　C. 经呼吸道吸入

D. 经媒介昆虫叮咬　E. 经皮肤接触

106. 最常引起下肢肌肉弛缓性麻痹的是

A. 轮状病毒　　B. 新型肠道病毒　　C. 柯萨奇病毒
D. 埃可病毒　　E. 脊髓灰质炎病毒

107. 可引起婴幼儿腹泻的病原体
A. 肝炎病毒　　B. 埃可病毒　　C. 轮状病毒
D. 柯萨奇病毒　　E. 流感病毒

（杨　岸）

第三节　肝炎病毒

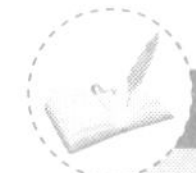

学习目标

1. 掌握：甲型、乙型肝炎病毒的传播途径、致病特点、血清学诊断及预防。
2. 熟悉：其他肝炎病毒的致病性及预防。
3. 了解：甲型、乙型肝炎病毒的生物学特性。

肝炎病毒是引起病毒性肝炎的病原体。病毒性肝炎是人类的一种常见病、多发病，也是目前危害人类健康最严重的疾病之一。目前公认的主要有甲型、乙型、丙型、丁型和戊型肝炎病毒，这些病毒分别属于不同的病毒科，其生物学特性、传播途径等都有着明显的差异，其中甲型肝炎病毒和戊型肝炎病毒经消化道传播，而乙型、丙型、丁型肝炎病毒主要经输血、注射等途径传播。此外，近年来发现还有一些与人类肝炎相关的病毒如己型肝炎病毒、庚型肝炎病毒等。某些病毒如巨细胞病毒、EB 病毒、黄热病毒等也可引起肝炎，但仅属于其引发全身感染的一部分，所以不列入肝炎病毒范畴。

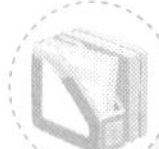

案例

患者，男，23 岁。因出现发热、乏力、食欲下降就诊，查体黄疸、肝肿大、伴压痛，有肝功能损害表现，经微生物学检查确诊为甲型肝炎。

请问：1. 引起感染的病原体是什么？它有何生物学特征？

2. 肝炎病毒如何感染人体引起致病？应诊断与预防？

一、甲型肝炎病毒

甲型肝炎病毒（HAV）是引起甲型肝炎的病原体。甲型肝炎呈世界性分布。HAV 从感染者粪便排出，通过污染食品或水源可引起流行或散发感染，主要感染儿童和青少年。人类感染 HAV 后，大多数表现为隐性感染或亚临床型感染，仅少数人发生急性甲型肝炎。急性甲型肝炎可以完全恢复，一般不转为慢性或长期病毒携带者。

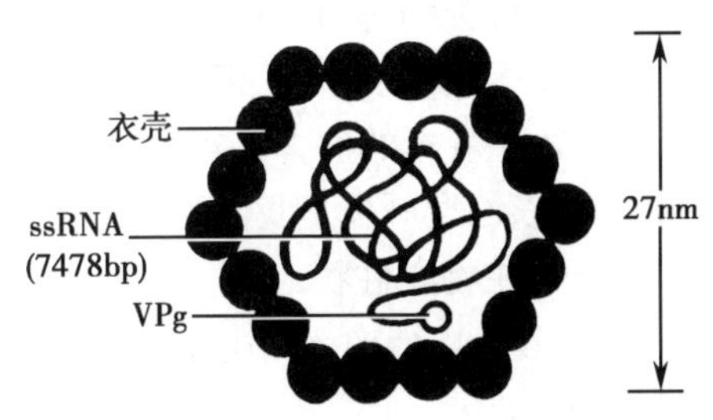

图 6-3　甲型肝炎病毒模式图

（一）生物学性状

1. 形态与结构　甲型肝炎病毒呈球形，直径约 27~32nm，呈 20 面体立体对称结构（图 6-3），无包膜，病毒核酸为单股正链RNA，大约含7500个核苷酸。HAV抗原性稳定，只有一个血清型。

2. 抵抗力　HAV对热、乙醚、酸、碱等均有较强的抵抗力，对紫外线、甲醛、乙醇、漂白粉等较敏感，加热100℃ 5min、3%~8%甲酸溶液、70%乙醇溶液、400ppm氯处理30min可使病毒灭活。在淡水、海水、泥沙和毛蚶中可存活数天至数月。

（二）致病性与免疫性

1. 传染源　HAV的传染源主要是病人，潜伏期为15~50天，平均30天。在潜伏期末、临床症状出现前，病毒即存在于患者的血液和粪便中，可随粪便排出体外，并持续3~4周。随着特异性抗体的出现，血清及粪便中的病毒才逐渐消失。

2. 传播途径　HAV的传播是粪-口途径，病毒随患者的粪便排出体外，污染水源、食物、海产品（毛蚶等）及食具，传染性极强，可造成散发或大流行。1988年我国上海曾发生甲型肝炎暴发流行，造成严重危害，患者多达30余万，因生食了被HAV污染的毛蚶所致。

3. 致病机制　HAV感染后，大多数表现为隐性感染和无黄疸型肝炎。病毒经口侵入人体后，首先在口咽部及唾液腺中增殖，然后到达肠黏膜及局部淋巴结内大量增殖，继而入血引起病毒血症，最终侵犯到靶器官肝脏，在肝细胞内增殖直接导致肝细胞损伤。患者表现为全身不适、发热、乏力、食欲不振、腹胀、恶心、厌油，继而出现肝脏肿大、压痛和肝功能损害等表现；部分病人出现黄疸。

4. 免疫性　甲型肝炎预后良好，一般不转为慢性肝炎。显性或隐性感染后，机体可产生特异性IgM和IgG抗体。前者在感染早期出现，发病后1周达高峰，维持两个月左右逐渐下降。后者在恢复后期出现，可在体内维持数年，阻止再感染的发生。

（三）微生物学检查

甲型肝炎病毒免疫学检查主要应用ELISA、放射免疫测定（RIA）等方法检测患者血清HAV-IgM抗体，是甲型肝炎早期诊断最常用的方法，病后3个月HAV-IgM明显下降，一般HAV-IgM维持2~4个月。

（四）防治原则

HAV主要通过粪便污染食物和水源经口传播，因此，甲型肝炎的预防措施应加强卫生宣传教育、注意个人卫生，加强食品卫生、粪便管理、保护水源。目前我国主要应用HAV灭活疫苗或减毒活疫苗进行特异性预防。对密切接触者、可疑患者等注射丙种球蛋白或胎盘球蛋白进行被动免疫，对紧急预防甲型肝炎和减轻症状有一定效果。

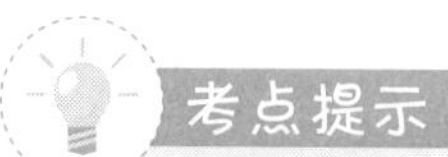

甲型肝炎的病原体、诊断、预防

二、乙型肝炎病毒

乙型肝炎病毒（HBV）是乙型肝炎的病原体。乙型肝炎在全球广泛传播，全世界乙型肝炎患者及无症状HBV携带者可达3.5亿之多，我国HBV感染率在10%以上，各年龄组均有分布。乙型肝炎的危害性较大，易发展为慢性肝炎，部分患者还可演变为肝硬化或原发性肝癌。因此，乙型肝炎是我国重点防治的严重传染病之一。

（一）生物学性状

1. 形态与结构　用电子显微镜可在乙型肝炎患者的血清中观察到三种不同形态的颗粒（图6-4）。

（1）大球形颗粒：Dane于1970年在HBV感染者的血清中发现的病毒颗粒，故又称Dane

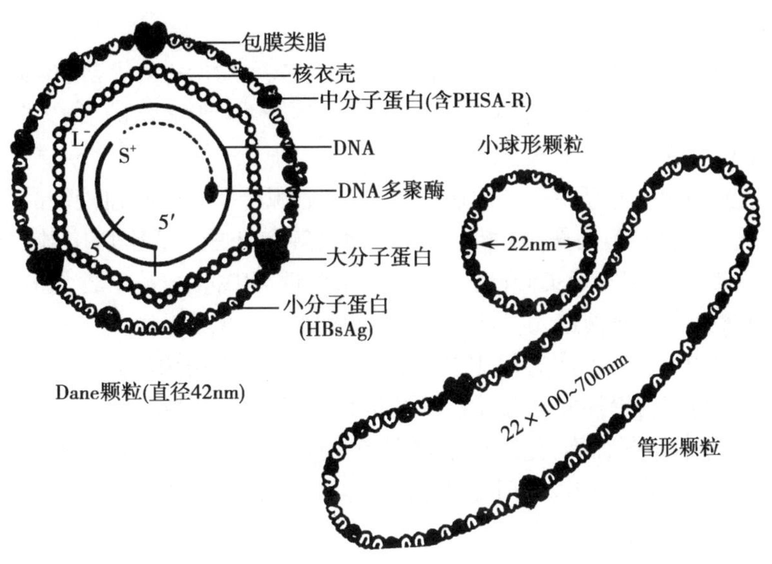

图 6-4　乙型肝炎病毒三种颗粒模式图

颗粒。直径 42nm，具有双层衣壳结构。外衣壳相当于一般病毒的包膜，其上有乙型肝炎病毒表面抗原（HBsAg）和前 S 抗原（Pre-S）。外衣壳内部包裹着一直径为 27nm 的内核，呈 20 面体立体对称，其表面为内衣壳，相当于一般病毒的衣壳，其内部为双股环状未闭合的 DNA 和 DNA 聚合酶。Dane 颗粒是完整的乙肝病毒颗粒，具有传染性。

（2）小球形颗粒：直径约 22nm，由病毒合成中过剩的外衣壳组成，为一中空型颗粒，含 HBsAg，不含 DNA 和 DNA 聚合酶，是不完整的病毒颗粒，无传染性。

（3）管形颗粒：由小球形颗粒串联而成，直径为 22nm，长 100~700nm 不等，成分与小球形颗粒相同，是一串聚合起来的小球形颗粒。是不完整的病毒颗粒。

2. 抗原组成

（1）HBsAg：存在于 Dane 颗粒的表面及小球形颗粒和管形颗粒中，主要成分是具有免疫原性的脂蛋白，能刺激机体产生特异性抗体（抗 -HBs），此抗体具有防御 HBV 感染的作用，对机体有保护作用，患者血清中出现抗 -HBs，是既往感染恢复或注射疫苗产生的免疫效应。HBsAg 是 HBV 感染的重要标志之一。

（2）HBcAg：存在于 Dane 颗粒内衣壳上及受染肝细胞核内，因此在外周血中不易检出。HBcAg 免疫原性强，能刺激机体产生抗 -HBc，为非保护性抗体。血清中若检测到抗 -HBc IgM，提示 HBV 正处于复制状态。抗 HBc-IgG 可在血清中较长时间存在，但此抗体无保护作用。

（3）HBeAg：为 HBcAg 完整肽链上的一部分，是可溶性蛋白质，游离于血清中，HBeAg 的消长与 Dane 颗粒出现的时间及 DNA 多聚酶的消长基本一致，故 HBeAg 是乙型肝炎病毒在体内复制和血清具有强传染性的指标之一。HBeAg 可刺激机体产生抗 -HBe 抗体，抗 -HBe 能与受染肝细胞表面的 HBeAg 结合，通过补体介导破坏受染的肝细胞，故对 HBV 感染有一定保护作用。抗 -HBe 出现是预后良好的征象。

3. 抵抗力　HBV 对外界环境的抵抗力较强。对低温、干燥、紫外线及一般消毒剂均有抵抗力。70% 乙醇不能灭活病毒。采用高压蒸汽灭菌法、100℃煮沸 10 分钟或干热 160℃ 1 小时等方法可将其灭活。0.5% 过氧乙酸、3% 漂白粉溶液、5% 的次氯酸钠等均可灭活病毒。

(二) 致病性与免疫性

1. 传染源 HBV 传染源主要是病人和无症状携带者。HBV 潜伏期 30~90 天(60~90 天多见)。潜伏期、急性期、慢性活动期病人血清均有传染性。无症状的 HBV 携带者,血液中可长期携带 HBV,是更危险的传染源。

2. 传播途径 HBV 可经多途径传播,主要通过血源传播(输血、血液制品、注射、外科或牙科手术、针刺、公用剃刀、外伤等)、密切接触(性接触和日常生活密切接触)及母婴垂直传播。乙型肝炎有明显的家庭聚集倾向,尤其是母亲携带 HBV 的家庭。乙型肝炎病毒的传染性很强,极微量含病毒的血液进入机体,即可引起感染。

3. 致病性 HBV 进入人体后侵犯肝脏,在肝细胞内复制增殖,引起各种类型的乙型肝炎。起病缓慢,易转变为慢性肝炎及无症状携带者,少数患者可演变成肝硬化和肝癌。HBV 主要通过免疫病理损伤肝细胞,免疫应答强弱与临床表现的轻重及转归关系密切。其临床表现呈多样性,可有无症状 HBV 携带者及急性肝炎、慢性肝炎、重症肝炎。仅少数患者并发肾小球、关节炎等肝外病变。

4. 免疫性 乙型肝炎病毒感染机体后,能刺激机体产生一系列相应的抗体,一方面表现为免疫保护作用,保护性抗体主要是抗 -HBs;另一方面可造成免疫损伤。免疫损伤和免疫保护作用是相互依存又相互制约的两个方面,它们可引起多样化的临床经过和转归。临床转归如下:①免疫功能正常时,表现为隐性感染或急性感染,最终 HBV 被清除;②当免疫系统存在某种缺陷时,不能完全清除 HBV,则肝细胞损害持续存在,继而发展成为慢性肝炎或慢性活动性肝炎;③若机体免疫应答过强时,则迅速引起大量受染肝细胞损伤,临床表现为暴发型肝炎;④对 HBV 形成免疫耐受(尤其在婴幼儿),不能诱发免疫应答,HBV 在体内持续存在,成为 HBV 无症状携带者,大多数终生无肝损害,但可作为重要的传染源。

(三) 微生物学检查

1. HBV 抗原抗体系统的检测 目前临床主要采用血清学方法检测 HBsAg、HBsAb、HBeAg、HBeAb、HBcAb 五项,简称“乙肝五项”或“乙肝两对半”。乙型肝炎病毒抗原与抗体血清学标志与临床关系较为复杂,必须对几项指标综合分析,方能做出明确诊断(表 6-4)。

表 6-4 HBV 抗原抗体检测结果的临床分析

HBsAg	HBeAg	抗 -HBs	抗 -HBe	抗 -HBc	结果分析
+	–	–	–	–	HBV 感染或无症状携带者
+	+	–	–	–	急性或慢性乙型肝炎,或无症状携带者
+	+	–	–	+	急性或慢性乙型肝炎(传染性强,“大三阳”)
+	–	–	+	+	急性感染趋向恢复或慢性肝炎(“小三阳”)
–	–	+	+	–/+	感染恢复期
–	–	+	–	–	既往感染或接种过疫苗,有免疫力

2. 血清 HBV-DNA 检测 乙型肝炎病毒 DNA 的检测是判定标本中有无 Dane 颗粒存在的直接依据,常用 PCR 或核酸杂交技术进行检测。HBV-DNA 阳性血清中存在完整的 HBV 颗粒,表明 HBV 正在复制,传染性强(图 6-5)。

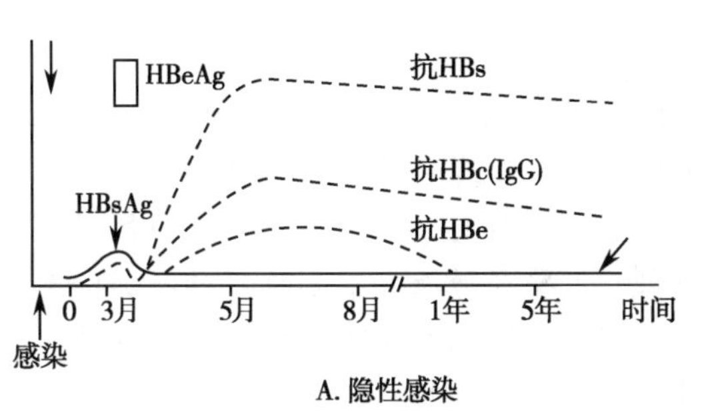

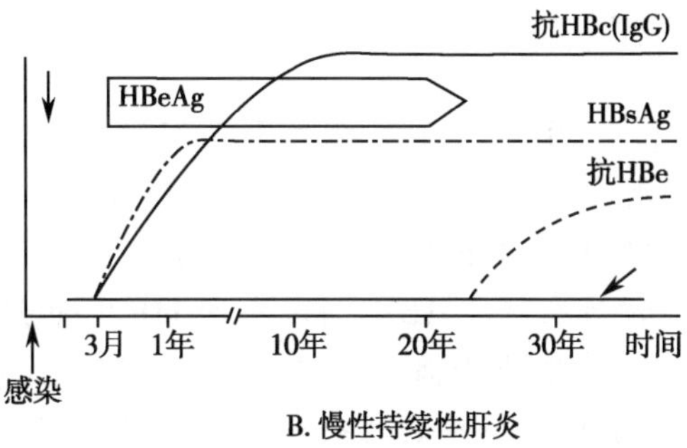

图 6-5 乙型肝炎的临床经过与免疫反应关系示意图

(四) 防治原则

预防乙型肝炎应采取切断传播途径为主的综合性措施。严格筛选供血员，及时隔离和治疗病人，严格消毒医疗器械，提倡使用一次性注射器。加强血制品检查，防止医源性传播。坚持开展人群普查，加强对无症状 HBsAg 携带者的检出及治疗。

接种乙型肝炎疫苗是预防乙型肝炎最有效的措施。新生儿接种该疫苗可有效阻断母婴传播，用于高危人群，如血液透析、肾脏移植及传染病院医务人员等，可有效地降低 HBV 的感染率，经常接触血液的医务人员也应进行疫苗接种。使用高效价人乙型肝炎免疫球蛋白(HBIg)对易感者进行紧急预防和阻断母婴传播。

乙型肝炎的治疗至今尚无特效方法，一般采用广谱抗病毒药、中草药和调节免疫功能的药物(如干扰素)进行综合治疗。

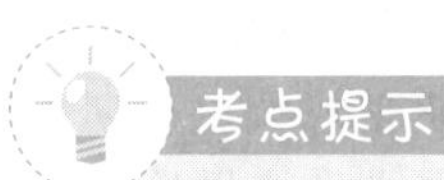

乙型肝炎的血清学诊断、预防

三、其他肝炎病毒

包括丙型、丁型、戊型肝炎病毒，它们的所致疾病与防治原则见表 6-5。

表 6-5 其他肝炎病毒

名称	感染途径	所致疾病	防治原则
HCV	与乙型肝炎相似，主要经输血、注射、性接触等非肠道途径，有输血后肝炎之称	所致疾病与乙型肝炎相似，发展为慢性肝炎较乙肝常见，大约 20% 可发展为肝硬化，少数发展为重症肝炎和原发性肝癌。是引起输血后慢性肝炎和肝硬化的主要病因	加强对血液及血制品的检测，测定抗 -HCV 筛选献血员
HDV	与乙型肝炎相似，主要经输血或使用血制品传播，也可通过性接触或母婴垂直传播	为缺陷病毒，必须在 HBV 或其他嗜肝 DNA 病毒的辅助下才能复制。可与 HBV 协同感染或重叠感染，导致感染者的症状加重与恶化，病死率较高	防治原则同乙型肝炎
HEV	感染途径与甲型肝炎相似，主要通过粪 - 口途径感染	临床表现与甲型肝炎相似，病情较重；少数表现为重症肝炎，病死率较高；孕妇发病率高，病情重，常发生流产或死胎。不发展为慢性	预防主要是加强粪便管理，保护水源和环境卫生

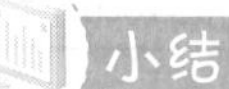

小结

肝炎病毒主要有甲型(HAV)、乙型(HBV)、丙型(HCV)、丁型(HDV)和戊型肝炎(HEV)病毒五种。其中HBV为双链DNA病毒,其它均为单链RNA病毒。HAV与HEV为无包膜病毒,均由消化道传播,一般引起急性感染,不转为慢性,预后良好。HBV、HCV和HDV为有包膜病毒,主要经血液和注射途径传播,即非肠道途径传播,易转为慢性或无症状携带者。HCV为输血后肝炎的主要病原体。HDV是一种缺陷病毒,其传播途径与乙型肝炎相似,主要引起与乙型肝炎的同时感染和重叠感染。通过检测肝炎病毒的抗原-抗体系统,对辅助诊断、判断预后和筛选供血员等具有重要的临床意义。目前甲型肝炎和乙型肝炎均可通过接种疫苗进行特异性预防。

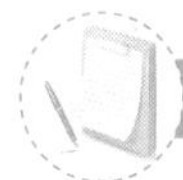

目标测试

A1型题

108. 甲型肝炎病毒的致病性,下列哪项**不正确**
    A. 粪-口途径传播
    B. 传染源主要是病人
    C. 很少转为慢性肝炎
    D. 病人粪便或血中长期携带病毒
    E. 易引起散发或爆发流行
109. 血液中**不易**查到的HBV抗原是
    A. HBeAg　　B. HBcAg
    C. HBsAg　　D. 抗-HBc
    E. 抗-HBs
110. 表示HBV感染,血液具有高度传染性的指标为
    A. 抗-HBs、抗-HBc、抗-HBe
    B. HBsAg、HBeAg、HBcAg
    C. HBsAg、抗-HBe、抗-HBc
    D. HBsAg、HBeAg、抗-HBc
    E. 抗-HBs、抗-HBe、HBcAg
111. 引起输血后肝炎的最常见病毒是
    A. HCV　　B. HBV
    C. HDV　　D. HEV
    E. HAV
112. 可传播乙型肝炎病毒的途径有
    A. 输血、血浆及血液制品　　B. 分娩和哺乳
    C. 性接触　　D. 共用牙刷、剃刀等
    E. 以上均可

(张晓红)

第四节　逆转录病毒

学习目标

1. 掌握：逆转录病毒的传播途径、致病性及预防原则。
2. 熟悉：逆转录病毒的血清学诊断。
3. 了解：逆转录病毒的生物学特性。

逆转录病毒科是一组含有逆转录酶的RNA病毒，包括肿瘤病毒亚科、慢性病毒亚科和泡沫逆转录病毒亚科。其中对人致病的主要是人类免疫缺陷病毒（HIV）和人类嗜T淋巴细胞病毒（HTLV）。

案例

患者，女，23岁。2年前曾有不洁性接触史，近日出现发热、乏力、淋巴结肿大、关节痛、腹泻及神经症状，经免疫学检测确诊为艾滋病。

请问：1. 引起感染的病原体是什么？它是如何传播的？

2. 怎样预防本病的发生？

一、人类免疫缺陷病毒

人类免疫缺陷病毒（HIV）是获得性免疫缺陷综合征（AIDS）的病原体，艾滋病即AIDS的音译。HIV属逆转录病毒科慢病毒亚科的成员，主要有HIV-1和HIV-2两型，前者流行于全球，后者流行只局限于西部非洲。

艾滋病是一种全球性疾病，以细胞免疫功能缺陷为主要特征，多伴发机会性致死性感染、恶性肿瘤和神经系统症状。艾滋病具有惊人的蔓延速度与高度致死性，目前AIDS已成为全球最重要的公共卫生问题之一。自1981年美国诊断出首例艾滋病以来，世界上已有152个国家发现艾滋病，严重威胁着人类健康，被视为“20世纪瘟疫”，WHO将12月1日确定为“世界艾滋病日”。

（一）生物学特性

1. 形态结构　HIV病毒呈球形，直径约100~120nm，电镜下可见一致密的圆锥状核心，病毒内部为20面体对称的核衣壳，内含病毒RNA分子、逆转录酶、整合酶、蛋白酶和核衣壳蛋白gp24。病毒外层为脂蛋白包膜，其中嵌有gp120和gp41，分别组成刺突和跨膜蛋白（图6-6）。gp120仅与表面有CD4分子的细胞结合，与该病毒的特异性吸

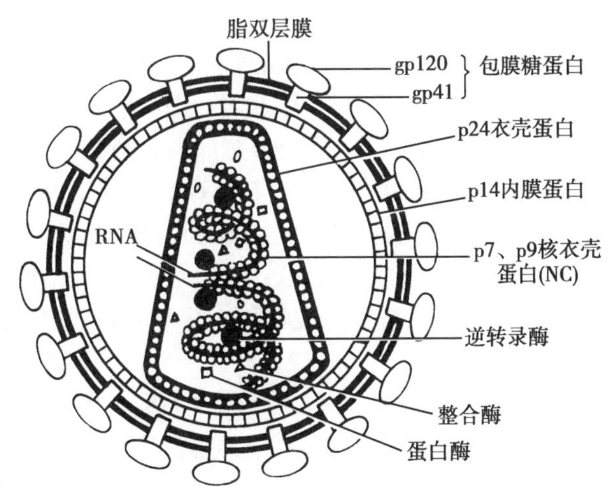

图6-6　HIV结构示意图

附、穿入有关。因糖蛋白极易变异，使 HIV 容易逃避免疫系统的清除而潜伏于体内。

2. 培养特性　HIV 在体外仅感染表面有 $CD4^+$ 分子的细胞（包括 Th 细胞、单核 - 巨噬细胞等）。体外培养常用新鲜分离的正常人 T 细胞或用病人自身分离的 T 细胞培养。感染 HIV 的细胞表面有大量 gp120 表达，可与周围未被感染的 $CD4^+$ 细胞发生融合而形成多核巨细胞，使细胞出现不同程度的病变。培养的细胞中可查到表达抗原。

3. 抵抗力　HIV 对理化因素的抵抗力较弱。56℃加热 30 分钟可被灭活。在室温中（20~22℃）可存活 7 天，0.2% 次氯酸钠、0.1% 漂白粉、0.3%H_2O_2、70% 乙醇、50% 乙醚或 0.5% 来苏处理 5 分钟可灭活病毒。HIV 对脂溶剂敏感，但外紫外线、γ 射线有较强抵抗力。

（二）致病性与免疫性

1. 传染源和传播途径　艾滋病的传染源是艾滋病患者和 HIV 无症状携带者。从其血液、精液、阴道分泌液、眼泪、乳汁、唾液、脑脊液、骨髓、皮肤及中枢神经组织等标本中均可分离到 HIV。主要传播方式有三种：①同性或异性间的性行为；②输入带有 HIV 的血液或血制品、器官或骨髓移植、人工授精、静脉药瘾者共用污染的注射器及针头；③经胎盘、产道或经哺乳等方式的母婴传播。

2. 致病机制　HIV 主要选择性侵袭 $CD4^+$ 的 T 淋巴细胞和单核 - 巨噬细胞，造成机体免疫系统的进行性损伤，导致严重的免疫功能障碍和免疫缺陷。

（1）HIV 对 $CD4^+$T 淋巴细胞的损害：主要通过病毒对细胞的直接杀伤作用和病毒感染致免疫病理所引起细胞损伤，其机制为：①导致 $CD4^+$T 细胞融合，形成多核巨细胞，该细胞丧失正常分裂能力，最终导致细胞的溶解；② HIV 抗体介导的 ADCC 作用、NK 细胞、CTL 对 $CD4^+$T 细胞的直接杀伤作用，使 $CD4^+$T 细胞大量减少；③诱导受感染染色体酶解，而导致细胞凋亡；④ HIV 复制产生大量未整合的病毒 DNA，抑制了细胞正常的生物合成；⑤ HIV 可作为超抗原激活大量 $CD4^+$T 细胞，导致细胞死亡和各系统的免疫损伤。

（2）HIV 对其它细胞的损伤：除感染 $CD4^+$T 淋巴细胞外，HIV 还可侵犯单核 - 巨噬细胞、淋巴结的滤泡树突状细胞、皮肤朗格汉斯细胞、神经胶质细胞等。病毒在细胞中低度增殖并不引起病变，但可影响其正常免疫及其他功能，HIV 可随这些细胞（尤其是单核 - 巨噬细胞）播散到全身，使患者出现 HIV 脑病、脊髓病变、AIDS 痴呆综合征等中枢神经系统疾患。HIV 对 B 细胞有多克隆活化作用，从而影响 B 细胞功能。

3. 临床表现

（1）急性感染期：HIV 初次感染人体后，一般无明显症状，仅部分感染者于 1~6 周出现发热、乏力、皮疹、淋巴结肿大、出汗、肌肉疼痛、恶心、厌食、腹泻、咽炎等类似感冒的症状，症状较轻微，常被忽略，1~4 周内自然消失。经数周后转入无症状感染期。

（2）无症状感染期：长达 6 个月至 10 年。此期感染者可无任何临床症状，外周血中 HIV 数量很低，但体内的 HIV 在受染的 $CD4^+$T 细胞、巨噬细胞中仍处于活跃增殖状态。

（3）艾滋病相关综合征：病毒大量增殖，免疫系统的损伤进行性加重，主要症状有：淋巴结肿大，低热、盗汗、全身倦怠、体重下降、腹泻等，继而表现为免疫功能低下引起的各种传染病。

（4）典型艾滋病期：大约 50% 的感染者在感染后 7~8 年发展为艾滋病。此期患者出现中枢神经系统等多器官多系统损害，发生各种致命性机会感染如白假丝酵母菌病、卡氏肺孢子菌等寄生虫及其他微生物的感染；或并发恶性肿瘤如 kaposi 肉瘤、恶性淋巴瘤等。5 年间死亡率约为 90%，多数患者于临床症状出现后的 2 年之内死亡。

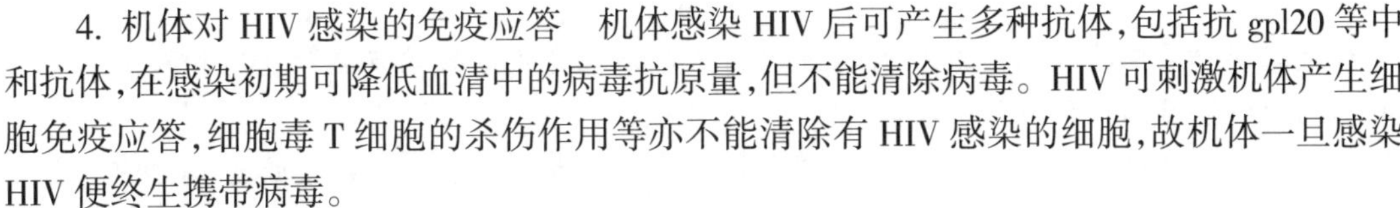

4. 机体对 HIV 感染的免疫应答　机体感染 HIV 后可产生多种抗体，包括抗 gpl20 等中和抗体，在感染初期可降低血清中的病毒抗原量，但不能清除病毒。HIV 可刺激机体产生细胞免疫应答，细胞毒 T 细胞的杀伤作用等亦不能清除有 HIV 感染的细胞，故机体一旦感染 HIV 便终生携带病毒。

（三）微生物学检查

HIV 检测常用 ELISA 法检测 HIV 抗体，作为 HIV 感染的筛选方法，若连续两次阳性，再经免疫印迹法确证试验证实即可确诊。HIV 检测已被作为常规医疗检测方法，以明确诊断、指导用药，并通过筛查阻断艾滋病的传播。

（四）防治原则

开展广泛的宣传教育，普及提高全民卫生常识有利于预防和控制 HIV 的传播。预防 HIV 感染的综合措施包括：①建立 HIV 感染的监测网络系统；②加强宣传教育，普及预防知识，打击卖淫、嫖娼、贩毒及抵制吸毒等；③加强血源和移植器官的筛选与管理；④加强国境检疫等；⑤禁止公用注射器、针头、牙刷及剃须刀等。

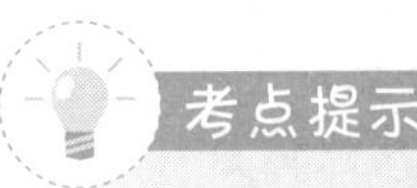

艾滋病的病原体、传播途径

目前临床用于治疗艾滋病的药物主要有四类：①核苷类逆转录酶抑制剂；②非核苷类逆转录酶抑制剂；③蛋白酶抑制剂；④融合抑制剂。目前所使用的“鸡尾酒疗法”是一种蛋白酶抑制剂 + 两种逆转录酶抑制剂的联合疗法，可以有效控制病毒复制扩散、延缓病毒感染者发病时间和延长病人生命。基因疗法研究进展迅速，通过引入外源性基因，特异性作用于 HIV 基因，阻断病毒复制，是治疗 AIDS 很有潜力的新方法。

二、人类嗜 T 细胞病毒

人类嗜 T 细胞病毒（HTLV）是人类 T 细胞白血病及淋巴瘤的病原体。20 世纪 80 年代初期分别从 T 细胞白血病和毛细胞白血病患者的外周血中分离出的人类逆转录病毒，分为 HTLV-Ⅰ和 HTLV-Ⅱ两型。

HTLV 在电镜下呈球形，直径约 100~120nm。病毒包膜表面的刺突嵌有病毒特异性糖蛋白（gpl20），能与细胞表面的 CD4 受体结合，参与病毒的感染、侵入细胞等。内层衣壳含有 P18、P24 两种结构蛋白，病毒核心为 RNA 与逆转录酶。

HTLV-Ⅰ型和 HTLV-Ⅱ仅感染 $CD4^{+}$T 淋巴细胞并在其中生长，使受染细胞发生转化，最后发展为 T 细胞白血病（ATL）。HTLV 感染潜伏期长，多无临床症状，一般见于 40 岁以上的成人发病。传播途径主要通过输血、注射、性接触等方式水平传播；也可通过胎盘、产道和哺乳等途径垂直传播。HTLV-Ⅰ的流行表现明显的地区性，在加勒比海、日本九州和非洲某些地区检出阳性率很高，而世界其他地区血清检出率极低。

HTLV 感染的实验室诊断主要依靠 ELISA 法、免疫印迹法检测病毒特异性抗体。目前尚无有效防治 HTLV 感染的措施，主要采取加大卫生知识宣传力度，加强血液制品安全性的监管，药物治疗可以选择逆转录酶抑制剂治疗。

小结

逆转录病毒是一组含有逆转录酶的 RNA 病毒，包括肿瘤病毒亚科、慢性病毒亚科和泡沫逆转录病毒亚科。其中对人致病的主要是人类免疫缺陷病毒(HIV)和人类嗜T淋巴细胞病毒(HTLV)。

人类免疫缺陷病毒(HIV)是引起艾滋病的病原体。HIV属逆转录病毒,呈球形,有包膜。传染源是HIV感染者和无症状携带者;主要通过性行为、血液和垂直方式传播,潜伏期长,临床上引起一细胞免疫功能缺陷为主的一系列临床表现;常采用检测HIV抗体以协助诊断艾滋病;目前尚无理想的特异性疫苗和治疗药物。人类嗜T细胞病毒是引起人类T细胞白血病及淋巴瘤的病原体。

目标测试

A1型题

113. 测定HIV感染的最简便方法是
    A. 测定HIV核酸　B. 测定HIV抗原　C. 培养HIV
    D. HIV基因测序　E. 测定HIV抗体
114. 艾滋病的病原体是
    A. 人类嗜T细胞病毒Ⅰ　B. 人类嗜T细胞病毒Ⅱ　C. EB病毒
    D. 人类免疫缺陷病毒　E. 人白血病病毒
115. HIV的传播途径**不包括**
    A. 同性或异性间的性行为　B. 垂直传播
    C. 输血和器官移植　D. 药瘾者共用污染HIV的注射器
    E. 日常生活的一般接触
116. HIV致病的关键因素是
    A. HIV易发生变异,逃避免疫系统攻击
    B. 可合并各种类型的机会感染
    C. 侵犯$CD4^+$T细胞,造成严重的免疫缺陷
    D. 可发生各种肿瘤而致死
    E. HIV基因可以和宿主基因整合
117. 属于逆转录病毒的是
    A. 人类免疫缺陷病毒　B. 乙型肝炎病毒　C. 巨细胞病毒
    D. EB病毒　E. 单纯疱疹病毒

(张晓红)

第五节　其它病毒

学习目标

1. 掌握:乙型脑炎病毒、登革热病毒、森林脑炎病毒的致病性及防治原则。
2. 熟悉:汉坦病毒、疱疹病毒、狂犬病毒的致病性及防治原则。
3. 了解:人乳头瘤病毒、埃博拉病毒、朊粒的致病性及防治原则。

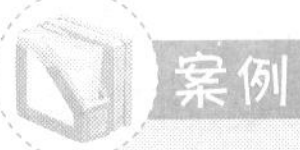

患者，女，5岁。数周前玩耍时被邻居小狗咬伤腿部，咬伤部位有痛痒和蚁行感，患者躁动不安、发热、头痛，痉挛发作后出现昏迷、呼吸循环衰竭而死亡。确诊为狂犬病。

请问：1. 引起感染的病原体是什么？感染后的最终结局是什么？

2. 怎样预防本病的发生？

一、虫媒病毒

虫媒病毒是以吸血节肢动物作为储存宿主和传播媒介，通过叮咬人、家畜等进行传播的病毒。病毒所致疾病为自然疫源性疾病，有明显的季节性和地区性。该病毒广泛分布，种类多，我国常见的虫媒病毒有乙型脑炎病毒（简称乙脑病毒）、森林脑炎病毒和登革病毒等。虫媒病毒的共同特点是：①虫媒病毒呈小球状，直径40~70nm，核酸为单股正链RNA，外面是20面体对称衣壳，最外层为脂质包膜，其上镶嵌有血凝素刺突；②致病力强，引起疾病潜伏期短、发病急、病情重；③节肢动物是病毒的传播媒介，又是储存宿主，所以疾病有明显的季节性和地域性。

（一）流行性乙型脑炎病毒

流行性乙型脑炎病毒是流行性乙型脑炎（简称乙脑）的病原体。乙脑病毒传播范围广，引起疾病死亡率高，幸存者可留下神经性后遗症。随着儿童中普遍进行疫苗接种，我国乙型脑炎发病率显著下降。

1. 生物学特性　乙脑病毒呈球形，直径约45nm。核衣壳外有一薄的外膜，表面有突起，为病毒的血凝素刺突，能凝集鹅、鸽及一日龄雏鸡的红细胞。最易感动物为乳小鼠，经脑内接种病毒后，3~5天即可发病，表现为神经系统兴奋性增高，肢体麻痹而死亡。乙脑病毒抗原性稳定，只有一个血清型，很少变异，不同地区不同时期分离的病毒株之间无明显差别。因此，应用疫苗预防效果较好。

2. 传播途径

(1) 传播媒介：我国乙脑病毒的主要传播媒介是三带喙库蚊。乙脑流行高峰期在6~9月，南方偏早，北方偏迟，主要与带病毒蚊虫出现的早晚和密度有关。另外，蠛蠓可能是另一种重要的媒介昆虫。

(2) 传染源和储存宿主：家畜（特别是幼猪）、家禽是乙脑病毒的中间宿主和传染源，动物感染乙脑病毒后，虽不出现明显症状，但有短暂的病毒血症期。在病毒血症期的动物，则可成为更多蚊虫感染病毒的传染源。蚊感染病毒后，在一定外界气温条件下，病毒在其唾液腺和肠内增殖1~2周后，此时如叮咬猪、牛、羊、马等家畜或家禽，则可致动物感染。感染的动物再次被蚊叮咬后又形成新的蚊→动物→蚊的不断循环。若叮咬易感人群即可引起人体感染。乙脑患者和隐性感染者也可成为传染源。蚊体可携带乙脑病毒越冬以及经卵传代，故蚊不仅是传播媒介，还是病毒的长期储存宿主。

3. 致病性与免疫性　人群对乙脑病毒普遍易感，但绝大多数表现为隐性或轻型感染，疫区隐性感染在80%左右，只有少数患者引起中枢神经系统症状，发生脑炎。

乙脑病毒侵入人体后在局部血管内皮细胞及淋巴结增殖，随后少量病毒入血流，形成第一次病毒血症。病毒随血流播散至肝、脾，在单核吞噬细胞内继续增殖，经10天左右，大量病毒再次进入血流，引起第二次病毒血症，引起发热等全身不适。若不再发展，则为顿挫感染。少数患者机体免疫力低下时，病毒可穿过血脑屏障在脑组织增殖，造成脑实质及脑膜病变，引起高热、惊厥、昏迷等症状。治疗不当可遗留各种后遗症，如：瘫痪、痴呆、失语、耳聋等。

机体感染乙脑病毒后可产生中和抗体，维持数年至终生。细胞免疫在防止病毒进入脑组织和维持血脑屏障正常功能方面起重要作用。乙脑病后免疫力稳定持久，隐性感染者也可获得牢固免疫力。

4. 微生物学检查

⑴ 病毒学检查：感染早期病人血液和脑脊液可分离病毒，但阳性率低。用病死者脑组织进行小鼠脑内接种，分离病毒阳性率高。病毒分离后可用已知抗体鉴定。鹅红细胞血凝吸附和致敏感细胞病变也可作为病毒鉴定的指标。

⑵ 血清学检测：检测患者血清中特异性乙脑病毒抗体以明确诊断。取病人急性期和恢复期双份血清，用血凝抑制试验、补体结合试验、中和试验、IgM抗体捕获的酶联免疫吸附试验等方法检测。若特异性抗体效价有4倍或4倍以上增高时则可确定诊断。

5. 防治原则　防蚊灭蚊是预防乙脑的关键。接种乙脑疫苗是预防乙脑流行的重要环节，我国使用原代初生地鼠肾细胞培养的乙脑减毒活疫苗，安全有效。幼猪是乙脑病毒的主要中间宿主和传染源，若给流行区的幼猪接种疫苗，可有效控制乙脑在猪群及人群的传播和流行。

考点提示

乙脑的病原体、传播途径

（二）常见虫媒病毒的比较

我国常见三种虫媒病毒的致病性与防治原则见表6-6。

表6-6　三种虫媒病毒的致病性与防治原则比较

病毒	乙脑病毒	森林脑炎病毒	登革热病毒
传播媒介	三节喙库蚊	蜱	伊蚊
流行季节	夏秋季	春季	夏季
主要流行区	我国南方、华北、东北等地区	前苏联东部、中欧、我国东北及西北地区	热带、亚热带，我国广东、海南、广西
所致疾病	乙型脑炎	森林脑炎	登革热
流行环节	蚊→家畜(幼猪)→蚊的传播，人被蚊叮咬引起感染	由蜱在兽类和野鸟中传播，人被蜱叮咬引起感染	病毒在人→蚊之间传播
临床表现	多为隐性或轻症感染，病毒进入血流，出现发热、不适；少数引起中枢神经系统症状，病后免疫力持久	出现高热、头痛、昏睡、外周神经弛缓性麻痹等症状。病后免疫力持久	人感染病毒后，可出现发热、肌肉和关节酸痛等，当再次感染时可出现登革出血热/登革休克综合征
防治原则	防蚊、灭蚊；用灭活或减毒活疫苗对易感人群进行接种；疫区的幼猪接种疫苗	灭蜱、防蜱叮咬；用灭活疫苗预防效果较好；减毒活疫苗正在研制中	防蚊、灭蚊；登革病毒疫苗研制和试用尚未成功

二、狂犬病病毒

狂犬病毒是引起狂犬病的病原体。属于弹状病毒科弹状病毒属，主要是在野生动物及家畜中传播。狂犬病是迄今人类病死率最高的急性传染病，一旦发病，病死率达100%。随着人们生活水平的不断提高，饲养宠物数目急剧增加，造成犬伤人数增加，我国的发病人数仅次于印度，位居世界第二。

(一) 生物学特性

狂犬病毒呈弹头状、有包膜的RNA病毒，包膜上的有糖蛋白刺突，与病毒的感染性有关。由于该狂犬病毒有嗜神经细胞性，在易感动物或人的中枢神经细胞内增殖时，于胞浆内形成圆形或椭圆形嗜酸性包涵体，称内基小体，在诊断上很有价值。其抵抗力弱，碘及肥皂水可灭活病毒，鉴于此可用于对伤口的处理。

(二) 致病性

狂犬病是一种中枢神经系统急性传染病。其传染源为患病的动物。人患狂犬病主要是被患病的动物咬伤所致，亦可因破损皮肤、黏膜接触含病毒的材料而感染。在动物发病前5天，其唾液中可带病毒，人若被患病动物咬伤或因破损皮肤黏膜接触含病毒材料而感染。病毒经伤口进入体内，在肌纤维细胞增殖，进而沿神经末梢上行至中枢神经系统，在神经细胞内增殖并引起中枢神经系统病理性损伤，然后病毒又沿传出神经扩散至唾液腺及其他组织，故唾液有传染性。

狂犬病潜伏期一般为1~3个月，也有短至几天或长至数年，其长短取决于被咬伤的部位距头部的远近及伤口感染的病毒量。患者在发病初期先感不安，发热、头痛，咬伤部位有痛痒和蚁行感等。发作期典型的临床表现为神经兴奋性增高，躁动不安，吞咽或饮水时喉头肌发生痉挛，甚至闻水声或其他轻微刺激均可引起痉挛发作，故又名“恐水病”。兴奋期持续3~5天后，转入麻痹期，最后因昏迷、呼吸循环衰竭而死亡。

人被犬或其他动物咬伤后，应将动物捕获隔离观察。若7~10天不发病，一般认为该动物未患狂犬病或咬人时唾液中尚无狂犬病毒，若观察期间发病，即将其处死，取脑海马回部位的组织进行涂片并作组织切片，检查病毒抗原和内基小体。

(三) 防治原则

预防狂犬病的发生，首先应当捕杀野犬，加强家犬管理，注射疫苗是预防狂犬病的主要措施。人若被病犬咬伤，应立即用20%的肥皂水反复冲洗伤口，再用70%酒精及2%碘液涂擦，用高效价狂犬病病毒免疫血清(40IU/kg体重)做伤口周围与底部浸润注射(血清使用前须作过敏试验，阳性者采用脱敏疗法)，进行被动免疫。及早接种狂犬疫苗(48小时以内)，可预防发病，目前我国常用的疫苗为原代地鼠肾组织细胞培养灭活疫苗，一般于伤后第1、3、7、14、28天各肌注2ml，在注射后约20天产生保护性抗体，免疫效果好，副作用少。

三、出血热病毒

出血热病毒可引起发热、皮肤粘膜及不同脏器出血，并伴有低血压和休克等，属于自然疫源性疾病，具有明显的地区性和季节性。引起出血热的病毒种类很多，主要有汉坦病毒、新疆出血热病毒及埃博拉病毒。

(一) 汉坦病毒

汉坦病毒又称为肾综合征出血热病毒(HFRSV)，是肾综合征出血热的病原体。在我国流行范围广，危害严重，亦称流行性出血热。1978年由韩国汉坦河附近流行性出血热疫区捕获的黑线姬鼠肺组织中分离出，以后又从病人血清中分离得到病毒。

1. 生物学性状

(1) 形态与结构:病毒呈球形、卵圆形或多形态性,平均直径约 120nm,核酸类型为单负股 RNA,有长、中、短三个片段,分别编码病毒的 RNA 多聚酶(L),糖蛋白(G_1、G_2)和核蛋白(N)。核衣壳外有包膜,包膜上的刺突为血凝抗原,含有糖蛋白 G_1、G_2 成分,其凝集鹅红细胞活性在 pH 6.0~6.4 范围最强。

(2) 抗原与分型:不同地区不同储存宿主分离的病毒,有共同的抗原成分,但抗原性有很大差异。用血清中和试验可将世界各地分离的汉坦病毒分成 6 种血清型:Ⅰ型(姬鼠型)、Ⅱ型(家鼠型或大鼠型)、Ⅲ型(棕背鼠型)、Ⅳ型(田鼠型)、Ⅴ型(黄颈姬鼠型)、Ⅵ型(小鼠型或小家鼠型)。我国流行的是Ⅰ型、Ⅱ型。

(3) 抵抗力:病毒对脂溶剂敏感,对酸、热抵抗力弱,60℃ 1 小时可被灭活。在 4~20℃相对稳定,在室温下、水和食物中 48 小时仍有传染性。

2. 致病性与免疫性

(1) 流行环节:HFRS 有明显的地区性和季节性,发病与鼠类分布和活动有关。我国汉坦病毒的宿主动物有几十种,主要有黑线姬鼠、褐家鼠、长尾仓鼠、野兔、猫、犬等。携带病毒的动物通过唾液、尿、粪排出病毒,污染食物、水、空气等,人或动物经呼吸道、消化道或皮肤伤口接触等方式被传染。现已证实几种厉螨和小盾恙螨不仅是传播媒介,亦是储存宿主。

(2) 致病性:病毒侵入人体后,潜伏期约为 1~2 周。起病急,典型的临床表现为高热、出血和肾损害,常伴有三痛(头痛、腰痛、眼眶痛)及三红(面、颈、上胸部潮红),眼结膜、咽部及软腭充血,软腭、腋下、前胸等处有出血点。典型的临床过程包括发热期、低血压休克期、少尿期、多尿期和恢复期。其发病机制是:汉坦病毒对毛细血管内皮细胞及免疫细胞有较强的亲嗜性和侵袭力,除因病毒直接引起全身小血管和毛细血管损伤、血管通透性增高、血管舒缩功能和微循环障碍外,还与病毒感染引起的免疫病理损伤有关。病毒抗原与其抗体形成免疫复合物,沉积在小血管壁和肾小球基底膜等组织,通过激活补体,导致血管、肾脏的免疫病理损伤,引起出血。

(3) 免疫性:汉坦病毒感染后,发病 1~2 天即可出现特异性 IgM,第 7~10 天达高峰。IgG 抗体在第 3~4 天出现,第 10~14 天达高峰,可持续多年。病后免疫力持久。此病毒隐性感染率较低。

3. 微生物学检查

(1) 病毒分离与抗原检测:必须在具有严格隔离条件的实验室中进行。病人急性期血清、感染动物肺、肾组织、尸检病死者器官等,均可用于病毒分离和抗原检测。将待检标本接种细胞培养,免疫荧光抗体染色,细胞浆内可查到病毒抗原。标本接种黑线姬鼠、大鼠或初生乳鼠后,可在肺组织中查到特异性病毒抗原。

(2) 血清学诊断:检测病人血清中病毒特异性 IgM 或 IgG 抗体,单份血清 IgM 阳性或双份 IgG 抗体有 4 倍或 4 倍以上增高者,均有诊断意义。

4. 防治原则　加强食品卫生、环境卫生管理,做好灭鼠、消毒、个人防护等。疫区进行疫情监测和调查,对患者要隔离治疗。我国应用金黄地鼠肾细胞培养汉坦病毒制备精制纯化灭活疫苗,人体接种后可产生中和抗体,发挥有效的保护作用。

(二) 新疆出血热病毒

新疆出血热病毒是从我国新疆塔里木盆地出血热病人的血液、尸体脏器中以及疫区捕获的硬蜱中分离获得。病毒呈圆形或椭圆形,直径 90~120nm,病毒结构、培养特性和抵抗力与汉坦病毒相似，能用鸡胚培养分离传代。1~4天龄乳鼠对本病毒易感。

新疆出血热是一种自然疫源性疾病，有严格的地区性和明显的季节性，主要分布在荒漠牧场。野生啮齿动物如子午砂鼠、长耳跳鼠、塔里木兔、家畜如羊、骆驼、牛、马等，是主要的储存宿主。硬蜱（亚洲璃眼蜱）是该病毒的传播媒介，亦是储存宿主，病毒可经蜱卵传代。

每年4~5月蜱大量繁殖，也是发病的高峰期。人被带病毒的蜱叮咬后，经5~7天潜伏期发病，临床表现为发热、全身疼痛、中毒症状和皮肤粘膜有出血点为主要特征，严重的病人有鼻衄、呕血、血尿及蛋白尿。病后机体可产生多种抗体，可获得持久免疫力。

微生物学检查与汉坦病毒基本相同，其预防主要针对传染源和传播途径采取措施。我国成功研究出精制灭活乳鼠脑新疆出血热疫苗，该疫苗安全，其预防效果在观察中。

（三）埃博拉病毒

埃博拉病毒引起的Ebola出血热是一种烈性传染病，主要特征是高热、疼痛、全身广泛性出血、多器官功能性障碍和休克，死亡率高达50%~90%。1976年首次在扎伊尔北部的Ebola河附近暴发流行，故命名为Ebola病毒。

Ebola病毒属丝状病毒科成员，直径约80nm，长短不一，核衣壳螺旋对称，外有类脂包膜，包膜上有糖蛋白刺突。病毒基因组为单负链RNA，病毒粒子一般直径约80nm，但平均长度近1000nm，形状可呈分枝状或盘旋状。Ebola病毒抵抗力不强，但室温条件下可稳定保持其传染性。

Ebola病毒传播途径主要是与患者体液密切接触、注射传播和空气传播。病毒自皮肤黏膜侵入宿主，在细胞浆中复制产生大量病毒，引起肝、脾、肺、淋巴结中广泛组织坏死。Ebola病毒破坏内皮细胞导致血管损伤，造成广泛出血及低血容量性休克。潜伏期为5~10天，临床特征是起病急、高热、头疼、肌痛、乏力，进而出现呕血、黑便、瘀斑、黏膜出血等内出血现象，继而七窍流血不止，并不断将体内器官的坏死组织从口中呕出，最后病人常死于休克及多器官衰竭，病死率高，世界卫生组织将其列为人类危害最严重的病毒之一，即“第四级病毒”。

微生物学检查要做好安全防御措施，标本采集和处理必须在安全防护的实验室进行。采用直接免疫荧光染色和ELISA法检测病毒抗原、RT-PCR扩增分泌物中的病毒基因组，或用免疫荧光、ELISA法检测相应的抗体。

目前Ebola出血热疫苗正在研制中，应采取综合性措施预防，发现病人要立即隔离，病人的分泌物、排泄物、血液及接触过的物品必须严格消毒，尸体应立即深埋或火化。

四、疱疹病毒

疱疹病毒是一群中等大小、有包膜的DNA病毒。现已发现110种以上，广泛分布于哺乳类、鸟类等动物中，其中与人类有关的称之为人类疱疹病毒（HHV），包括单纯疱疹病毒、水痘-带状疱疹病毒、巨细胞病毒、EB病毒。

病毒感染宿主细胞后可表现为增殖性感染、潜伏感染，垂直感染和整合感染，后者与肿瘤形成有关。我国南方（广东、广西）及东南亚是鼻咽癌高发区，多发生于40岁以上中老年人。在患者的癌组织中发现EBV基因，且患者血清中EBV抗体增高。由此推断出EB病毒是引致鼻咽癌的一个重要因素，因其可通过唾液传播，故EBV又称为“接吻病毒”。

除水痘外，原发感染多为隐性感染。人类疱疹病毒所致主要疾病及病毒潜伏部位见表6-7。

表 6-7 常见疱疹病毒种类及致病性

病毒名称	所致疾病	潜伏部位	防治原则
单纯疱疹病毒 1 型	生殖器以外的皮肤、黏膜和器官感染，如齿龈口炎、唇疱疹、疱疹性脑炎、角膜炎、先天畸形等。有复发性	三叉神经节和颈上神经节	无特异预防。治疗用碘苷、阿糖胞苷、干扰素等，但不能清除潜伏病毒
单纯疱疹病毒 2 型	生殖器疱疹、新生儿疱疹	骶神经节	同上
EB 病毒	传染性单核细胞增多症、非洲儿童恶性淋巴瘤、鼻咽癌	B 淋巴细胞	亚单位疫苗和基因工程疫苗，正在试用观察过程中
水痘 - 带状疱疹病毒	原发：水痘（儿童），多分布于躯干，出现丘疹、水疱疹，可发展成脓疱疹 复发：带状疱疹（成人），沿神经走向分布，串联成带状的疱疹	脊髓后根神经节或颅神经的感觉神经节中	减毒活疫苗预防。治疗用阿昔洛韦、阿糖腺苷、干扰素、无环鸟苷
巨细胞病毒	巨细胞包涵体病，输血后传染性单核细胞增多症和肝炎、先天畸形等	涎腺、腮腺、乳腺、肾、白细胞或其他腺体	减毒活疫苗已研制成功，正在试用。亚单位疫苗、基因工程疫苗仍在研制中

五、人乳头瘤病毒

人乳头瘤病毒（HPV）属于乳多空病毒科，现已发现 HPV 有 60 多个血清型。

（一）生物学特性

HPV 呈球形，直径 45~55nm，为二十面体立体对称结构，无包膜。病毒核酸为双股环状 DNA，HPV 在体外细胞培养尚未成功。

（二）致病性与免疫性

HPV 的传播途径主要是通过直接接触感染者的病损部位或间接接触被病毒污染的物品。生殖器感染主要由性交传播，新生儿可在通过产道时受感染。病毒侵入机体后，仅停留于感染局部皮肤和黏膜中，不产生病毒血症。

HPV 对皮肤和黏膜上皮细胞具有高度亲嗜性，使表皮变厚、角质化，上皮增殖形成良性乳头状瘤或疣。

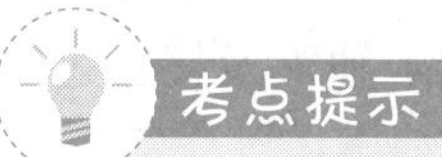

尖锐湿疣的病原体

不同型别的 HPV 可导致不同部位的感染，例如跖疣和寻常疣多由 HPV-1、2、4 引起；尖锐湿疣主要由 HPV-6、11 引起；扁平疣多由 HPV-3、10 所致。HPV 所致疾病临床常见的有寻常疣、跖疣、扁平疣、尖锐湿疣等。尖锐湿疣好发于温暖潮湿部位，以生殖器发病率最高，传染性强，是性传播疾病，可有恶性变的可能。现已证明 HPV-16、18、33 等型别与宫颈癌的发生密切相关。

HPV 感染后机体可产生特异性抗体，但该抗体对机体无保护作用。非特异性免疫功能异常者，如免疫抑制、免疫缺陷患者，较易患扁平疣。

（三）微生物学检查与防治

采用免疫组化方法检测病变组织中的 HPV 抗原，或用核酸杂交法和 PCR 方法检测 HPV DNA 辅助疣的确诊和 HPV 致病关系的研究。疣可通过化学方法及液氮冷冻疗法、激光治疗、电烙术等物理方法除疣，但往往再发。对生殖器 HPV 感染者，应用干扰素治疗的同时，结合上述辅助疗法。HPV 疫苗正在临床试验阶段，避免接触是最好的预防方法。

六、朊粒

朊粒，又称传染性蛋白粒子。1982 年美国学者 Prusiner 首先报道朊粒引起羊瘙痒病。朊粒是医学微生物学领域中尚未弄清楚的一种蛋白质病原体，其主要成分是一种蛋白酶抗性蛋白（PrP）。朊粒对人畜均有传染性，潜伏期较长，在人和动物中引起以传染性海绵状脑病（TSE）为特征的中枢神经系统慢性退化性疾病，表现为亚急性海绵状脑病，还可引起动物的疯牛病、瘙痒病及人类的库鲁病、克 - 雅（CJD）症、格斯综合征和致死性家族性失眠等。

致病特点：朊粒可导致致死性中枢神经慢性退行性疾病，潜伏期可达数年至数十年，一旦发病则呈慢性进行性病程，最终导致死亡。病理特点为神经细胞空泡变性和死亡，星状胶质细胞增生，脑组织海绵状改变等，病变部位只发生在中枢神经系统，而不累及其他器官。患者表现为痴呆、共济失调、眼球震颤及癫痫等临床，患者对朊粒缺乏有效的免疫应答。

微生物学检查可采用免疫组化和免疫印迹等方法检测 PrP。

目前尚无特异性的预防措施和有效的治疗方法。避免与脑组织直接接触造成感染，减少医源性传播。抵抗力强，高压蒸汽灭菌需 134℃持续 1 小时可彻底灭活；用 5% 次氯酸钠或 1mol/L 氢氧化钠浸泡手术器械 1 小时亦可被彻底灭活。

小结

虫媒病毒所致疾病为自然疫源性疾病，有明显的季节性和地区性。主要有乙型脑炎病毒、森林脑炎病毒和登革病毒等，分别引起乙型脑炎、森林脑炎和登革热。

狂犬病毒主要在野生动物及家畜中传播。人被病兽咬伤感染引起狂犬病，病死率达 100%，可应用狂犬疫苗预防。

出血热病毒有汉坦病毒、新疆出血热病毒，引起的出血热属于自然疫源性疾病，具有明显的地区性和季节性。

人类疱疹病毒（HHV），包括单纯疱疹病毒、水痘 - 带状疱疹病毒、巨细胞病毒、EB 病毒。可分别引起皮肤粘膜的疱疹、水痘 - 带状疱疹、传染性单核细胞增多症、巨细胞包涵体病等疾病，EB 病毒与非洲儿童恶性淋巴瘤、鼻咽癌的发生有关。

人乳头瘤病毒可引起寻常疣、跖疣、扁平疣、尖锐湿疣等。现已证明 HPV-16、18、33 等型别与宫颈癌的发生密切相关。

朊粒又称传染性蛋白粒子，对人畜均有传染性，潜伏期长，在人和动物中引起以传染性海绵状脑病为特征的中枢神经系统慢性退化性疾病。目前尚无特异性的预防措施和有效的治疗方法。

目标测试

A1 型题

118. 关于乙脑病毒的叙述，**错误**的是

A. 节肢动物媒介传播
B. 水平传播
C. 垂直传播
D. 病后可获得稳定而持久的免疫力
E. 可进行乙脑疫苗的特异性预防

119. 经病兽咬伤后感染的病原体是
A. 水痘-带状疱疹病毒　B. 腺病毒　C. EB病毒
D. 人类免疫缺陷病毒　E. 狂犬病毒

120. 下列病毒中可以引起潜伏感染的是
A. 疱疹病毒　B. 森林脑炎病毒　C. 乙型脑炎病毒
D. 汉坦病毒　E. 麻疹病毒

121. 狂犬病的潜伏期较长，如及早接种疫苗，可以预防发病。目前使用的狂犬疫苗属于
A. 减毒疫苗　B. 类毒素疫苗　C. 重组疫苗
D. 内毒素疫苗　E. 灭活疫苗

122. 内基小体是
A. 麻疹病毒包涵体　B. 腺病毒包涵体　C. 疱疹病毒包涵体
D. 狂犬病毒包涵体　E. 虫媒病毒包涵体

123. 被狂犬咬伤后，最正确的处理措施是
A. 注射狂犬病毒免疫血清+抗病毒药物
B. 清创+抗生素
C. 注射大剂量丙种球蛋白+抗病毒药物
D. 清创+注射狂犬病毒血清
E. 清创+接种疫苗+注射狂犬病毒免疫血清

124. 感染后病死率高，幸存者多留有后遗症的病毒是
A. 狂犬病毒　B. 麻疹病毒　C. 汉坦病毒
D. 乙脑病毒　E. 登革病毒

125. 由EB病毒引起的为
A. 恐水症　B. 传染性单核细胞增多症
C. 输血后单核细胞增多症　D. 登革热
E. 水痘

126. 引起口唇疱疹的为
A. HSV-1型　B. HSV-2型　C. EB病毒
D. 巨细胞病毒　E. 水痘带状疱疹病毒

（张晓红）

第二篇　人体寄生虫学

第七章　人体寄生虫概述

学习目标

1. 掌握：寄生虫、宿主等相关概念；寄生虫对宿主的损害方式；寄生虫病流行的基本环节。
2. 熟悉：宿主对寄生虫的免疫类型；影响寄生虫病流行的因素及流行特点。
3. 了解：寄生虫的种类；寄生虫病的防治原则。

人体寄生虫是指能引起疾病的寄生虫，又称为医学寄生虫。通过学习人体寄生虫的形态结构、生活史、致病性、实验诊断及防治原则，揭示寄生虫与人体及外界因素之间的相互关系，从而控制乃至消灭寄生虫病，以保障人民的身体健康。

第一节　寄生现象与生活史

在自然界的生物关系中，两种不同种类的生物共同生活在一起，其中一种生物在其生命中的某一时期或终身与另一种生物有着密切关系，称为共生。两种生物生活在一起，一方受益，另一方受害并为受益的生物提供营养和居住场所，这种生活关系称为寄生。如蛔虫寄生于人体小肠获取营养并损害人体。

一、寄生虫及其种类

在寄生关系中受益的一方为低等动物者称为寄生虫。根据寄生虫与宿主之间的关系不同，可将寄生虫分为以下种类。

1. 体内寄生虫与体外寄生虫　体内寄生虫是指寄生于人体腔道、组织或细胞等部位的寄生虫，如蛔虫、囊尾蚴、疟原虫等。体外寄生虫是指寄生于人体体表的寄生虫，仅摄食时与人体接触而后即离开，如吸血的蚊、蚤等医学节肢动物。

2. 专性寄生虫与兼性寄生虫　专性寄生虫是指寄生虫在发育过程中至少有一个发育阶段营寄生生活，如血吸虫。兼性寄生虫是指寄生虫既可营寄生生活也可营自生生活，如粪类圆线虫。

3. 机会致病性寄生虫 是指在人体内通常处于隐性感染状态，当机体免疫功能受损时出现异常增殖并致病的寄生虫，如刚地弓形虫。

二、宿主及其种类

在寄生关系中被寄生虫所寄生并受害的人或动物称为宿主。根据寄生虫不同发育阶段所寄生的宿主不同及宿主在寄生虫病传播流行中的作用，将宿主分为以下种类：

1. 终宿主 寄生虫成虫或有性生殖阶段所寄生的宿主称为终宿主。如华支睾吸虫成虫阶段寄生于人体，人是华支睾吸虫的终宿主。

2. 中间宿主 寄生虫幼虫或无性生殖阶段所寄生的宿主称为中间宿主。若寄生虫在发育过程中需要两个以上的中间宿主，则按其寄生的先后顺序依次分为第一、第二中间宿主等。如华支睾吸虫幼虫阶段先后寄生于豆螺及淡水鱼、虾体内，豆螺为华支睾吸虫的第一中间宿主，淡水鱼、虾为其第二中间宿主。

3. 保虫宿主 寄生虫成虫阶段所寄生的除人以外的脊椎动物称为保虫宿主。如华支睾吸虫成虫除寄生于人体外，还可寄生于猫、犬科等动物体内，猫、犬科等动物为华支睾吸虫的保虫宿主。该类宿主在一定条件下可将其体内的寄生虫传播给人，在寄生虫病流行病学上是人兽共患寄生虫病的重要传染源。

4. 转续宿主 滞育状态的寄生虫幼虫所寄生的非适宜宿主称为转续宿主。当此幼虫若有机会进入适宜宿主体内，仍可继续发育为成虫。如感染曼氏迭宫绦虫幼虫裂头蚴的蛙被蛇、鸟等非适宜宿主食入，裂头蚴在其体内存活而不发育，当猫、犬等适宜宿主食入含裂头蚴的蛇、鸟等后，裂头蚴可继续发育为成虫，因此，蛇、鸟等为该虫的转续宿主。

三、寄生虫的生活史及感染阶段

寄生虫完成一代生长、发育、繁殖的全过程及其所需要的外界环境条件称为寄生虫的生活史。按生活史中是否需要中间宿主，可将其分为直接型和间接型，即前者完成生活史不需要中间宿主，后者完成生活史需要中间宿主。在寄生虫的生活史中具有感染宿主能力的发育阶段称为感染阶段，又称感染期。如华支睾吸虫的囊蚴阶段才能使人感染，故其为华支睾吸虫的感染阶段。

第二节 寄生虫与宿主的相互关系

寄生虫与宿主之间的相互关系表现为寄生虫对宿主的损害作用及宿主对寄生虫的免疫作用。两者之间相互作用的结果表现为宿主将寄生虫全部清除、或呈带虫状态或患有寄生虫病。而呈带虫状态且无明显临床表现的人称为带虫者，是重要的传染源。

一、寄生虫对宿主的损害

1. 夺取营养 寄生虫必须在宿主体内获取营养而得以生存，同时使宿主营养消耗，引起相应疾病。如钩虫寄生于宿主小肠内以血液为食，常引起人体营养不良、贫血等。

2. 机械性损伤 寄生虫在感染、移行、定居、发育及繁殖的过程中可对宿主的组织器官造成机械性损伤。如钩虫咬附于小肠壁导致肠黏膜出血点及溃疡；猪囊尾蚴压迫脑组织引起癫痫；蛔虫在人体小肠内扭结成团引起肠梗阻等。

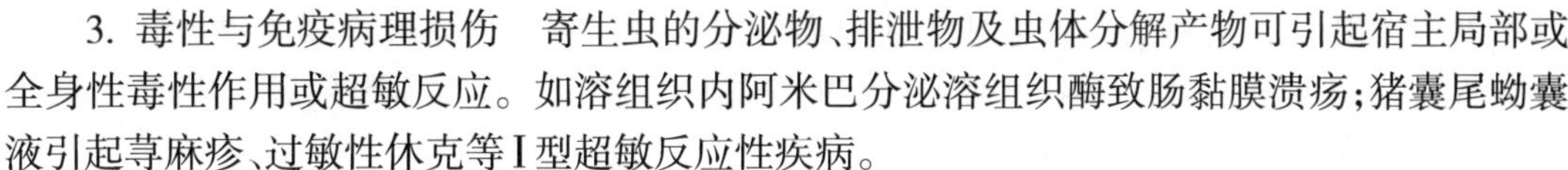

3. 毒性与免疫病理损伤 寄生虫的分泌物、排泄物及虫体分解产物可引起宿主局部或全身性毒性作用或超敏反应。如溶组织内阿米巴分泌溶组织酶致肠黏膜溃疡;猪囊尾蚴囊液引起荨麻疹、过敏性休克等Ⅰ型超敏反应性疾病。

二、宿主对寄生虫的免疫

宿主对寄生虫的感染可通过免疫应答抑制、杀伤或消灭所感染的寄生虫。宿主对寄生虫的免疫包括固有免疫和适应性免疫两种类型。

(一) 固有免疫

宿主通过机体组织结构的屏障作用、免疫细胞的吞噬和杀伤作用以及免疫分子的溶细胞作用等发挥的非特异防御功能。此外,人类对某些寄生虫具有先天不易感性,如人先天不感染牛囊尾蚴。

(二) 适应性免疫

适应性免疫是宿主对寄生虫抗原的识别而引发的特异性免疫应答反应,可分为消除性免疫和非消除性免疫。

1. 消除性免疫 宿主被感染后产生的免疫力既能清除体内寄生虫,又对同种寄生虫再感染具有完全的免疫能力。如皮肤利什曼病患者痊愈后对同种寄生虫具有持久特异的免疫力。

2. 非消除性免疫 宿主被感染后产生的免疫,无法完全清除体内寄生虫,仅对同种寄生虫的再感染具有一定的免疫力,包括带虫免疫和伴随免疫。宿主有寄生虫存在时,能维持一定的免疫力,随着寄生虫的消失,免疫力也减弱或消失,称为带虫免疫,此类免疫较多见。宿主感染寄生虫后,所产生的免疫力无法清除体内寄生的成虫,但能抵抗同种寄生虫幼虫的再感染,称为伴随免疫,如宿主感染血吸虫后产生伴随免疫。

第三节 寄生虫病的流行与防治

一、寄生虫病流行的基本环节

寄生虫病的流行包括传染源、传播途径及易感人群三个基本环节。

1. 传染源 指体内有寄生虫并能将其传播给其他宿主的人或动物,包括病人、带虫者及保虫宿主。

2. 传播途径 指寄生虫从传染源传播给易感宿主的过程。主要包括经口感染、经皮肤黏膜感染、经媒介节肢动物感染、经接触感染、经胎盘感染等途径。此外尚有输血感染、吸入感染和自身感染等。

3. 易感人群 指对某种寄生虫缺乏免疫力或免疫力低下的人群。一般而言,人群对寄生虫普遍易感,而一些特定人群,如儿童、老年人及流动人口进入流行区后均为易感人群。

二、影响寄生虫病流行的因素

影响寄生虫病流行的因素包括自然因素、生物因素及社会因素。

1. 自然因素 包括温度、湿度、雨量、光照等气候因素以及地理环境。如温暖、潮湿、土质肥沃的环境适于蛔虫、鞭虫、钩虫等蠕虫的虫卵或幼虫的发育和活动。

2. 生物因素 有些寄生虫完成生活史需要中间宿主或节肢动物，对寄生虫病的流行起决定性作用。如日本血吸虫中间宿主钉螺的分布区域决定了日本血吸虫病的流行地区；疟原虫的传播媒介蚊决定了疟疾的流行季节。

3. 社会因素 包括社会制度、经济发展、文化教育、医疗卫生、生产方式、生活习惯及行为方式等。此外，加强卫生宣传教育、加强流动人口管理、开展寄生虫病防治工作等措施也是影响寄生虫病流行的重要因素。

三、寄生虫病流行的特点

寄生虫病的流行具有以下三个特点。

1. 地方性 寄生虫病流行有明显的地方性。如钩虫病广泛流行于我国淮河及黄河以南地区，但在干燥、寒冷的西北和东北地区则很少流行；华支睾吸虫病常在有吃生鱼习惯的地方流行；棘球蚴病多在牧区流行。

2. 季节性 寄生虫病多在温暖、潮湿及中间宿主和媒介节肢动物频繁活动的季节流行。如急性血吸虫病或疟疾的流行多在钉螺或按蚊大量孳生的季节。

3. 人兽共患性 有些寄生虫病可以在人和脊椎动物之间自然地传播，这种特性称为人兽共患性，又称为自然疫源性或动物源性。这类在人和脊椎动物之间自然传播着的寄生虫病称为人兽共患寄生虫病，如旋毛虫病、弓形虫病等。

四、寄生虫病的防治原则

防治和消灭寄生虫病应根据寄生虫的生活史、流行基本环节及影响寄生虫病流行的因素等制定综合防治措施。

1. 控制或消灭传染源 普查普治病人、带虫者及保虫宿主，加强动物管理，监测流动人口。

2. 切断传播途径 加强粪便和水源管理，注意饮食卫生、环境卫生和个人卫生，控制或消灭媒介节肢动物和中间宿主。

3. 保护易感人群 积极开展卫生宣传教育，改变不良的饮食习惯和生活方式，改进生产方式和条件，提高防护意识，必要时预防服药。

小结

在寄生关系中受益的一方为低等动物者称为寄生虫。在寄生关系中被寄生虫所寄生并受害的人或动物称为宿主。宿主主要包括终宿主、中间宿主、保虫宿主。寄生虫完成一代生长、发育、繁殖的全过程及其所需要的外界环境条件称为寄生虫的生活史。寄生虫通过夺取营养、机械性损伤、毒性及免疫病理等方式损害宿主。宿主对寄生虫的免疫主要以带虫免疫为主。寄生虫病流行的基本环节包括传染源、传播途径及易感人群。影响寄生虫病流行的因素包括自然因素、生物因素及社会因素。寄生虫病流行的特点包括地方性、季节性及人兽共患性。

目标测试

A1 型题

127. 寄生虫的成虫或有性生殖阶段所寄生的宿主称为

A. 终宿主 B. 第一中间宿主 C. 第二中间宿主
D. 保虫宿主 E. 转续宿主

128. 中间宿主是指寄生虫
A. 成虫或有性生殖阶段所寄生的宿主
B. 成虫或无性生殖阶段所寄生的宿主
C. 幼虫或无性生殖阶段所寄生的宿主
D. 幼虫或有性生殖阶段所寄生的宿主
E. 仅成虫阶段所寄生的脊椎动物

129. 被寄生虫成虫所寄生的除人以外的脊椎动物称为
A. 终宿主 B. 第一中间宿主 C. 第二中间宿主
D. 保虫宿主 E. 传播媒介

130. 人体寄生虫病的传染源是指
A. 仅有病人和带虫者 B. 病人、带虫者、受染动物 C. 所有野生动物
D. 所有家畜 E. 医学节肢动物

131. 下列**不属于**寄生虫病流行特点的是
A. 地方性 B. 季节性 C. 自然疫源性
D. 人兽共患性 E. 易控制性

（尹燕双）

第八章　常见人体寄生虫

常见人体寄生虫包括多细胞的医学蠕虫、单细胞的医学原虫及医学节肢动物。医学蠕虫主要包括线虫、吸虫和绦虫。医学原虫主要包括阿米巴、鞭毛虫和孢子虫。医学节肢动物主要包括昆虫、螨、蜱等。本章主要介绍有代表性的常见人体寄生虫。

第一节　线　　虫

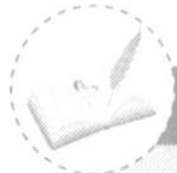

学习目标

1. 掌握：常见线虫的生活史知识要点及防治原则。
2. 熟悉：常见线虫的致病性及实验诊断。
3. 了解：常见线虫的形态特征。

线虫广泛分布于自然界，种类繁多。线虫成虫呈线形或圆柱形，体表光滑不分节，大小不一。线虫多为雌雄异体，雌虫大于雄虫，雌虫尾端尖直，雄虫尾端多向腹面弯曲或膨大呈伞状。线虫生活史多数为直接型，少数为间接型。寄生于人体的线虫多数为肠道寄生虫，少数为组织寄生虫或肠道兼组织寄生虫。

案例

患儿，7岁，家住郊区。因突发性脐周腹痛难忍、伴恶心、呕吐，来院就诊。主诉半年来常感脐周隐痛、夜间磨牙，曾排便时偶见蚯蚓样虫体排出。实验室检查：粪便检查蛔虫卵（+）。

请问：1. 该患儿患有何种疾病？诊断依据是什么？

2. 该患儿可能患病的原因是什么？如何进行健康教育？

一、似蚓蛔线虫

似蚓蛔线虫简称蛔虫。其成虫寄生于人体小肠，引起蛔虫病。该病呈世界性分布，感染率农村高于城市，儿童高于成人。

（一）形态

1. 成虫　虫体呈长圆柱状，似蚯蚓，头尾两端较细。口孔外围有三个呈“品”字形排列的唇瓣。雌雄异体，雌虫长20~35cm，尾端尖直；雄虫长15~31cm，尾端向腹面卷曲（图8-1）。

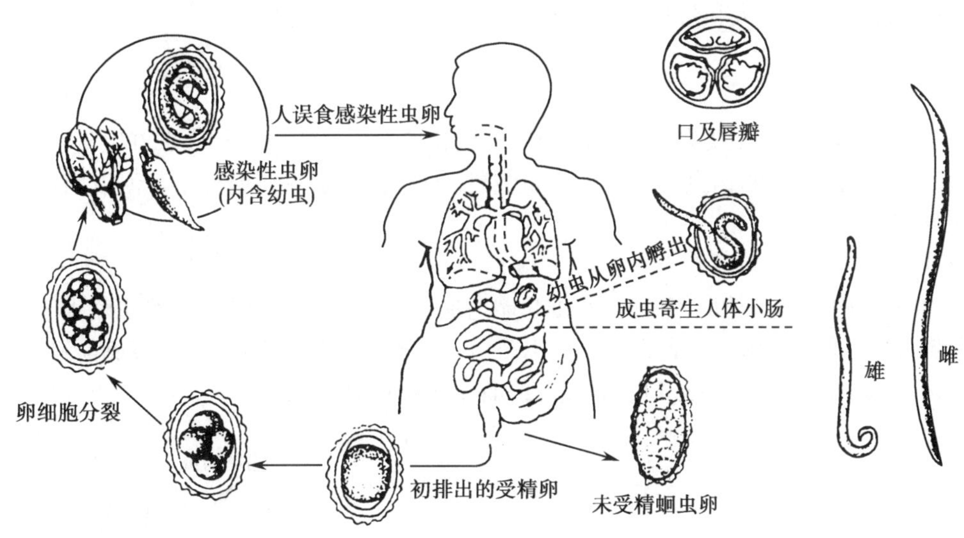

图 8-1 似蚓蛔线虫形态及生活史

2. 虫卵 分受精卵和未受精卵两种(图 8-1)。受精卵呈宽椭圆形,大小为(45~75)μm×(35~50)μm;卵壳厚而透明,表面有一层凹凸不平排列均匀的蛋白质膜,呈棕黄色;卵内含有1个大而圆的卵细胞,其两端与卵壳之间有明显的半月形空隙。未受精卵呈长椭圆形,大小为(88~94)μm×(39~44)μm;卵壳及蛋白质膜均较受精卵薄;卵内含有许多屈光颗粒。

(二) 生活史

成虫寄生于人体小肠,雌、雄虫交配后雌虫产卵,卵随宿主粪便排出体外。受精卵在潮湿、荫蔽、氧气充足及适宜温度的土壤中,约经 3 周发育为内含幼虫的感染性虫卵。感染性虫卵被人误食后,在小肠中孵出幼虫,侵入小肠黏膜下小静脉或淋巴管,随血流经右心到达肺部,进入肺泡发育,再沿支气管、气管上行至咽部,随吞咽动作经食管、胃到达小肠,经数周发育为成虫(图 8-1)。

(三) 致病性

1. 幼虫致病 幼虫在人体内移行,可造成机械性损伤及超敏反应,以肺损伤最为严重,引起蛔蚴性肺炎。病人表现为发热、咳嗽、哮喘、痰中带血、呼吸困难及荨麻疹等。此外,幼虫偶可移行至脑、肝、脾及肾等器官,引起异位寄生。

2. 成虫致病 成虫寄生于小肠内,掠夺营养及损伤肠黏膜,引起蛔虫病。病人表现为食欲不振、恶心、呕吐、间歇性脐周疼痛、腹泻或便秘等症状。儿童重度感染可引起营养不良。有的病人可出现荨麻疹、烦躁、夜间磨牙等症状。成虫有钻孔习性,可钻入开口于肠壁上的胆道、胰管、阑尾等处,引起胆道蛔虫症、蛔虫性胰腺炎及阑尾炎等并发症。感染虫体数较多时,可引起蛔虫性肠梗阻。

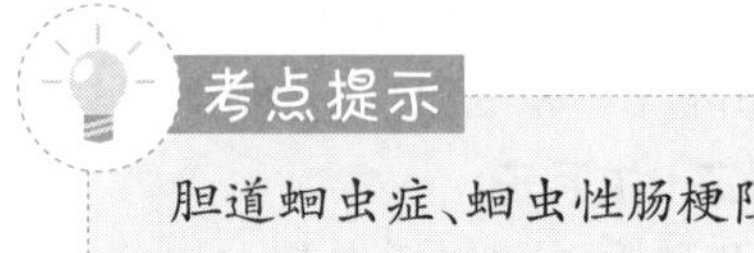

(四) 实验诊断

取病人粪便做生理盐水直接涂片法检查到虫卵即可确诊,必要时可用饱和盐水浮聚法、沉淀法以提高检出率。对蛔虫引起的并发症可应用影像学检查以辅助诊断。

(五) 防治原则

加强卫生宣传教育,注意饮食卫生和个人卫生。加强粪便管理,消灭苍蝇和蟑螂,防止虫卵污染环境。治疗病人和带虫者常用药物有阿苯达唑、甲苯达唑。

二、钩虫

寄生于人体的钩虫主要有十二指肠钩口线虫和美洲板口线虫。其成虫寄生于人体小肠上段，引起以贫血为主的钩虫病。该病呈世界性分布，在我国主要流行于黄河以南地区，农村多余城市。

(一) 形态

1. 成虫　两种钩虫外形相似，体态细长略弯曲，呈圆柱状，长约 1cm。雌虫略大于雄虫，尾端呈圆锥状，雄虫尾端膨大成交合伞。十二指肠钩虫体形呈“C”形，口囊腹侧前缘有 2 对钩齿。美洲钩虫体形呈“S”形，口囊腹侧前缘有 1 对板齿(图 8-2)。

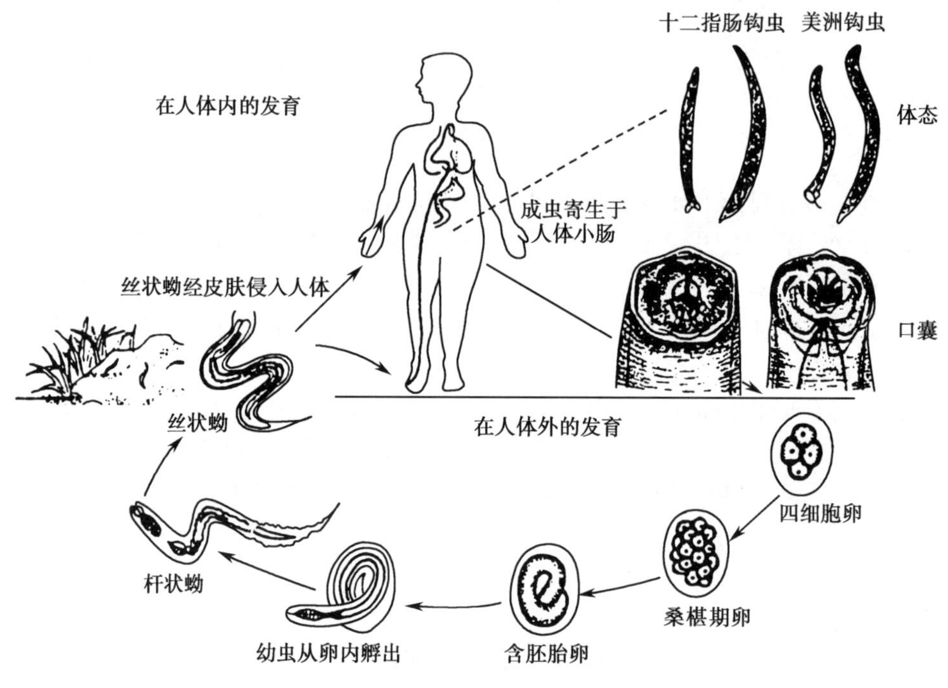

图 8-2　钩虫形态及生活史

2. 虫卵　两种钩虫卵形态相似，均呈椭圆形，无色透明，大小约 60μm×40μm。卵壳极薄，卵内含 4~8 个卵细胞，卵细胞与卵壳间有明显的空隙(图 8-2)。

(二) 生活史

两种钩虫的生活史基本相同。成虫寄生于人体小肠上段，借口囊及钩齿或板齿咬附在肠黏膜上，雌、雄虫交配后雌虫产卵，卵随宿主粪便排出体外。虫卵在温暖、潮湿、荫蔽、氧气充足的土壤中，经 1~2 天发育孵出杆状蚴，再经 7~8 天发育为丝状蚴。当丝状蚴接触人体皮肤时，钻入皮下小静脉或小淋巴管，随血流经右心到达肺部，进入肺泡，再沿支气管、气管上行至咽部，随吞咽动作经食管、胃到达小肠发育为成虫(图 8-2)。

另外，十二指肠钩虫的丝状蚴还可经口感染，侵入消化道黏膜循上述途径或直接到达小肠发育为成虫。婴儿也可经乳汁感染。胎儿也可通过胎盘感染。

（三）致病性

1. 幼虫致病 丝状蚴钻入皮肤时可引起钩蚴性皮炎，病人表现为局部皮肤奇痒、灼痛，随之出现充血斑点或丘疹、红肿、水疱，若继发细菌感染则形成脓疱。幼虫穿过肺毛细血管进入肺泡时可引起钩蚴性肺炎，表现为发热、咳嗽、痰中带血、哮喘等症状。

2. 成虫致病 钩虫成虫咬附于肠黏膜上，以血液为食，同时分泌抗凝素，并经常更换咬附部位，导致肠黏膜点状出血及小溃疡，引起贫血，病人表现为皮肤蜡黄、黏膜苍白、头晕、乏力，严重时出现心慌、气促。病变可累及黏膜下层，甚至肌层，病人主要表现为上腹不适、隐痛、恶心、呕吐、腹泻、食欲增加或减退、体重减轻等症状。少数病人喜食生米、生豆、茶叶等症状，称为“异嗜症”。妇女严重感染可引起闭经、流产。儿童严重感染可致发育障碍。

（四）实验诊断

取病人粪便检查到钩虫卵或孵化出钩蚴即可确诊。饱和盐水浮聚法为首选方法，检出率高。

（五）防治原则

加强卫生宣传教育，注意饮食卫生。加强粪便管理，防止虫卵污染环境。加强个人防护，减少皮肤接触疫土、疫水的机会。治疗病人和带虫者的药物有阿苯达唑、甲苯达唑。

三、蠕形住肠线虫

蠕形住肠线虫又称蛲虫。其成虫主要寄生于人体肠道回盲部，引起蛲虫病。蛲虫病呈世界性分布，感染率城市高于农村、儿童高于成人。

（一）形态

1. 成虫 虫体细小，呈线头状，前端有头翼和咽管球。雌虫长 8~13mm，中部膨大呈长纺锤形，尾部直而尖细。雄虫长 2~5mm，尾部向腹面卷曲（图 8-3）。

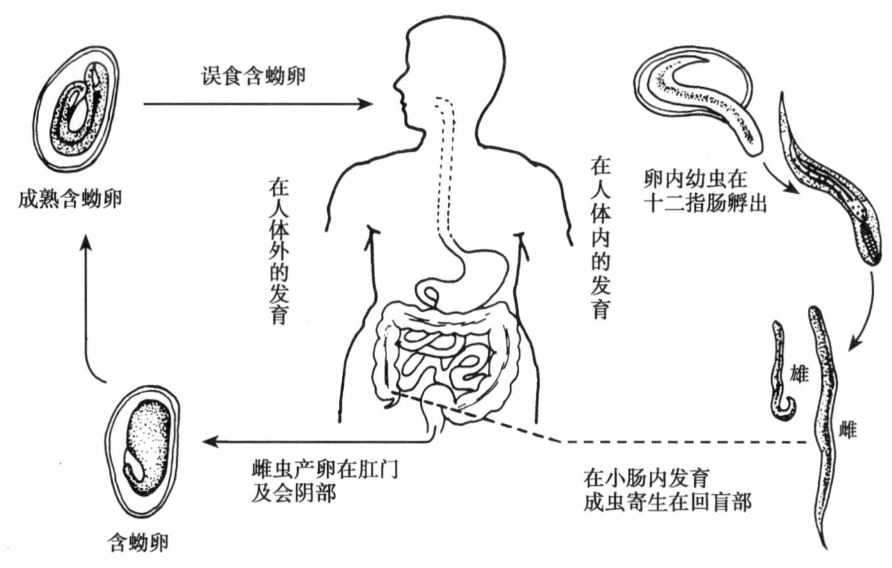

图 8-3 蠕形住肠线虫形态及生活史

2. 虫卵 呈不对称椭圆形，一侧扁平，一侧隆起，无色透明，大小为（50~60）μm×（20~30）μm。卵壳较厚，卵内含 1 个胚胎期幼虫（图 8-3）。

（二）生活史

成虫主要寄生于人体回盲部，雌、雄虫交配后，雄虫死亡，受精雌虫随肠内容物下移至直肠。当宿主睡眠时，雌虫爬出肛门，在肛门周围产卵。雌虫产卵后多数死亡，少数可经肛门返回肠腔或误入女性阴道、子宫、尿道等处异位寄生。黏附于肛门周围的虫卵，约经 6 小时发育为内含幼虫的感染性虫卵，经口或吸入咽部进入消化道，在小肠内孵出幼虫，下移至回盲部发育为成虫（图 8-3）。

（三）致病性

雌虫在肛门周围移行、产卵，刺激肛门及会阴部皮肤引起瘙痒，病人表现为烦躁不安、失眠、夜惊、夜间磨牙及食欲减退等症状。若蛲虫在女性泌尿、生殖系统异位寄生，可引起相应部位炎症。

（四）实验诊断

在肛门周围采用透明胶纸法或棉签拭子法检查到虫卵即可确诊，一般在清晨排便前进行。如在患者睡后在肛门周围检查到成虫也可确诊。

（五）防治原则

加强卫生宣传教育，注意个人卫生和公共卫生，养成饭前便后洗手、不吸吮手指的良好习惯，勤剪指甲、勤洗澡、勤换内裤，定期烫洗被褥和消毒玩具。患儿夜间穿连裆裤，防止再感染。治疗病人和带虫者的药物有阿苯达唑、甲苯达唑等。

四、其他线虫

（一）丝虫

寄生于人体的丝虫在我国仅有班氏吴策线虫和马来布鲁线虫两种，分别简称为班氏丝虫和马来丝虫。其成虫寄生于人体淋巴系统，引起丝虫病，在我国已达到基本消灭的标准。

班氏丝虫与马来丝虫成虫形态相似，虫体丝线状，体表光滑。雌虫大于雄虫。幼虫为微丝蚴。虫体细长，经染色后可见虫体头端钝圆，尾部尖细，外被鞘膜，体内有许多体核，头端无核区为头间隙，近尾端有或无尾核。班氏微丝蚴与马来微丝蚴可根据其大小、体态、头间隙、体核及尾核有无等特征加以区别（表 8-1）。

表 8-1 班氏微丝蚴与马来微丝蚴的形态鉴别

鉴别点	班氏微丝蚴	马来微丝蚴
体态	弯曲自然柔和	弯曲僵硬，大弯中有小弯
大小（μm）	(244~296)×(5.3~7.0)	(177~230)×(5.0~6.0)
头间隙（长：宽）	较短（1：1 或 1：2）	较长（2：1）
体核	圆形或椭圆形，大小均等，排列均匀，清晰可数	形状不规则，大小不等，排列不均，相互重叠，不易分清
尾核	无	有两个，前后排列，尾核处角皮略膨大

班氏丝虫与马来丝虫的生活史基本相似。成虫寄生于人体淋巴结及淋巴管，雌、雄虫交配后，雌虫产出微丝蚴，随淋巴液经胸导管进入血液循环。当雌蚊叮吸人血后，微丝蚴随血液进入蚊胃内，经血腔侵入胸肌发育为丝状蚴，再经血腔移行到蚊下唇。当蚊再次叮吸人血时，丝状蚴经皮肤进入人体皮下小淋巴管，再移行到大的淋巴结及淋巴管继续发育为成虫。丝虫微丝蚴在外周血液中具有明显的夜现周期性，白天滞留于肺部毛细血管内，夜间则出现

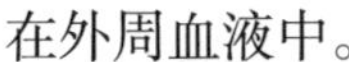

在外周血液中。

丝虫成虫在急性期可引起急性淋巴管炎、淋巴结炎，临床表现为局部淋巴结肿大、压痛、淋巴管红肿；可伴有畏寒、发热、关节酸痛等；班氏丝虫还可引起精索炎、附睾炎及睾丸炎。慢性期局部淋巴管栓塞，使淋巴液回流受阻，淋巴液流入周围组织，引起象皮肿，主要表现为局部皮肤增厚，变粗变硬，形似象皮，多发生于下肢和阴囊；此外，也可引起鞘膜积液、乳糜尿、乳糜腹水等。

夜间在病人血液中检查出微丝蚴即可确诊，常用检查方法有厚血膜法、鲜血滴法等。此外，在乳糜尿或其他体液中检出微丝蚴及淋巴结等组织活检成虫也可确诊。免疫学及分子生物学诊断有辅助诊断意义。

加强卫生宣传教育，加强流动人口的管理和疫情监测。防蚊灭蚊，对蚊媒进行监测。对易感人群普查普治，常用药物有乙胺嗪、呋喃嘧酮和伊维菌素等。预防丝虫病可食用含乙胺嗪的食盐。

（二）旋毛形线虫

旋毛形线虫简称旋毛虫。其成虫和幼虫分别寄生于同一宿主的小肠和横纹肌内，引起旋毛虫病。该病呈世界性分布，是重要的人兽共患寄生虫病。

成虫细小线状，乳白色，前端较后端细。雌虫（3~4mm）大于雄虫（1.4~1.6mm）。新产生的幼虫细长，在横纹肌内形成囊包，大小为（0.25~0.5）mm×（0.21~0.42）mm，囊包内常含 1~2 条卷曲的幼虫。

旋毛虫成虫寄生于人及猪、犬、猫和鼠等多种哺乳动物的小肠，雌、雄虫交配后，雄虫大多死亡。雌虫侵入肠黏膜继续发育并产出幼虫，进入小血管或淋巴管，经循环到达全身各组织，但只有在横纹肌内发育为幼虫囊包。当幼虫囊包被宿主食入后，幼虫在小肠消化液的作用下从囊包内逸出，钻入肠黏膜内，经 24 小时发育再返回肠腔，再经 48 小时内发育为成虫。

旋毛虫对人体的致病主要通过幼虫对肌细胞的机械损伤和毒性作用，其致病过程可分为三期：①侵入期：幼虫钻入肠黏膜发育主要引起肠炎，临床表现为恶心、呕吐、腹痛、腹泻等胃肠道症状，还伴有乏力、低热等。②幼虫移行期：幼虫移行至横纹肌内发育时，可引起不规则发热、肌肉酸痛、咀嚼吞咽困难、浮肿及嗜酸性粒细胞增多等；重症患者可出现呼吸困难、肺出血、肺水肿、心肌炎、心包积液等，甚至死亡。③囊包形成期：受损肌肉细胞开始修复，此时肌组织的急性炎症消失，全身症状逐渐减轻，但肌肉酸痛可持续数月；重症患者可因并发症而死亡。

旋毛虫病的诊断应结合病史及有无生食或半生食肉类史，并以肌肉活组织检查出幼虫为确诊依据，但检出率低。免疫学诊断是旋毛虫主要的辅助诊断方法。

加强卫生宣传教育，不食用未熟的肉类及其制品。加强对动物及肉类的检疫，提倡科学养猪，捕杀鼠类。治疗药物有阿苯达唑、甲苯咪唑。

小结

线虫的特征是成虫呈线状或圆柱状，雌雄异体，雌虫大于雄虫。人皆为线虫的终宿主。寄生于人体的线虫多数为肠道寄生虫，少数为组织寄生虫或肠道兼组织寄生虫。其中蛔虫、钩虫、蛲虫及旋毛虫成虫寄生于肠道；蛔虫和蛲虫的感染阶段为感染性虫卵，感染途径为经口感染；钩虫的感染阶段为丝状蚴，感染途径为经皮肤黏膜和经口感染；旋毛虫的幼虫寄生于横纹肌，幼虫囊包为感染阶段，感染途径为食入含幼虫囊包的肉类而感染；丝虫成虫寄生于淋巴系统，感染阶段为丝状蚴，经蚊叮咬感染。

蛔虫主要引起肠道症状、营养不良、胆道蛔虫症等。钩虫主要引起缺铁性贫血、肠道症状及皮炎。蛲虫主要引起肛周皮肤瘙痒。丝虫主要引起淋巴管炎、淋巴结炎、象皮肿及睾丸鞘膜积液等。旋毛虫幼虫囊包引起肌肉酸痛。治疗线虫病的常用药物有阿苯达唑、甲苯达唑等(丝虫为乙胺嗪)。

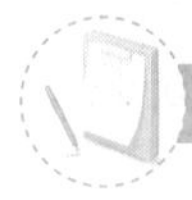

目标测试

A1 型题

132. 蛔虫成虫寄生于人体的部位是
A. 小肠　B. 肝脏　C. 结肠
D. 淋巴结　E. 肺脏

133. 蛔虫对人体最大的危害是
A. 贫血　B. 皮炎　C. 超敏反应
D. 腹泻　E. 胆道蛔虫症

134. 治疗蛔虫病常用的药物是
A. 青霉素　B. 阿苯达唑　C. 胰岛素
D. 甲硝唑　E. 头孢霉素

135. 钩虫成虫寄生于人体的部位是
A. 皮下　B. 小肠　C. 结肠
D. 淋巴结　E. 门静脉

136. 钩虫引起的主要疾病是
A. 皮炎　B. 肺炎　C. 贫血
D. 腹泻　E. 肝大

137. 蛲虫引起的主要疾病是
A. 慢性腹泻　B. 癫痫　C. 肝大
D. 贫血　E. 肛门瘙痒

138. 丝虫成虫寄生于人体的部位是
A. 淋巴管　B. 小肠　C. 肝胆管
D. 尿道　E. 静脉

139. 丝虫引起的主要疾病是
A. 肺炎　B. 腹泻　C. 贫血
D. 象皮肿　E. 癫痫

140. 旋毛虫的感染方式是
A. 生食未洗净的蔬菜　B. 生食淡水螺　C. 生食水生植物
D. 半生食肉类　E. 密切接触动物

141. 旋毛虫引起的常见疾病是
A. 腹泻　B. 贫血　C. 肌肉酸痛
D. 肺炎　E. 脑膜炎

(尹燕双)

第二节 吸 虫

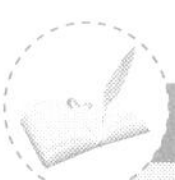

学习目标

1. 掌握:常见吸虫的生活史知识要点及防治原则。
2. 熟悉:常见吸虫的致病性及实验诊断。
3. 了解:常见吸虫的形态特征及流行情况。

吸虫成虫背腹扁平,多呈叶状或舌状,有口吸盘和腹吸盘。除血吸虫外均为雌雄同体。吸虫生活史较复杂,发育过程相似,基本包括虫卵、毛蚴、胞蚴、雷蚴、尾蚴、囊蚴、童虫及成虫等阶段,其发育期因虫种不同而异。

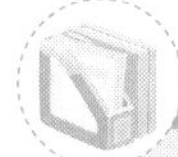

案例

患者,男,26岁。因右上腹阵发性剧烈疼痛2日,来院就诊。病史:乏力、食欲不振、右上腹隐痛1年余;平时喜食生鱼。查体:体温37.5℃,肝大,肝区有叩击痛。实验室检查:ALT升高,粪便检查华支睾吸虫卵(+)。

请问:1. 该患者患有何种疾病?确诊依据是什么?

2. 该患者患病原因是什么?如何进行防治?

一、华支睾吸虫

华支睾吸虫又称肝吸虫。其成虫寄生于人及猫、犬科等动物的肝胆管内,引起华支睾吸虫病,又称肝吸虫病,为重要的人兽共患寄生虫病。该病主要分布于东亚及东南亚等地区。在我国除西北少数地区外均有不同程度流行。

(一) 形态

1. 成虫　虫体背腹扁平,狭长,形似葵花籽状,大小为(10~25)mm×(3~5)mm。口吸盘略大于腹吸盘,腹吸盘位于虫体前1/5处。子宫盘绕于腹吸盘之下,其后为分叶状卵巢;睾丸1对,呈分支状,前后排列于虫体的后1/3处(图8-4)。

2. 虫卵　前窄后钝,形似芝麻粒状,呈黄褐色,大小为(27~35)μm×(12~20)μm,为常见蠕虫卵中最小者。窄端有卵盖,卵盖两侧卵壳隆起形成肩峰,钝端有一疣状突起。卵内含1个毛蚴(图8-4)。

(二) 生活史

成虫寄生于人和猫、犬科等动物的肝胆管内,虫卵随胆汁进入小肠,再随宿主粪便排出体外入淡水。虫卵被第一中间宿主豆螺或沼螺、涵螺等淡水螺吞食,在螺体内孵出毛蚴,经无性繁殖后形成大量尾蚴。尾蚴成熟后从螺体逸出,侵入第二中间宿主淡水鱼、虾体内发育为囊蚴。人或猫、犬科等动物食入含活囊蚴的淡水鱼、虾后,囊蚴在小肠消化液的作用下脱囊而出发育为童虫,经胆总管或穿过肠壁由腹腔进入肝胆管内逐渐发育为成虫(图8-4)。

(三) 致病性

成虫寄生于人体肝胆管内,导致胆管壁增厚,管腔狭窄,使胆汁流通受阻,引起华支睾吸

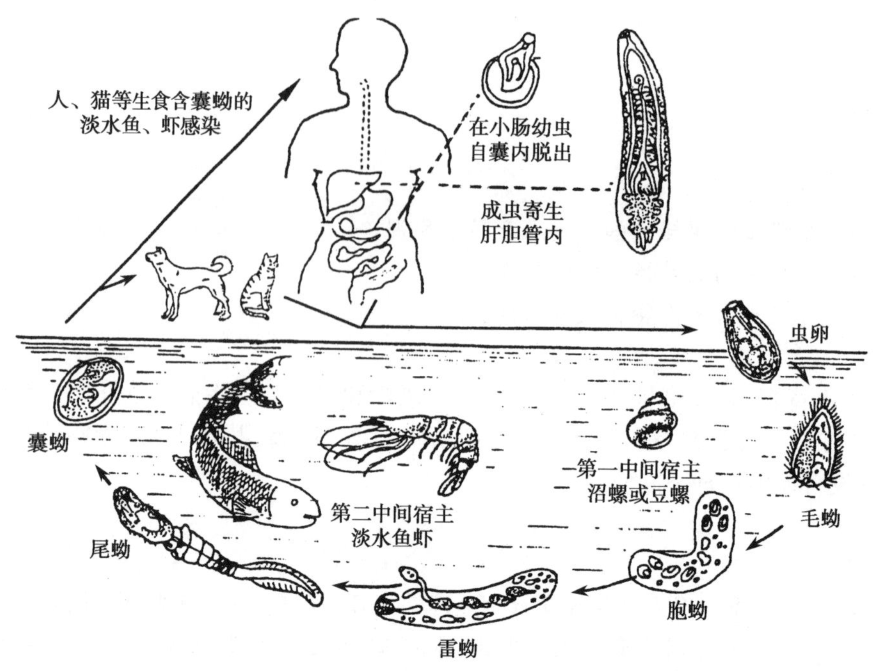

图 8-4 华支睾吸虫形态及生活史

虫病。轻度感染者无明显临床症状，重度感染者可表现为发热、食欲不振、腹痛、腹泻、肝大等。部分病人出现阻塞性黄疸。晚期可造成肝硬化、腹水、上消化道出血。极少数儿童严重感染可致侏儒症。若继发细菌感染，可引起胆管炎、胆囊炎、胆结石等。

（四）实验诊断

取病人粪便检查到虫卵即可确诊，常用方法有直接涂片法、厚涂片法、沉淀法，必要时检查十二指肠引流液。免疫学诊断及影像学检查有辅助诊断意义。

（五）防治原则

加强卫生宣传教育，不生食鱼虾，接触生鱼的刀具和砧板要及时处理，不用生鱼喂猫、犬等动物。加强人及猫、犬等动物的粪便管理，防止虫卵污染水源，鱼塘定期清淤灭螺。治疗病人和带虫者的首选药物为吡喹酮。

二、布氏姜片吸虫

布氏姜片吸虫简称姜片虫。其成虫寄生于人及猪的小肠，引起姜片虫病。该病主要流行于东亚及东南亚国家。在我国主要分布于水生植物种植区。

（一）形态

1. 成虫　虫体扁平肥厚，呈长椭圆形，前窄后宽，形似姜片，大小为(20~75) mm×(8~20) mm，厚为 0.5~3mm。口吸盘小，其下方即为腹吸盘，呈漏斗状。子宫盘曲于腹吸盘之下，其后为分支状卵巢；睾丸 1 对，分支呈珊瑚状，前后排列于虫体的后半部（图 8-5）。

2. 虫卵　呈长椭圆形，淡黄色，大小为(130~140)μm×(80~85)μm，为寄生人体最大的蠕虫卵。卵壳薄，卵盖小而不明显，卵内含有 1 个卵细胞和 20~40 个卵黄细胞（图 8-5）。

（二）生活史

成虫寄生于人或猪的小肠内，产出的虫卵随宿主粪便排出体外入水，经发育孵出毛蚴。

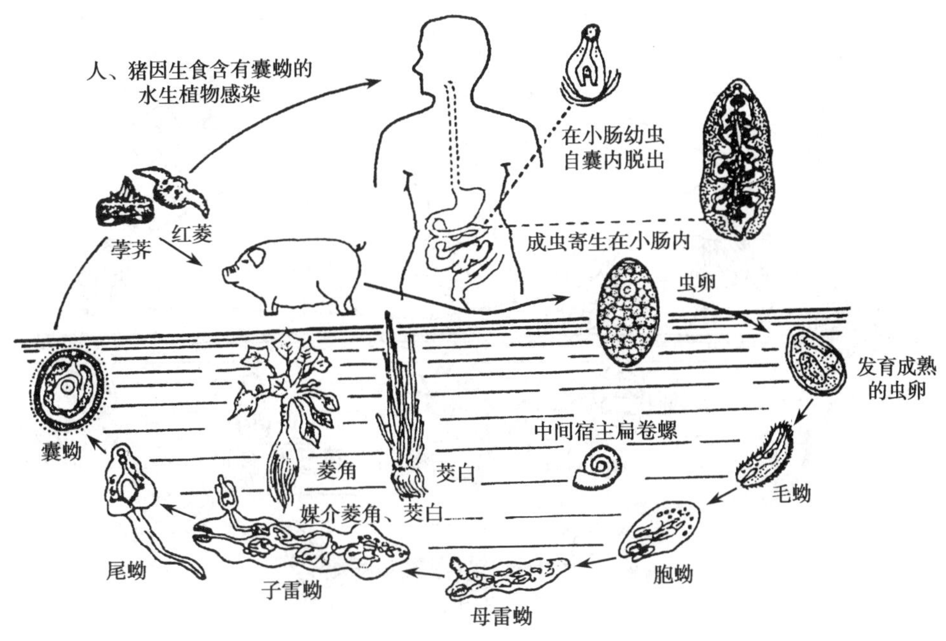

图 8-5 布氏姜片吸虫形态及生活史

毛蚴侵入中间宿主扁卷螺体内，经无性繁殖后形成大量尾蚴。尾蚴成熟后自螺体逸出，附着于水红菱、荸荠、茭白等水生植物的表面发育为囊蚴。囊蚴随水生植物被人或猪食入，在十二指肠液或胆汁作用下囊内幼虫脱囊而出，逐渐发育为成虫(图 8-5)。

(三) 致病性

成虫吸附于小肠黏膜，可造成肠黏膜发生坏死、点状出血、水肿、脓肿以至溃疡。临床表现为消化不良，间歇性腹痛、腹泻，重度感染者可出现消瘦、贫血、水肿。虫体寄生数量较多时，可引起肠梗阻。

(四) 实验诊断

粪便中检查到虫卵即可确诊，常用方法有直接涂片法、厚涂片法、沉淀法。若成虫随粪便或呕吐物排出，也可依据其形态特征进行鉴定。免疫学诊断有辅助诊断意义。

(五) 防治原则

加强卫生宣传教育，注意饮食卫生，不生食未经洗净的水生植物，不用被囊蚴污染的水生植物喂猪。加强人和猪粪便的管理，防止虫卵污染水源。及时治疗病人、带虫者及病猪，常用药物为吡喹酮，中药槟榔也有较好疗效。

三、卫氏并殖吸虫

卫氏并殖吸虫又称肺吸虫。其成虫寄生于人及猫、犬科等动物的肺部，引起卫氏并殖吸虫病，又称肺吸虫病。该病呈世界性分布，我国大部分地区有本病流行。

(一) 形态

1. 成虫 呈椭圆形，背面隆起，腹面扁平，似半粒花生，大小为(7.5~12) mm×(3.5~5.0) mm，口、腹吸盘大小略同，腹吸盘位于虫体腹面中线前缘。卵巢呈指状分支，与盘曲的子宫左右并列于腹吸盘之后的两侧；两个指状分支的睾丸左右并列于虫体后 1/3 处(图 8-6)。

2. 虫卵 呈不规则椭圆形，前宽后窄，金黄色，大小为(80~118)μm×(48~60)μm。宽端

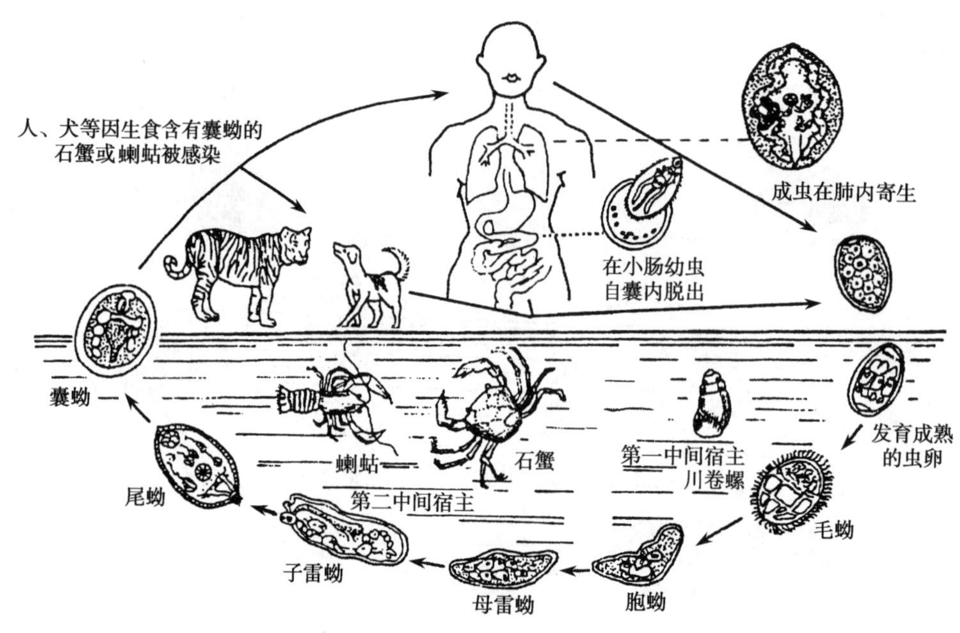

图 8-6 卫氏并殖吸虫形态及生活史

有一卵盖，大而明显，常略倾斜。卵壳厚薄不均匀，窄端显著增厚。卵内含 1 个卵细胞和 10 余个卵黄细胞(图 8-6)。

(二) 生活史

成虫寄生于人或猫、犬科等动物的肺部，虫卵随宿主痰或粪便排出体外入淡水并孵出毛蚴，侵入第一中间宿主川卷螺体内，经无性繁殖发育为大量尾蚴，尾蚴成熟后逸出螺体。尾蚴侵入第二中间宿主溪蟹和蝲蛄体内发育为囊蚴。当人或猫、犬科等动物食入含有囊蚴的淡水蟹或蝲蛄后，在消化液作用下，囊内幼虫脱囊逸出发育为童虫。童虫穿过肠壁进入腹腔，再穿过膈肌经胸腔进入肺部，发育为成虫(图 8-6)。童虫在移行过程中，可在肌肉、皮下、腹腔、肝、心包、脑、脊髓及眼等处异位寄生，但一般不能发育为成虫。

(三) 致病性

卫氏并殖吸虫的致病主要是成虫和童虫所致的机械性损伤以及其代谢物而引起的免疫病理损伤。病人主要表现为发热、胸痛、咳嗽、咳血痰等症状，可伴有腹痛、腹泻、皮下结节、肝大、头痛、癫痫等症状。

(四) 实验诊断

取患者痰或粪便检查到虫卵即可确诊，常用直接涂片法、沉淀法。对皮下结节患者可手术摘除结节，若检获虫体也可确诊。免疫学诊断及影像学检查有辅助诊断意义。

(五) 防治原则

加强卫生宣传教育，注意饮食卫生，不生食或半生食溪蟹、蝲蛄。加强人和动物粪便的管理，不随地吐痰，防止虫卵污染水源。及时治疗病人和带虫者，首选药物为吡喹酮。

四、日本裂体吸虫

日本裂体吸虫又称日本血吸虫，简称血吸虫。其成虫寄生于人或牛等多种哺乳动物的门脉 - 肠系膜静脉系统，引起日本血吸虫病。该病主要流行于东南亚国家；我国主要流行于

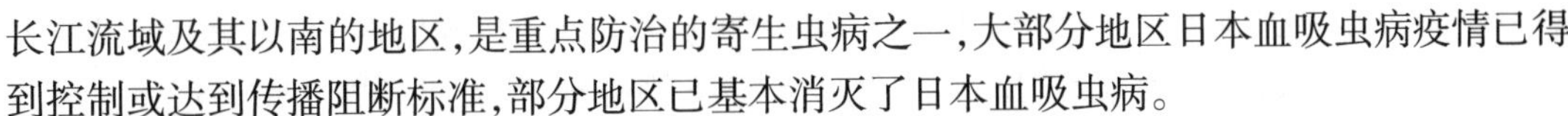

长江流域及其以南的地区，是重点防治的寄生虫病之一，大部分地区日本血吸虫病疫情已得到控制或达到传播阻断标准，部分地区已基本消灭了日本血吸虫病。

(一) 形态

1. 成虫　雌雄异体。雄虫粗短，背腹扁平，大小为(10~20) mm×(0.5~0.55) mm；虫体前端有口、腹吸盘，自腹吸盘以下虫体两侧向腹面弯曲，形成抱雌沟；睾丸多为7个，呈串珠样排列。雌虫细长，圆柱状，大小为(12~26) mm×(0.1~0.3) mm；口、腹吸盘较雄虫小；卵巢呈长椭圆形，位于虫体中后部(图8-7)。

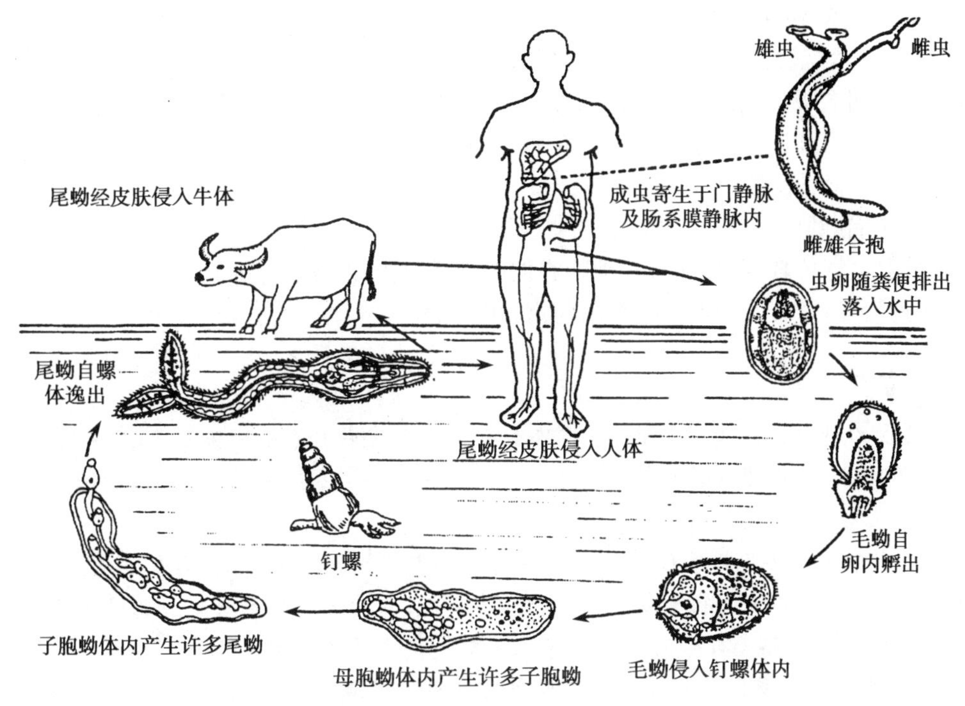

图8-7　日本血吸虫形态及生活史

2. 虫卵　呈椭圆形，淡黄色，大小为(74~106)μm×(55~80)μm。卵壳较薄，无卵盖，卵壳一侧有一小棘。卵内含1个成熟毛蚴(图8-7)。

(二) 生活史

成虫寄生于人或牛等多种哺乳动物的门脉-肠系膜静脉系统，雌雄虫合抱逆血流移行到肠系膜下静脉内交配，雌虫产卵，部分虫卵沉积在肠壁静脉及其周围组织，随坏死组织落入肠腔，随宿主粪便排出体外入水。虫卵在适宜温度下发育并孵出毛蚴，钻入中间宿主钉螺体内，经无性繁殖产生大量尾蚴，自螺体逸出入水。当人或牛等多种哺乳动物接触含尾蚴的水时，尾蚴钻入皮肤或黏膜发育为童虫。童虫侵入皮下小血管或淋巴管，随血流到达门静脉发育，再移行到肠系膜下静脉定居，逐渐发育为成虫(图8-7)。

(三) 致病性

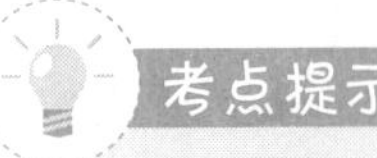
考点提示

急性血吸虫病的临床表现

日本血吸虫的尾蚴、童虫、成虫、虫卵对宿主均有致病作用，以虫卵为主要致病阶段。尾蚴侵入人体皮肤引起尾蚴性皮炎，局部出现丘疹、红斑，伴有瘙痒等症状。童虫在血管内移行引起血管炎，以肺部病变较明显，病人出现发热、咳嗽、痰中带血等临床表现。成虫在静脉内寄生可引起静脉内膜炎、静脉周围炎，其代谢产物可致肾炎，病人出现蛋白尿、水肿及肾功能减退等。虫卵沉积于肝和肠壁静脉中，卵内毛蚴头腺分泌可溶性抗原，引起虫卵周围组织和血管壁发生炎症、坏死、肉芽肿，进而导致肝硬化及肠壁纤维化等病变。

急性血吸虫病主要表现为发热、腹痛、腹泻、黏液血便，伴有肝脾大等。慢性血吸虫病可表现为腹痛、间歇性腹泻或黏液血便、肝脾大、贫血、消瘦、乏力等。晚期血吸虫病主要表现为腹水、门静脉高压症、巨脾等。

（四）实验诊断

对急性血吸虫病患者可取黏液血便检查到虫卵或孵化出毛蚴即可确诊，常用方法为直接涂片法，自然沉淀法、毛蚴孵化法可提高检出率。对慢性及晚期血吸虫病患者可采用直肠黏膜活组织检查到虫卵或虫卵肉芽肿也可确诊。免疫学诊断及影像学检查有辅助诊断意义。

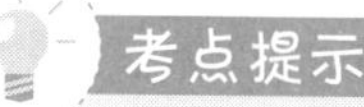

血吸虫病的确诊依据

（五）防治原则

加强卫生宣传教育，加强人和动物粪便的管理，防止粪便污染水源，消灭钉螺孳生地，做好个人防护。治疗病人和带虫的常用药物为吡喹酮。

小结

吸虫的特征是成虫多背腹扁平（除血吸虫呈圆柱状外），呈叶状或舌状，有口、腹吸盘；雌雄同体（除血吸虫外），睾丸均是2个且分支（血吸虫7个，串珠样排列）；虫卵均有卵盖（除血吸虫外）。

生活史中均以淡水螺为中间宿主；感染阶段均是囊蚴（血吸虫为尾蚴）；感染途径均为经食入含囊蚴的中间宿主或水生植物感染（血吸虫为皮肤接触含尾蚴的疫水感染）。

吸虫引起的疾病均是人兽共患寄生虫病。华支睾吸虫主要引起肠道症状和肝肿大，晚期可造成肝硬化等。布氏姜片吸虫主要引起肠道症状。卫氏并殖吸虫主要引起呼吸道症状及异位寄生所致的幼虫移行症。日本血吸虫主要引起肠道症状及肝脾大、腹水、门静脉高压症等。治疗吸虫病的常用药物为吡喹酮。

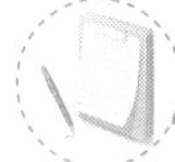

目标测试

A1 型题

142. 华支睾吸虫成虫寄生于人体的部位是
   A. 小肠　　B. 肝胆管　　C. 结肠
   D. 淋巴结　　E. 门静脉
143. 华支睾吸虫的感染方式是
   A. 食入被虫卵污染的蔬菜　　B. 食入含幼虫的肉类
   C. 食入含囊蚴的淡水鱼　　D. 食入含尾蚴的淡水螺
   E. 食入含囊蚴的淡水蟹
144. 华支睾吸虫引起的主要疾病是
   A. 皮炎　　B. 贫血　　C. 癫痫

D. 肝大　E. 肺炎

145. 病原学诊断华支睾吸虫病应取的标本是

A. 粪便　B. 尿液　C. 外周血

D. 痰液　E. 脑脊液

146. 布氏姜片吸虫引起的主要疾病是

A. 皮炎　B. 胆囊炎　C. 贫血

D. 腹泻　E. 肝大

147. 卫氏并殖吸虫成虫寄生于人体的部位是

A. 小肠　B. 尿道　C. 肺脏

D. 结肠　E. 肝脏

148. 卫氏并殖吸虫引起的主要疾病是

A. 肝大　B. 淋巴结炎　C. 贫血

D. 腹泻　E. 咳血痰

149. 日本血吸虫的中间宿主是

A. 钉螺　B. 豆螺　C. 川卷螺

D. 涵螺　E. 沼螺

150. 日本血吸虫的感染途径是

A. 经口感染　B. 经皮肤感染　C. 经吸入感染

D. 经蚊叮咬感染　E. 经胎盘感染

151. 急性血吸虫病的主要临床表现是

A. 贫血、乏力　B. 头晕、头痛　C. 腹泻、肝脾大

D. 尿频、尿急　E. 消瘦、腹水

（尹燕双）

第三节　绦　　虫

学习目标

1. 掌握：常见绦虫的生活史知识要点及防治原则。
2. 熟悉：常见绦虫的致病性及实验诊断。
3. 了解：常见绦虫的形态特征。

绦虫种类较多，分布广泛。成虫长如带状，背腹扁平，左右对称，大多分节，雌雄同体。虫体可分头节、颈节、链体三部分。绦虫生活史多为间接型。成虫多寄生于宿主的肠道，幼虫寄生于宿主的组织内。本节主要介绍链状带绦虫和肥胖带绦虫。

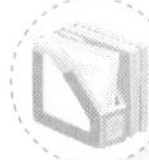

案例

患者，男，38岁，农民。因头痛、呕吐频繁就诊入院。病史：近1年时有头痛、头晕、呕吐，未就医；经常喝生水、吃腌制猪肉及凉拌菜，用新鲜粪便给菜园施肥。查体：痛苦

面容,无力,头痛后喷射状呕吐,其他未见异常。实验室检查:颅脑MRI检查发现颅内多发高密度大小不等病变。结合病史,加做猪囊虫酶联免疫吸附试验(+),其他无异常。诊断:脑囊虫病。

请问:1. 该患者的诊断依据是什么? 患病的可能原因是什么?

2. 请你为本患者提供合理的防治措施。

一、链状带绦虫

链状带绦虫又称猪带绦虫或有钩绦虫。其成虫寄生于人体小肠,引起猪带绦虫病。幼虫寄生于人或猪的组织内,引起猪囊尾蚴病。该病呈世界性分布,我国以东北、西北、华北以及广西、云南等地区为主要流行区,农村多于城市。

(一) 形态

1. 成虫　虫体扁平呈带状,乳白色,薄而透明,前端较细,向后渐扁阔,体长2~4m,由700~1000个节片组成。虫体分头节、颈节和链体三部分(图8-8)。头节近球形,上有4个吸

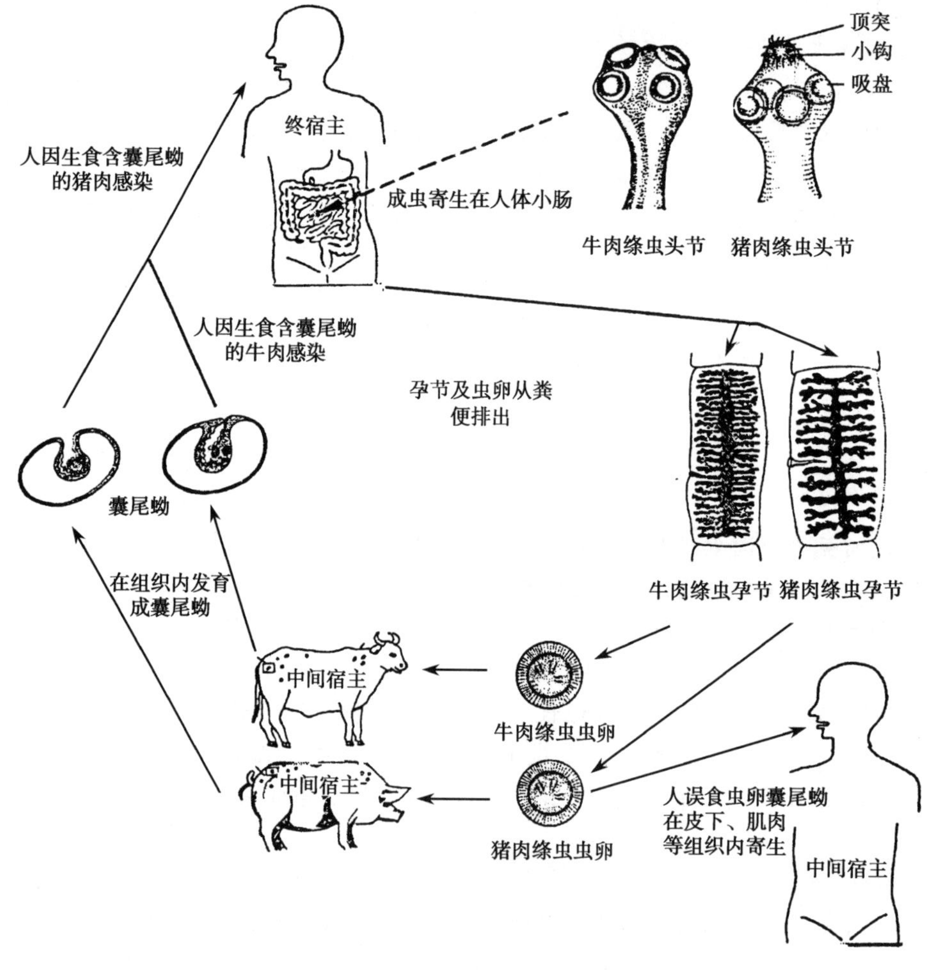

图8-8　链状带绦虫与肥胖带绦虫形态及生活史

盘，顶端有顶突，其上有内外两圈小钩。颈节纤细，位于头节之后，具有再生能力。链体依次分为幼节、成节、孕节，幼节生殖器官发育不成熟。成节具有成熟的雌、雄性生殖器官各一套。孕节仅有充满虫卵的子宫，子宫由主干向两侧分支，每侧 7~13 支。

2. 虫卵　呈球形或近似球形，直径约 35μm。卵壳薄而透明，极易脱落，可见虫卵外层为较厚的胚膜，棕黄色，其上具有放射状条纹。卵内含 1 个六钩蚴（图 8-8）。

3. 囊尾蚴　又称囊虫。为白色半透明的囊状物，约黄豆大小，囊内充满透明液体，囊壁上有一个向内翻卷收缩的头节，其结构与成虫头节相同（图 8-8）。

（二）生活史

成虫寄生于人体小肠，人是链状带绦虫的唯一终宿主，猪和野猪是主要的中间宿主。成虫孕节常 5~6 节相连脱落，与散落的虫卵随宿主粪便排出体外，污染环境和食物。当孕片或虫卵被猪吞食后，虫卵在小肠内经消化液作用，六钩蚴孵出，钻入肠壁，经血液循环到达全身各部，经 60~70 天发育为囊尾蚴。含囊尾蚴的猪肉俗称“米猪肉”或“豆猪肉”。当人误食未煮熟或生的“米猪肉”后，囊尾蚴在小肠内受胆汁及消化液的作用，头节自囊中翻出，以吸盘和小钩附着于肠壁上，经 2~3 个月发育为成虫（图 8-8）。

人也可以作为本虫的中间宿主。当人误食虫卵或孕节后，可在人体内发育为囊尾蚴。囊尾蚴多寄生于人体的皮下、肌肉、脑、眼、心、肝、肺等部位，但不能继续发育为成虫。人体感染囊尾蚴病的方式有：①自身体内感染：患者体内已有成虫寄生，因恶心，呕吐，肠道的逆蠕动将孕节与虫卵反流入胃内而引起感染，此种感染最为严重。②自身体外感染：患者体内也有成虫寄生，因误食自己排出的虫卵而引起的再感染。③异体感染：误食其他感染者排出的虫卵而感染。

（三）致病性

1. 成虫致病　成虫寄生于人体小肠引起猪带绦虫病。患者多无明显症状，粪便中发现绦虫节片是患者求医最常见的原因。成虫头节的吸盘和小钩固定于肠壁而导致局部损伤，可出现腹部不适、消化不良、恶心、腹泻等胃肠道症状。

2. 囊尾蚴致病　囊尾蚴寄生于人体组织，引起囊尾蚴病，俗称囊虫病，其危害远大于猪带绦虫病，危害程度因囊尾蚴寄生的部位和数量而不同。皮下囊尾蚴病主要表现为皮下结节，多出现于躯干和头部，与皮下组织无粘连无压痛，常分批出现，并可自行消失；肌肉囊尾蚴病可表现为肌肉酸痛、发胀、无力及麻木等；脑囊尾蚴病可出现癫痫发作、颅内压增高及精神症状三大主要症状，其中以癫痫发作最为常见，此外还有头痛、头晕、呕吐、神志不清、视力模糊等症状，严重者可致死亡；眼囊尾蚴病可寄生于眼的任何部位，轻者表现为视力障碍，常可见虫体蠕动，重者可致失明。

（四）实验诊断

询问病史，了解患者有无吃未煮熟或生猪肉的饮食习惯以及排出孕节片史，对诊断有重要价值。粪便中检查到虫卵或孕节即可确诊绦虫病。囊尾蚴病可手术摘取皮下结节、浅部肌肉包块活组织检查囊尾蚴；免疫学诊断及影像学检查有辅助诊断意义。

（五）防治原则

加强卫生宣传教育，注意个人卫生和饮食卫生，不食未煮熟或生的猪肉，切生、熟肉的刀具和砧板要分开使用。加强粪便管理，猪要圈养。严格肉类检疫，严禁出售“米猪肉”。猪带绦虫病人应及早驱虫，常用中药南瓜子 - 槟榔合剂，驱虫后仔细检查虫体有无头节，检出头节是驱虫有效的标志；吡喹酮、阿苯达唑等药物也有驱虫效果。治疗猪囊尾蚴病以手术摘除为主，不易施行手术的部位可用药物驱虫，同时对症处理。

二、肥胖带绦虫

肥胖带绦虫又称牛带绦虫或无钩绦虫。其成虫寄生于人体的小肠，引起牛带绦虫病。该虫呈世界性分布，我国西藏、新疆、青海、内蒙古、贵州、四川、云南、和广西等地呈地方性流行，感染者以青壮年男性为主。肥胖带绦虫病流行最关键的因素是居民食用牛肉的方法不当，如藏族居民喜食风干生牛肉、苗族和侗族居民喜食“红肉”、腌肉，也可因误食被牛囊尾蚴污染的熟食而感染。另外感染者的粪便管理不当造成牧草、水源的污染也直接影响到本病的流行。

肥胖带绦虫成虫和囊尾蚴的形态、生活史、致病性及防治等与链状带绦虫相似，主要区别点见表 8-2。两种绦虫的虫卵形态不易区别，统称为带绦虫卵。

表 8-2 链状带绦虫与肥胖带绦虫的比较

区别点	链状带绦虫	肥胖带绦虫
虫体长	2~4m	4~8m
节片	700~1000 节，较薄，略透明	1000~2000 节，较厚，不透明
头节	球形，直径约 1mm，有顶突和小钩	略呈方形，直径 1.5~2.0mm，无顶突及小钩
孕节	子宫分支不整齐，每侧 7~13 支，多节相连脱落	子宫分支较整齐，每侧 15~30 支，多单节脱落
囊尾蚴	头节具顶突和小钩，可寄生人体引起囊尾蚴病	头节无顶突及小钩，不寄生于人体
终宿主	人	人
中间宿主	猪、人	牛、羊等
感染阶段	虫卵、囊尾蚴	囊尾蚴
致病阶段	囊尾蚴、成虫	成虫

小结

绦虫成虫的特征为扁平带状，分节，雌雄同体，虫体由头节、颈节和链体三部分组成。头节除鉴别虫种外也可作为疗效考核依据。链状带绦虫及肥胖带绦虫成虫寄生于人体小肠，分别引起猪带绦虫病、牛带绦虫病。链状带绦虫囊尾蚴可寄生于人体脑、眼、肌肉等处，引起猪囊虫病。肥胖带绦虫囊尾蚴不寄生于人体，故不引起牛囊尾蚴病。

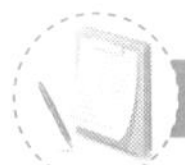

目标测试

A1 型题

152. 人感染猪带绦虫成虫是因为食入

A. 成节　B. 幼节　C. 猪囊尾蚴

D. 猪带绦虫卵　E. 孕节

153. 人感染猪带绦虫囊尾蚴是食入
A. 头节　B. 成节　C. 猪带绦虫卵
D. 猪囊尾蚴　E. 幼节

154. 下列对于猪带绦虫病确诊依据描述正确的是
A. 粪便中查到带绦虫卵　B. 粪便中查到链状带绦虫孕节
C. 皮下触到囊虫结节　D. 血清中检出绦虫抗体
E. 肛门拭子法查到虫卵

155. 绦虫病治疗中确定驱虫有效的指标是在粪便中检查到
A. 成虫　B. 虫卵　C. 孕节
D. 头节　E. 幼节

156. 牛带绦虫感染的途径是食入
A. 牛囊尾蚴　B. 牛带绦虫卵　C. 头节
D. 幼节　E. 孕节

（梁惠冰）

第四节　医学原虫

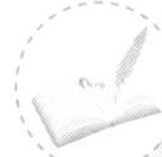

学习目标

1. 掌握:常见医学原虫的生活史知识要点及防治原则。
2. 熟悉:常见医学原虫的致病性及实验诊断。
3. 了解:常见医学原虫的形态特征。

原虫是能完成生命活动全部功能的单细胞真核动物。其个体微小,外形多样,结构简单,基本结构由胞膜、胞质和胞核组成。医学原虫是指寄生于人体并致病的原虫。

案例

患者,男,27岁。1周前由海南来京旅游,第2天开始寒战、高热、头痛,自服退热药后症状缓解。2天后再次高热,持续数小时,出汗后退热,乏力,精神差,故来院就诊。查体:脾肋下2cm,其余未见异常;实验室检查:白细胞总数升高,血红蛋白略低于正常,血涂片镜检疟原虫(+)。

请问:1. 该患者患有何种疾病?诊断依据是什么?
2. 如何防治该病?

一、溶组织内阿米巴

溶组织内阿米巴又称痢疾阿米巴,主要寄生于人体结肠腔内,引起阿米巴痢疾,即肠阿米巴病;也可侵入肠壁组织或其他组织器官,引起肠外阿米巴病,即肠阿米巴脓肿。该病呈世界性分布,我国各地均有分布,农村高于城市。

(一) 形态

1. 滋养体　在黏液血便或脓肿液中的滋养体，大小为 10~60μm，借伪足运动，形态多变不规则。染色后可见内、外质分界清楚，外质透明，内质呈颗粒状，内含吞噬的红细胞、白细胞和细菌。在成形便中的滋养体，大小为 10~30μm，内、外质分界不清晰，不含红细胞。滋养体有 1 个泡状核，核仁居中(图 8-9)。

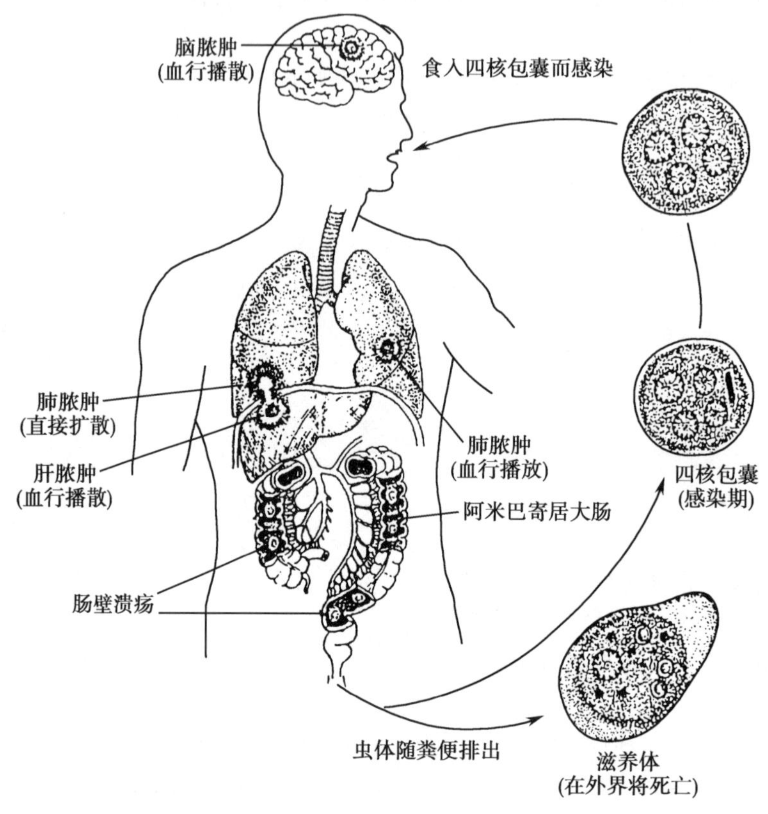

图 8-9　溶组织内阿米巴形态及生活史

2. 包囊　呈圆球形，直径为 5~20μm。未成熟包囊含有 1~2 个胞核，可见拟染色体和糖原团，而成熟包囊仅含有 4 个胞核，核的结构与滋养体的相同。经铁苏木素染色后，拟染色体呈棒状，糖原团被溶解，呈空泡状；碘液染色后拟染色体不着色，而糖原团为棕黄色(图 8-9)。

(二) 生活史

成熟包囊随被其污染的食物或水经口进入人体，在小肠消化液的作用下，虫体逸出并经一次核分裂成 8 个滋养体，下移至结肠上段定居，并进行二分裂繁殖。当部分滋养体随肠蠕动至结肠下端时，由于营养和水分减少，滋养体分泌囊壁形成包囊，并逐渐发育为成熟包囊随宿主粪便排出体外。当机体免疫力下降、肠功能紊乱或肠黏膜受损时，肠腔内的滋养体可借助伪足运动，同时分泌组织酶和毒素，侵入肠壁黏膜组织内，吞噬组织细胞、红细胞和细菌等，致使肠黏膜局部坏死，再随坏死组织落入肠腔，经脓血黏液便排出体外死亡，或在肠腔内形成包囊；有些滋养体可侵入肠壁血液随血流播散到全身各处，如肝、肺、脑等部位，引起脓肿(图 8-9)。

（三）致病性

1. 肠阿米巴病　滋养体破坏肠壁组织，形成口小底大的溃疡。轻症患者表现为间歇性腹泻，称阿米巴结肠炎。典型急性期病人表现为厌食、恶心、呕吐、腹痛、腹泻、粪便呈果酱样脓血黏液样，具有特殊腥臭味等，即阿米巴痢疾。反复发作者可转为慢性。阿米巴痢疾的临床症状与细菌性痢疾相似，应注意鉴别。

2. 肠外阿米巴病　以阿米巴肝脓肿最常见，好发于肝右叶。表现为右上腹疼痛、发热、寒战、盗汗、厌食、肝区压痛及叩击痛等，肝穿刺可见“巧克力”样脓液。其次为阿米巴肺脓肿，表现为发热、胸痛、咳嗽或咳“巧克力”色痰。脑脓肿的临床表现有发热、头痛、眩晕、恶心、呕吐、精神障碍等症状，也可发展为脑膜脑炎，死亡率高。

（四）实验诊断

取脓血黏液便、稀便、穿刺液或痰等标本，用生理盐水直接涂片法检查，找到滋养体即可确诊。成形粪便用碘液染色法镜下查找包囊。免疫学诊断及影像学检查有辅助诊断意义。

（五）防治原则

加强卫生宣传教育，注意饮食和个人卫生。加强粪便和水源管理，消灭苍蝇、蟑螂等传播媒介。治疗药物首选甲硝唑，替硝唑、氯喹、中药大蒜素、白头翁等有一定疗效。

二、阴道毛滴虫

阴道毛滴虫简称阴道滴虫，寄生于女性阴道、尿道及男性尿道、前列腺内，引起滴虫性阴道炎、尿道炎和前列腺炎，统称为滴虫病。该病是一种以性传播为主的传染病，呈世界性分布，我国也广泛流行，以16~35岁女性感染率最高。

（一）形态

阴道毛滴虫仅有滋养体期，呈梨形或椭圆形，大小为(7~32)μm×(5~15)μm。新鲜标本中，虫体无色透明，似水滴样，具有折光性，体态多变。经固定染色后，可见一个椭圆形泡状细胞核，位于虫体前1/3处，核的上缘有基体，由此发出4根前鞭毛和1根后鞭毛，后鞭毛向后伸展，与波动膜相连，波动膜短，位于虫体前1/2处。一根轴柱由前向后纵贯虫体中央并伸出虫体外（图8-10）。

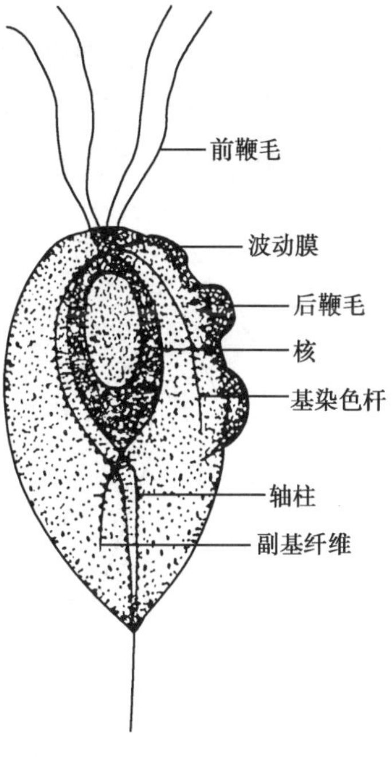

前鞭毛
波动膜
后鞭毛
核
基染色杆
轴柱
副基纤维

图8-10　阴道毛滴虫

（二）生活史

阴道毛滴虫生活史简单，主要寄生于女性阴道，尤以后穹隆处多见以及男性的尿道、前列腺，以纵二分裂法繁殖。传播途径有直接接触传播和间接接触传播两种，前者以性生活传播，后者主要是通过使用公共浴池、浴巾、坐式便器等方式传播。

（三）致病性

考点提示

阴道毛滴虫的传播途径

阴道毛滴虫寄生于阴道时，可使阴道内环境由原来的酸性转为中性或碱性，有利于细菌的繁殖，引起滴虫性阴道炎，典型临床表现为外阴瘙痒或烧灼感，白带增多，呈黄白色泡沫状、伴有特殊气味。男性感染者一般呈带虫状态，严重者表现为尿痛、夜尿、前列腺肿大及触痛等。另外，该虫体的感染与不孕症和子宫颈癌的发生有关。

(四) 实验诊断

取阴道后穹隆分泌物、尿液及前列腺液做生理盐水直接涂片镜检查到滋养体即可确诊，可见虫体做旋转式运动，必要时做涂片固定染色检查。免疫学诊断有辅助诊断意义。

(五) 防治原则

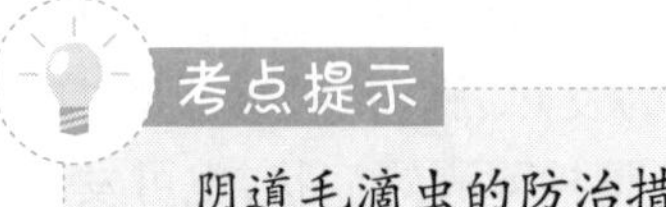

加强卫生宣传教育，改善公共卫生设施，注意个人卫生和经期卫生，提倡淋浴，慎用坐式便器，杜绝不洁性行为。治疗药物首选甲硝唑，局部用药可用乙酰胂胺(滴维净)或香葵油精栓剂等药物，还可用1∶5000高锰酸钾、1%乳酸、0.5%醋酸等溶液冲洗阴道。性伴侣双方应同时治疗方可根治。

三、疟原虫

寄生于人体的疟原虫有间日疟原虫、恶性疟原虫、三日疟原虫及卵形疟原虫，在我国流行的主要为间日疟原虫，其次为恶性疟原虫。疟原虫寄生于人体红细胞、肝细胞中，引起疟疾。该病呈世界性分布，是我国重点防治的寄生虫病，主要流行于长江流域以南及黄淮下游一带。

(一) 形态

四种疟原虫在红细胞内的各期形态不尽相同，具有鉴别诊断意义。经瑞氏或吉氏染色后，在光学显微镜下可见胞核呈红色，胞质呈蓝色，疟色素呈棕黄色或棕褐色。现以薄血膜染色后的间日疟原虫为例描述其形态特征(图8-11)：

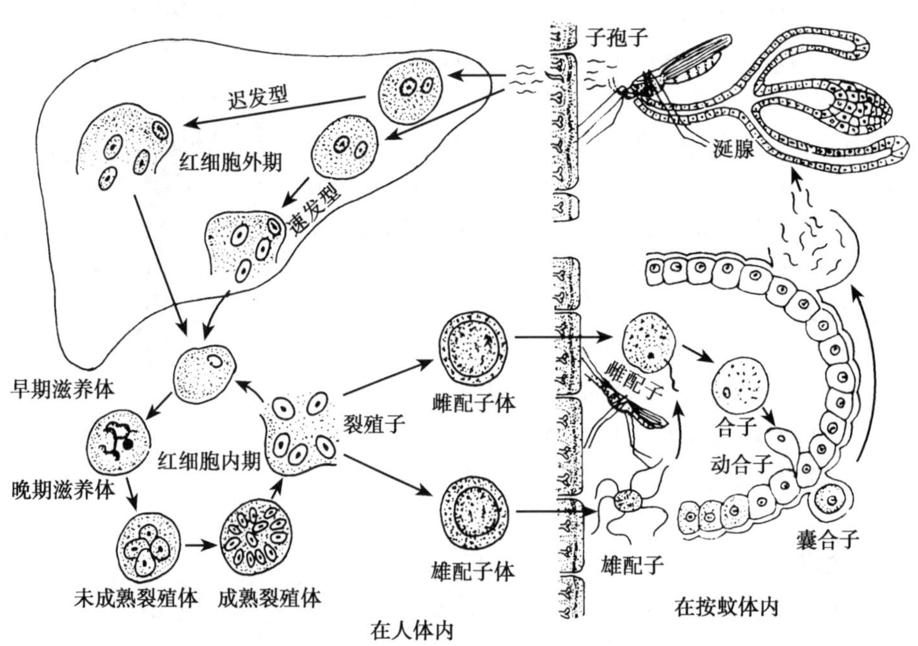

图8-11 间日疟原虫形态及生活史

1. 早期滋养体 又称为环状体。胞质较少，呈环状，约占红细胞直径的1/3，中间有空泡。胞核1个，呈点状，位于胞质的一侧。红细胞大小无明显变化。

2. 晚期滋养体 虫体胞质增多，形态不规则，可伸出伪足，常含空泡。胞核1个，较大。胞质中出现少量疟色素。

3. 裂殖体 虫体增大变圆，胞核开始分裂有2~10个，但胞质未分裂，疟色素开始增多，此为未成熟裂殖体。当胞核分裂到12~24个小时，胞质随之分裂，包绕每一个胞核，形成裂殖子，疟色素集中成团，此为成熟裂殖体。

4. 配子体 分为雌、雄配子体。雌配子体较大，圆形或卵圆形，占满胀大的红细胞，胞质致密呈深蓝色；胞核较小致密，呈深红色，多位于虫体一侧；疟色素多而粗大。雄配子体较小，圆形，胞质疏松呈浅蓝色；胞核较大疏松，呈淡红色，多位于虫体中央；疟色素少而细小。

被寄生的红细胞自晚期滋养体之后即开始胀大，颜色变淡，出现淡红色的薛氏小点。

（二）生活史

四种疟原虫生活史基本相同。现以间日疟原虫生活史为例叙述如下（图8-11）：

1. 在人体内的发育 在肝细胞内的发育时期称为红细胞外期；红细胞内的发育时期称红细胞内期。

（1）红细胞外期：简称红外期。当体内含有子孢子的雌性按蚊叮吸人血时，子孢子随蚊的唾液进入人体，随血流侵入肝细胞，进行裂体增殖，形成大量裂殖子。裂殖子胀破肝细胞并释出，部分被吞噬细胞吞噬，部分则侵入红细胞，开始红细胞内期的发育。间日疟原虫和卵形疟原虫的子孢子分为速发型和迟发型两种类型。速发型子孢子很快发育并完成红外期裂体增殖；而迟发型子孢子要经过一段时间休眠后才被激活，完成红外期裂体增殖，是引起疟疾复发的主要原因。

（2）红细胞内期：简称红内期。红外期裂殖子侵入红细胞后，以血红蛋白为营养，经早期滋养体、晚期滋养体、未成熟裂殖体发育为成熟裂殖体。成熟裂殖体胀破红细胞，释出裂殖子，部分被吞噬，其余侵入其他正常红细胞，重复其裂体增殖过程。疟原虫完成一代红内期裂体增殖的时间，间日疟原虫和卵形疟原虫需要48小时，三日疟原虫需72小时，恶性疟原虫需36~48小时。疟原虫在红细胞内经几代裂体增殖后，部分裂殖子侵入红细胞后直接发育为雌、雄配子体。

2. 在按蚊体内的发育 当雌性按蚊叮吸疟原虫感染者血液时，疟原虫红内期各阶段可随宿主血液进入蚊胃，只有雌、雄配子体能继续存活。雌、雄配子体分别发育为雌、雄配子，两者进行配子生殖，形成圆球形的合子。合子继续发育为动合子，动合子穿过蚊胃壁并在弹性纤维膜下形成圆形的囊合子，囊合子不断分裂，形成大量的子孢子，最后到达蚊的唾液腺。

（三）致病性

红内期是疟原虫的致病阶段。其致病力强弱与侵入虫株、数量和宿主的免疫状态有关。

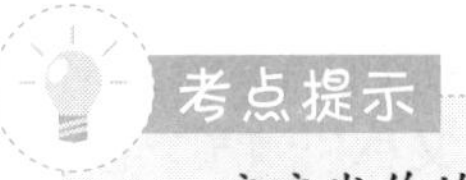

疟疾发作的临床表现

1. 疟疾发作 疟原虫成熟裂殖体胀破红细胞，大量裂殖子、疟原虫代谢产物及红细胞碎片等入血，部分被单核巨噬细胞系统吞噬，刺激这些细胞释放内源性热原质，并与疟原虫代谢产物共同作用于宿主下丘脑体温调节中枢，引起疟疾发作。典型的疟疾发作表现为周期性的寒战、高热和出汗退热。疟疾发作周期与疟原虫在红内期裂体增殖的周期一致。典型的间日疟和卵形疟隔日发作1次；三日疟隔2天发作1次；恶性疟呈不规则发作。

2. 疟疾再燃与复发 再燃与复发均是在未经蚊媒传播再感染情况下发生的。

(1) 再燃：急性疟疾发作后，患者未经治疗或治疗不彻底，但由于机体的免疫力增强使疟疾发作自动停止，经过一段时间后红细胞内残存的疟原虫，在一定条件下大量增殖再次引起疟疾发作，称为再燃。

(2) 复发：疟疾初发后，患者经过治疗，红内期疟原虫已被彻底消灭，经数月至年余，又出现疟疾发作，称为复发。复发的原因可能是由迟发型子孢子所致。间日疟原虫和卵形疟原虫有迟发型子孢子，间日疟和卵形疟可引起再燃和复发；而恶性疟原虫和三日疟原虫无迟发型子孢子，故恶性疟和三日疟只引起再燃而无复发。

3. 贫血 疟疾发作数次后可出现贫血，其原因主要有：①疟原虫直接破坏红细胞。②脾功能亢进，巨噬细胞不仅吞噬疟原虫寄生的红细胞，还吞噬大量正常红细胞。③疟原虫寄生的红细胞成为自身抗原，与相应抗体结合形成免疫复合物，导致红细胞的溶解。④骨髓造血功能受到抑制，使红细胞的生成发生障碍。

4. 脾肿大 疟疾急性期，脾因充血和单核巨噬细胞增生明显肿大；随着发作的次数增多，疟原虫及其代谢产物的刺激、巨噬细胞和结缔组织增生，脾可继续肿大变硬。

5. 凶险型疟疾 恶性疟患者可能出现一些凶险型症状，以脑型疟疾最常见，临床表现为持续高热、抽搐、昏迷、剧烈头痛、呕吐、谵妄、肾衰竭等。其特点是来势凶猛，若不及时治疗，死亡率很高。此型疟疾偶可见于间日疟。

此外，疟原虫还可引起黑尿热、先天性疟疾、婴幼儿疟疾、输血疟疾及妊娠期疟疾等。

(四) 实验诊断

取末梢血做厚、薄血膜涂片染色后，镜检查出疟原虫即可确诊。免疫学诊断及分子生物学诊断已用于疟疾的辅助诊断。

(五) 防治原则

采取普查普治、防蚊灭蚊与预防服药三结合的综合性防治措施。发现和彻底治疗病人及带虫者；改善环境卫生，防蚊、灭蚊，消灭蚊幼虫孳生地；对易感人群进行服药或接种疫苗；治疗药物有氯喹、乙胺嘧啶、伯氨喹、青蒿素等。

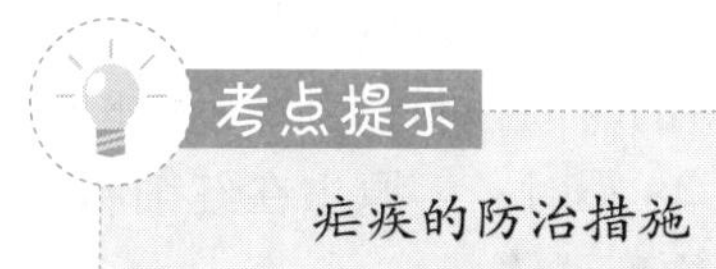

四、刚地弓形虫

刚地弓形虫简称弓形虫，是一种重要的机会致病性原虫，广泛寄生于人和多种动物的各种有核细胞内，引起人兽共患的弓形虫病。该病呈世界性分布，人和动物普遍感染。

(一) 形态

弓形虫的发育全过程中有滋养体、包囊、裂殖体、配子体和卵囊等五种形态。对人体致病及与传播有关的发育期是滋养体、包囊和卵囊(图 8-12)。

1. 滋养体 又称速殖子。游离的滋养体呈新月形或香蕉形，一端尖细，一端钝圆，大小为(4~7)μm×(2~4)μm；经瑞氏或吉氏染色后，胞质呈蓝色，胞核位于中央呈紫红色。寄生细胞内呈纺锤形或椭圆形。速殖子在感染的细胞内增殖到数个或数十个后，形成假包囊。

2. 包囊 呈圆形或椭圆形，有囊壁，直径 5~100μm。囊内含大量缓殖子。缓殖子形态与速殖子相似。

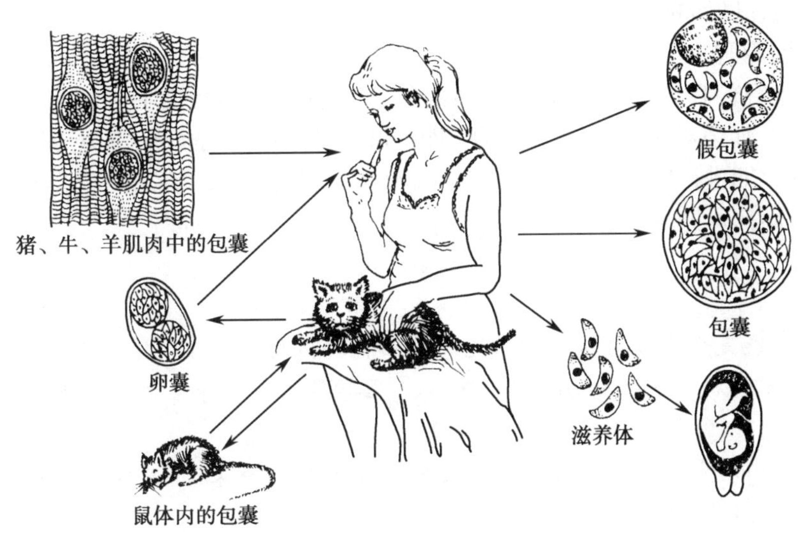

图 8-12 刚地弓形虫形态及生活史

3. 卵囊 呈圆形或椭圆形，大小为 10~12μm，囊壁光滑，成熟卵囊内含两个孢子囊，每个孢子囊内含 4 个新月形子孢子。

（二）生活史

弓形虫生活史复杂，在终宿主猫科动物体内进行无性生殖和有性生殖，在人、哺乳动物、鸟类等中间宿主体内进行无性生殖（图 8-12）。

成熟卵囊、包囊、假包囊被猫科动物吞食后，子孢子、缓殖子、速殖子在小肠内逸出，侵入小肠上皮细胞内发育为裂殖体，并不断进行裂体增殖。部分裂殖子发育为雌、雄配子体，再分别发育为雌、雄配子，两者受精结合为合子，再无性繁殖为大量卵囊。卵囊落入宿主肠腔随粪便排出体外，在适宜环境发育为成熟卵囊。当成熟卵囊或动物肉类中的包囊或假包囊被中间宿主吞食后，子孢子、缓殖子、速殖子在肠腔内逸出，侵入肠壁，经血液或淋巴液扩散到脑、心、肝、肺、肌肉及淋巴结等组织器官的有核细胞内寄生、进行无性繁殖，形成假包囊。当机体免疫功能正常时，速殖子增殖缓慢转为缓殖子，分泌囊壁，形成包囊。包囊和假包囊是弓形虫在中间宿主之间以及中间宿主与终宿主之间相互传播的主要形式。

此外，弓形虫也可经胎盘、皮肤黏膜、输血、器官移植等方式感染。

（三）致病性

弓形虫可寄生于所有的有核细胞内，是否致病与宿主的免疫状况密切相关。速殖子是主要致病阶段。弓形虫可致先天性弓形虫病和获得性弓形虫病两种。

1. 先天性弓形虫病 是孕妇感染弓形虫后经胎盘传给胎儿，多表现为影响胎儿发育，主要表现为中枢神经系统和眼弓形虫病；重者可造成胎儿流产、早产、畸胎及死胎等。

2. 获得性弓形虫病 多为隐性感染，为食入受卵囊污染的水、食物及未熟的含包囊、假包囊的肉类均可能感染。最常引起淋巴结肿大，也可引起脑炎等中枢神经系统异常表现。患有肿瘤、AIDS 或长期接受免疫抑制剂、放射治疗者可因并发弓形虫脑膜脑炎而死亡。

（四）实验诊断

取可疑患者的血液、脑脊液、羊水等，离心后取沉淀物做涂片染色，显微镜下检查到滋养体即可确诊，但检出率低。目前多用 ELISA 检测病人血清中的特异性抗体以及 PCR 技术检测用于该病的辅助诊断。

（五）防治原则

加强卫生宣传教育，注意个人卫生和饮食卫生，防止猫粪污染手指、食物及水源。加强肉类检疫制度，加强对家畜、家禽和可疑动物的监测和隔离。孕妇应避免与猫、狗等宠物或生肉接触，并定期进行体检。及时治疗急性期病人，常用的药物为乙胺嘧啶、磺胺嘧啶、螺旋霉素等，联合用药可提高疗效。

小结

原虫是能完成生命活动全部功能的单细胞真核动物。其个体微小，外形多样，结构简单，基本结构由胞膜、胞质和胞核组成。医学原虫是指寄生于人体并致病的原虫，其中：

溶组织内阿米巴寄生于人体结肠腔内；成熟包囊为感染阶段，经口感染，引起肠内阿米巴病和肠外阿米巴脓肿。

阴道毛滴虫寄生于女性阴道、尿道及男性尿道、前列腺内；滋养体既是感染阶段也是致病阶段，通过直接或间接接触传播，引起滴虫性阴道炎、尿道炎或前列腺炎。

疟原虫寄生于人体红细胞和肝细胞内；终宿主是按蚊，中间宿主是人；感染阶段是子孢子，经蚊叮咬感染，引起疟疾发作、再燃、复发。

弓形虫寄生于人体及哺乳动物的有核细胞内，是重要的机会致病性原虫；猫是终宿主也是中间宿主，中间宿主是人体及哺乳动物；感染阶段为卵囊、包囊和假包囊，主要经口感染，引起获得性弓形虫病，是艾滋病人死亡的主要原因之一，也可经胎盘传播引起先天性弓形虫病。

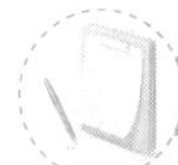

目标测试

A1 型题

157. 溶组织内阿米巴的感染阶段和途径是
   A. 双核包囊，经口食入　B. 四核包囊，经口食入　C. 滋养体，经口食入
   D. 四核包囊，经蚊虫叮咬　E. 双核包囊，经蚊虫叮咬
158. 阴道毛滴虫的感染方式是
   A. 经口感染　B. 经接触感染　C. 经皮肤感染
   D. 经胎盘感染　E. 经媒介节肢动物感染
159. 检查阴道毛滴虫的常用方法是
   A. 血液涂片法　B. 尿液检查　C. 粪便检查法
   D. 阴道内镜检查　E. 分泌物生理盐水涂片法
160. 滴虫性阴道炎的防治措施中，下列哪项是错误的
   A. 治疗患者和带虫者　B. 注意个人卫生及经期卫生
   C. 注意饮食卫生　D. 口服药物甲硝唑
   E. 改进公共卫生设施
161. 疟原虫的感染途径是

A. 经蚊叮咬感染　B. 经密切接触动物感染
C. 经半生食肉类感染　D. 经生食水生植物感染
E. 经生食淡水螺感染

162. 疟原虫寄生于人体的部位是
A. 淋巴液　B. 小肠　C. 单核细胞
D. 红细胞　E. 脑脊液

163. 病原学诊断疟疾应取的标本是
A. 分泌物　B. 末梢血　C. 脓汁
D. 骨髓　E. 脑脊液

164. 刚地弓形虫寄生于人体的部位是
A. 小肠　B. 红细胞　C. 脑脊液
D. 血清　E. 有核细胞

165. 下列不属于刚地弓形虫感染方式的是
A. 经媒介昆虫叮咬　B. 经受损皮肤黏膜感染　C. 经母婴传播
D. 经输血感染　E. 经半生食肉类感染

166. 弓形虫的终宿主是
A. 人　B. 犬　C. 猫
D. 猪　E. 牛

（梁惠冰）

第五节　医学节肢动物

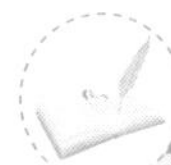

学习目标

1. 掌握:常见医学节肢动物的致病性。
2. 了解:常见医学节肢动物的生活习性。

节肢动物属无脊椎动物,是动物界中最大的门类,种类繁多,分布广泛。医学节肢动物是指与医学有关的危害人类健康的节肢动物。

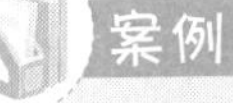

案例

患者,女,19岁,住校学生。主诉全身多处皮肤瘙痒半个月,夜间尤甚,按皮炎治疗无效就诊。查体:手指间、腕部及肘窝处皮肤发红,有散在针尖大小丘疹。追问病史:同寝同学有相同症状。实验室检查:嗜酸性粒细胞增多。初步诊断:疥疮。

请问:1. 该病感染方式是什么?为什么同寝同学也出现相同的症状?
2. 如何防治该病?

一、主要特征及分类

节肢动物虫体两侧对称,躯体分节;附肢成对、分节;体表由坚韧的外骨骼组成。节肢动物有 13 个纲，与医学有关的节肢动物主要分属于昆虫纲、蛛形纲、甲壳纲、唇足纲及倍足纲，其中昆虫纲和蛛形纲与人类疾病的关系最为密切(表 8-3)。

表 8-3 昆虫纲与蛛形纲虫体的主要特征及常见虫种

分类	虫体分节	触角	足	翅	常见虫种
昆虫纲	头、胸、腹	1 对	3 对	1~2 对或无	蚊、蝇、蚤、虱、白蛉、蜚蠊等
蛛形纲	头胸、腹部或颚体、躯体	无	4 对	无	螨、蜱等

二、对人体的危害

医学节肢动物对人体的危害方式包括直接危害和间接危害。

1. 直接危害　是指医学节肢动物通过寄生、叮咬、吸血、骚扰或毒性作用等方式直接对人体造成的危害。如蚊、虱、蚤等叮咬、吸血令人不安；尘螨作为变应原可引起尘螨性哮喘；蜱叮咬释放毒素致肌肉麻痹；人疥螨寄生引起疥疮等。

2. 间接危害　是指医学节肢动物携带病原体传播疾病的危害方式。凡能传播病原体的节肢动物称为传播媒介，其传播的疾病称为虫媒病。传播病原体的种类有细菌、病毒、立克次体、螺旋体、衣原体、原虫、蠕虫等。传播方式可分为以下两类：

(1) 机械性传播：病原体在节肢动物的体表或体内无形态改变和数量增加，仅随节肢动物的活动被机械地携带、传播和扩散。如蝇传播痢疾、霍乱等。

(2) 生物性传播：病原体必须在节肢动物体内，经过一定时间的发育、繁殖后，才能传播给新的宿主。如蚊传播丝虫病、疟疾等。

主要医学节肢动物的生活习性及危害见表 8-4。

表 8-4 主要医学节肢动物的生活习性及危害

医学节肢动物	生活习性	危害(传播疾病或致病)
蚊	雌蚊吸血，雄蚊以植物汁液为食	疟疾、丝虫病、流行性乙型脑炎、登革热
蝇	杂食性，边爬、边吃、边吐、边排	霍乱、伤寒、痢疾、脊髓灰质炎、结核病、细菌性皮炎、沙眼、结膜炎、炭疽、结膜吸吮线虫病、肠道原虫病与蠕虫病等；幼虫引起蝇蛆病
蚤	成虫、若虫均吸血	鼠疫、地方性斑疹伤寒、犬复孔绦虫病、缩小膜壳绦虫病、微小膜壳绦虫病
虱	成虫、幼虫均吸血	流行性斑疹伤寒、流行性回归热、战壕热
疥螨	多寄生于皮肤薄嫩皱褶部位，以角质组织和淋巴液为食	疥疮(皮肤瘙痒)
蠕形螨	寄生于毛囊、皮脂腺丰富的部位，以上皮细胞、腺细胞和皮脂为食	毛囊炎；与酒渣鼻、脂溢性皮炎、痤疮、疖肿有关
尘螨	以粉末状食物为食	过敏性哮喘、过敏性鼻炎、过敏性皮炎
恙螨	幼虫寄生于人或动物皮肤薄嫩处，叮刺吸血	恙虫病、流行性出血热；皮炎
蜱	雌雄成虫、幼虫和若虫均可吸血	森林脑炎、新疆出血热、莱姆病、地方性回归热、Q 热、鼠疫、布氏杆菌病；肌肉麻痹

三、防治原则

医学节肢动物的防治应采取综合措施，加强环境治理最为重要，结合化学、物理、生物、遗传等方法有效地控制和消灭医学节肢动物；严格执行有关法规或条例，加强卫生检疫和监管，防止医学节肢动物的孳生和蔓延；加强卫生宣传教育工作，做好个人防护。

小结

医学节肢动物是指与医学有关的危害人类健康的节肢动物。与人类健康最为密切的节肢动物主要有蚊、蝇、蚤、虱、螨、蜱等。

节肢动物可通过寄生、叮咬、吸血、骚扰或毒性作用等方式直接对人体造成的危害，也可通过携带病原体传播疾病的方式危害人类。凡能传播病原体的节肢动物称为传播媒介，其传播的疾病称为虫媒病。节肢动物传播的病原体包括细菌、病毒、立克次体、螺旋体、衣原体、原虫、蠕虫等。医学节肢动物的防治应采取综合措施，加强环境治理、卫生检疫和监管，做好个人防护。

目标测试

A1 型题

167. **不属于**医学节肢动物直接危害人体的方式是
   A. 传播病原体　B. 骚扰　C. 寄生　D. 叮咬　E. 吸血
168. 能传播地方性斑疹伤寒的节肢动物是
   A. 蜱　B. 虱　C. 蚊　D. 蚤　E. 蝇
169. 由虱传播的疾病是
   A. 地方性斑疹伤寒　B. 流行性出血热　C. 伤寒　D. 流行性斑疹伤寒　E. 登革热
170. 能引起疥疮的节肢动物是
   A. 恙螨　B. 尘螨　C. 疥螨　D. 蠕形螨　E. 蜱
171. 与酒渣鼻有关的节肢动物是
   A. 疥螨　B. 尘螨　C. 恙螨　D. 虱　E. 蠕形螨
172. 能引起过敏性哮喘的节肢动物是
   A. 虱　B. 尘螨　C. 蠕形螨　D. 疥螨　E. 蚤
173. 蜱对人体的直接危害是引起
   A. 毛囊炎　B. 过敏性皮炎　C. 皮肤瘙痒　D. 肌肉麻痹　E. 脂溢性皮炎

（梁惠冰）

第三篇 免疫学基础

第九章 免疫学概述

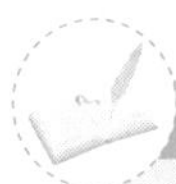

学习目标

1. 掌握:免疫的概念、功能。
2. 熟悉:免疫学发展简史及其在医学中的地位。
3. 了解:现在免疫学的应用研究。

一、免疫的概念

免疫(immunity)的最初概念,源于拉丁语 immunis,原意为免除税役,转意为免除瘟疫。在以后长达半个世纪的历史时期内,传统的免疫一直被理解为机体的抗感染能力即抗感染免疫。现在认为,免疫是机体免疫系统识别自己与异己物质,并通过免疫应答排除抗原性异物,维持自身生理平衡与稳定的功能。正常情况下免疫是一种生理性防御功能,异常时会造成组织损伤和生理功能紊乱。

免疫学是研究机体免疫系统的组成和功能、免疫应答的形成机制及免疫学知识在临床实践中应用的一门学科。随着理论和技术的快速发展,免疫学已向医学各学科渗透,衍生出基础免疫学、临床免疫学、肿瘤免疫学、免疫药理学、免疫遗传学等多个分支学科,成为生命科学中的前沿学科之一,推动医学和生命科学的全面发展。

二、免疫的功能

免疫功能是通过机体的免疫系统来完成的。与神经和内分泌等其他系统一样,免疫系统在识别和排除抗原性异物过程中,与其他系统相互配合、相互制约,共同完成以下生理功能。

1. 免疫防御　指机体识别和排除病原微生物等抗原异物的能力,也是传统的抗感染免疫功能。这种能力低下时机体易出现免疫缺陷病,而过高时易出现超敏反应性组织损伤或功能异常,过弱则表现为免疫缺陷。

2. 免疫稳定　指机体通过免疫耐受和免疫调节机制,识别和清除自身衰老、凋亡或损伤细胞,维持正常内环境稳定的功能。自身稳定功能失调时易导致辨别“异”失常,引起自身免疫病。

3. 免疫监视 指机体识别和清除体内异常突变细胞和病毒感染细胞的能力。是免疫系统对自身组织细胞功能的一种监督机制。当功能低下时，机体突变细胞失控，可能导致肿瘤发生或出现病毒的持续感染。

三、医学免疫学发展简史

免疫学是一门即古老又现代的学科，其形成和发展经历了经验、科学和现代免疫学三个时期。

（一）经验免疫学时期（公元 700 年 ~18 世纪末）

早在两千多年前，中国古代医学家对人体免疫现象有了初步的认识和应用。人们发现康复后的天花患者及护理者，或穿过沾染患者痘痂的衣服的人不再患天花，进而发明了“人痘”预防天花的方法。到了明朝（公元 17 世纪）有了接种“人痘”预防天花的正式记录，人们将天花痂粉吹入正常人鼻孔的方法来预防天花，这是世界上最早的原始疫苗。后来逐渐传播到朝鲜、日本及东南亚国家。1721 年，英国驻土耳其大使夫人 MaryMontagu 把这种接种法传入英国，并且很快遍及欧洲，为以后牛痘苗的发明打下了良好的基础。到了 18 世纪末，英格兰乡村医生 E.Jenner 从挤奶女工多患牛痘（一种轻型的局部痘疹）、但不患天花的现象中得到启示，经过一系列实验后，于 1798 年成功地创制出牛痘苗，并公开推行牛痘苗接种法。这是世界上第一例成功的疫苗，人类得以安全有效地预防天花。

（二）科学免疫学时期（19 世纪末 ~20 世纪初）

在一时期，人们对免疫功能的认识不仅仅局限于对人体现象的观察，而是引入了科学实验方法，促进了免疫机制的研究和应用。19 世纪后期，微生物学的发展为免疫学的形成奠定了基础，1880 年，法国微生物学家 L.Pasteur 偶然发现接种陈旧的鸡霍乱杆菌培养物可使鸡免受毒性株的感染，转而成功地创制了炭疽杆菌减毒疫苗和狂犬病疫苗，为应用免疫学方法预防传染病开辟了新局面。1883 年俄国学者 E.Methnikoff 发现了白细胞的吞噬作用，1890 年，德国医师 E.vonBehring 和日本学者北里发现了白喉抗毒素，并成功应用临床治疗白喉，由此逐步建立起了细胞免疫与体液免疫学说。以后又陆续建立了补体结合试验、凝集反应、沉淀反应等体外抗原抗体检测的血清学技术。同时人们观察并证实了非病原体抗原物质进入机体后可引起超敏反应，使人们对机体免疫机制有了更广泛、深入的认识。

（三）近代免疫学时期（20 世纪中叶 ~ 至今）

20 世纪中期以来，分子生物学、分子遗传学等理论和技术迅速应用到免疫学领域，人们从基因、分子、细胞、器官及整体调节水平探讨了免疫系统的结构和功能，使免疫学各领域的研究不断取得突破性进展。1956 年 B.Glick 发现了腔上囊的作用以后，人们逐渐发现了免疫器官、免疫细胞的作用及细胞间的协同关系。1945 年 R.Owen 发现同卵双生的两只小牛的不同血型可以互相耐受，后来人们陆续发现了组织相容性抗原、进行了人工耐受试验、提出了克隆选择学说，揭示了免疫耐受、免疫记忆和免疫调节的生物学基础。20 世纪 80 年代以来分子免疫学的兴起，核酸杂交、基因工程、B 细胞杂交瘤等技术及分子遗传学理论的应用，使人们对免疫球蛋白分子、T 细胞受体分子、补体分子、细胞因子及 MHC 分子等的基因结构、功能和表达机制获得了深入认识。总之，现代免疫学已成为生命科学和医学中的前沿科学，而免疫学与其他自然科学学科的交叉渗透，进一步促进了免疫学的更快发展，并推动生命科学不断向纵深发展，造福人类。

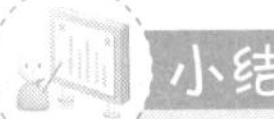

小结

免疫学是人类在与传染病斗争过程中，逐渐形成和发展起来。免疫不仅对微生物，对各种抗原性异物都能够进行识别和排斥，通过免疫防御、免疫稳定和免疫监视三大功能，维持机体正常的生命内环境，而这些功能的失常也会对机体造成广泛的损害。经过经验、科学和现代免疫学时期的发展，免疫学揭示了诸多细胞生命活动的普遍规律及机理，促进了生命科学的发展。免疫学在自身的发展过程中逐渐发展成为一门完善的生命科学的前沿学科，对生命科学中的基本问题做出了回答，并在疾病诊断、预防与治疗中做出了重大的贡献。现代免疫学已成为生命科学和医学中的前沿科学，而免疫学与其他自然科学学科的交叉渗透，必将进一步促进免疫学的更快发展。

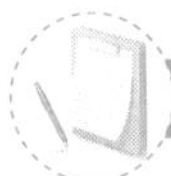

目标测试

A1 型题

174. 免疫的正确概念是
   A. 机体对病原微生物的防御能力
   B. 机体清除突变细胞的能力
   C. 机体识别和排除抗原性异物的功能
   D. 机体清除自身衰老和死亡细胞的功能
   E. 机体识别、杀灭与清除外来微生物的功能

175. 机体抵抗病原微生物感染的功能称为
   A. 免疫监视　B. 免疫自稳　C. 免疫耐受
   D. 免疫防御　E. 免疫识别

176. 免疫稳定功能异常时表现为
   A. 超敏反应　B. 免疫缺陷　C. 自身免疫病
   D. 肿瘤　E. 严重感染

177. 免疫监视功能低下的后果是
   A. 易发生肿瘤　B. 易发生超敏反应　C. 易发生感染
   D. 易发生自身免疫病　E. 易发生免疫耐受

178. 机体免疫系统识别和清除突变的细胞的功能称为
   A. 免疫监视　B. 免疫自稳　C. 免疫耐受
   D. 免疫防御　E. 免疫识别

（钟禹霖）

第十章 免疫系统

学习目标

1. 掌握：中枢免疫器官组成和功能，T、B淋巴细胞主要表面分子及其作用。
2. 熟悉：外周免疫器官组成和功能，补体的生物学活性、细胞因子的分类及其功能。
3. 了解：抗原提呈细胞的种类，HLA分子的分类及与医学的关系。

免疫系统是机体发生免疫应答、执行免疫功能的重要系统。免疫系统包括免疫器官及组织、免疫细胞和免疫分子。免疫器官主要分为中枢免疫器官和外周免疫器官。免疫细胞主要有造血干细胞、淋巴细胞、抗原提呈细胞、粒细胞、肥大细胞等。免疫分子包括免疫球蛋白(或抗体)、补体、细胞因子和膜分子等。

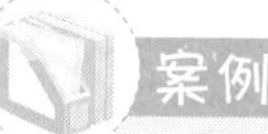

案例

患儿，男，4个月。出生时即接种卡介苗。自出生后反复患呼吸道感染及鹅口疮。因低热半月而入院。3次X线胸片均未见胸腺阴影。入院后第3天出现高热，多种抗生素抗炎使用无效，肝脾进行性增大，黄疸，水肿，腹水并出现心衰。住院第23天因全身衰竭而死亡。尸检报告显示：①肝脾及腹膜后淋巴结内均有粟粒样结节，有部分呈干酪样坏死，多数由上皮细胞组成，内有大量抗酸杆菌；②肾上腺、肝脾及两肺有巨细胞包涵体；③胸腺小叶不清，未见哈氏小体，淋巴细胞极少，肠内未见到集合淋巴小结。诊断：①先天性胸腺发育不良；②播散性卡介苗病；③巨细胞病毒感染。

问题：1. 胸腺在免疫系统中的地位和作用？

2. 淋巴细胞在免疫系统中的作用？

免疫系统的组成见表10-1：

表10-1 免疫系统的组成

免疫器官及组织		免疫细胞	免疫分子	
中枢	外周		膜型分子	分泌型分子
骨髓	脾脏	固有免疫的组成细胞	TCR	免疫球蛋白
胸腺	淋巴结	吞噬细胞	BCR	补体
法氏囊(禽类)	黏膜相关淋巴组织	树突状细胞	CD分子	细胞因子
	皮肤相关淋巴组织	NK细胞(NKT细胞)	黏附分子	

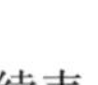

续表

免疫器官及组织		免疫细胞	免疫分子	
中枢	外周		膜型分子	分泌型分子
		其他（嗜酸性粒细胞、嗜碱性粒细胞、肥大细胞等）	MHC 分子	
		适应免疫细胞	细胞因子受体	
		T 细胞		
		B 细胞		

第一节　免疫器官和组织

免疫器官按照功能不同，可分为中枢免疫器官和外周免疫器官，两者通过血液循环和淋巴循环相互联系并形成免疫系统的网络。

一、中枢免疫器官

中枢免疫器官又称初级淋巴器官，是各类免疫细胞发生、分化和成熟的场所，人类和其他哺乳类动物的中枢免疫器官包括骨髓和胸腺。

骨髓是人类 B 细胞分化发育成熟的场所，也是各类血细胞和免疫细胞的发源地。骨髓位于骨髓腔内，其中红骨髓含大量的造血干细胞，有活跃的造血功能。造血干细胞具有分化成不同血细胞的能力，骨髓基质细胞和其产生的多种细胞因子构成造血干细胞分化发育的微环境。骨髓也是再次免疫应答的场所，所产生的抗体是血清抗体的主要来源。鸟类腔上囊（法氏囊）是 B 细胞分化发育成熟的场所。

胸腺是 T 细胞发育、分化和成熟的场所。人类在青春期后胸腺随年龄增大而逐渐退化。胸腺内主要成分是胸腺细胞和胸腺基质细胞。胸腺基质细胞分泌的胸腺激素和多种细胞因子，共同构成胸腺细胞分化发育的微环境。

二、外周免疫器官及组织

外周免疫器官又称次级淋巴器官，是成熟淋巴细胞定居和产生初次免疫应答的主要场所。外周免疫器官包括淋巴结、脾和黏膜相关淋巴组织等。

（一）淋巴结

淋巴结内主要有 T 细胞、B 细胞、巨噬细胞和树突状细胞，其主要功能包括：

1. 成熟淋巴细胞定居的主要场所　其中 T 细胞占淋巴结内淋巴细胞总数的 75%，B 细胞占 25%。

2. 发生初次免疫应答的场所　抗原提呈细胞携带所摄取的抗原进入淋巴结，将已被加工、处理的抗原提呈给淋巴结内的 T 细胞，使之活化、增殖、分化为效应性 T 细胞，发挥免疫应答功能。

3. 参与淋巴细胞再循环　外周免疫器官的淋巴细胞，由输出淋巴管进入胸导管，经上腔静脉进入血液循环，在淋巴结副皮质区穿越高内皮微静脉，返回外周免疫器官或组织叫淋巴细胞再循环。淋巴细胞再循环使淋巴细胞有更多的机会与抗原和抗原提呈细胞接触，淋巴组织不断从循环池中补充新的淋巴细胞，以增强机体的免疫功能。

4. 过滤作用　侵入机体的病原微生物、毒素或其他有害物质，随淋巴液进入局部淋巴结，在淋巴窦中被巨噬细胞吞噬，从而杀伤淋巴液中病原微生物，防止病原体扩散的作用。

（二）脾脏

脾是人体内最大的免疫器官，也是储存红细胞的血库，具有重要的免疫功能。

1. 成熟淋巴细胞定居的场所　其中 B 细胞约占淋巴细胞总数的 60%，T 细胞约占 40%。

2. 发生免疫应答的场所　是 T、B 细胞接受血源性抗原刺激，发生免疫应答的主要场所。是体内产生抗体的主要器官。

3. 生物合成作用　脾脏可合成补体、干扰素等生物活性物质。

4. 过滤作用　体内 90% 的循环血液流经脾脏，血液中的病原体、衰老死亡的红细胞、白细胞、免疫复合物及其他异物可被脾过滤清除，使血液得到净化。

（三）黏膜相关淋巴组织

黏膜相关淋巴组织（MALT）主要由肠相关淋巴组织、鼻相关淋巴组织和支气管相关淋巴组织所组成。机体近 50% 的淋巴组织分布于黏膜相关淋巴组织，包括呼吸道、消化道及泌尿生殖道黏膜固有层和上皮细胞下散在的无被膜淋巴组织以及某些带有生发中心的器官化的淋巴组织，如扁桃体、阑尾等。黏膜相关淋巴组织在呼吸道、消化道及泌尿生殖道黏膜构成了重要的免疫屏障，也是发生局部特异性免疫应答的主要部位。黏膜相关淋巴组织中的 B 细胞可产生分泌型 IgA（SIgA），在黏膜局部防御病原微生物感染中起重要作用。

第二节　免疫细胞

免疫细胞泛指所有参加免疫应答或与免疫应答有关的细胞及其前体细胞，主要包括淋巴细胞、NK 细胞、抗原提呈细胞（APC）、造血干细胞、粒细胞和肥大细胞等。淋巴细胞是主要的免疫细胞，占外周血白细胞总数的 20%~45%，成年人体内约有 10^{12} 个淋巴细胞。淋巴细胞可分为不同的群体，如 T 细胞、B 细胞和 NK 细胞等，其中 T 细胞和 B 细胞还可进一步分化为若干亚群。

一、T 淋巴细胞

T 淋巴细胞简称 T 细胞，起源于骨髓的淋巴样干细胞，在胸腺微环境影响下分化成熟为 T 细胞，又称为胸腺依赖性淋巴细胞。T 细胞可介导适应性细胞免疫应答，在胸腺依赖抗原（TD-Ag）诱导的体液免疫应答中发挥重要作用。

（一）T 细胞在胸腺中的分化发育

淋巴样前体细胞进入胸腺之初尚未表达成熟 T 细胞表面标志，在胸腺微环境中的胸腺基质细胞及其分泌的细胞因子和胸腺激素的作用下，逐渐分化为成熟 T 细胞，并表达 CD4 分子或 CD8 分子。

（二）T 淋巴细胞的主要表面分子及其作用

T 细胞表面具有许多重要的分子，参与 T 细胞识别抗原、活化增殖、分化和效应功能的发挥。其中，有些膜分子还是区分 T 细胞及 T 细胞亚群的重要标志。

1. T 细胞抗原受体（TCR）　为所有 T 细胞表面的特征性标志，是 T 细胞特异性识别和结合抗原的位置。TCR 以非共价键形式与 CD3 分子结合，形成 TCR-CD3 复合物。

2. CD分子　即白细胞分化抗原，是血细胞在不同分化阶段、分化成熟为不同细胞系以及活化过程中出现或消失的表面标志，也是重要的协同刺激分子。T细胞表面重要的CD分子有：

(1) CD3分子：是成熟T细胞表面标志，与TCR结合形成的TCR-CD3复合物能特异性识别并结合抗原提呈细胞或靶细胞表面的抗原肽-MHC分子复合物，并将活化信号传导至T细胞内。

(2) CD4分子和CD8分子：成熟的T细胞一般只表达CD4或CD8分子，CD4分子和CD8分子分别与APC的MHC-Ⅱ类和MHC-Ⅰ类分子结合，可增强T细胞与抗原提呈细胞或靶细胞之间的相互作用并辅助TCR识别抗原。CD4细胞还表达人类免疫缺陷病毒(HIV)囊膜糖蛋白gp120受体。

(3) CD2：又称淋巴细胞功能相关抗原分子2(LFA-2)，人类CD2的功能是与配体CD58结合，增强T细胞与APC或靶细胞间黏附，促进T细胞对抗原识别和提供活化信号。另外，CD2能与绵羊红细胞结合形成玫瑰花环，又称绵羊红细胞受体(E受体)。临床常用花环形成试验检测外周T细胞的数量，间接判断机体免疫功能。

3. 丝裂原受体　T细胞表面还表达多种能结合丝裂原的膜分子(如：刀豆蛋白A、植物血凝素和商陆丝裂原)，可直接接受丝裂原的刺激而诱导T细胞的活化、增殖和分化。

4. 细胞因子受体(CKR)　是T细胞与细胞因子(如IL-1、IL-2、IL-4、IL-6等)结合的受体。不同分化阶段的T细胞可表达不同CKR，细胞因子通过与T细胞表面的CKR结合，对T细胞的活化、增殖与分化发挥调节作用。

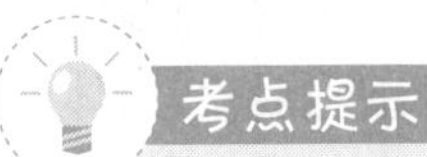

T细胞的主要表面分子及其作用

(三) T细胞亚群及其功能

T细胞按照不同的分类方法，可以分为若干亚群，各亚群相互调节，共同发挥免疫学功能。

1. 根据所处的活化阶段分类　按照T细胞是否被抗原活化及分化情况可将其分为初始T细胞、效应T细胞和记忆T细胞。初始T细胞在外周淋巴器官结合抗原肽后被活化并最终分化为效应性T细胞和记忆T细胞。

2. 根据CD分子分亚群　根据是否表达CD4分子和CD8分子，T细胞可分为$CD4^+$T细胞和$CD8^+$T细胞。

3. 根据功能特征分亚群　活化的T细胞按功能的不同分为辅助性T细胞(Th)、细胞毒性T细胞(CTL)(又称T_C)、调节性T细胞(Treg)三大效应细胞(表10-2)。

表10-2　T细胞的主要功能亚群

T细胞分类	主要亚群	分泌的活性物质	生物活性
辅助性T细胞(Th)($CD4^+$)	Th1	分泌IFN-γ、TNF、IL-2等	辅助细胞免疫应答，抑制Th2细胞增殖
	Th2	分泌IL-4、IL-5、IL-10、IL-13等	辅助体液免疫应答，抑制Th1细胞增殖
细胞毒性T细胞(T_C)($CD8^+$)	T_{C1}和T_{C2}	分泌穿孔素、颗粒酶等，表达FasL等凋亡诱导配体	杀伤靶细胞(肿瘤细胞、胞内感染病原体的细胞)
调节性T细胞(Treg)($CD4^+CD25^+$ $Foxp3^+$)	nTreg和iTreg	分泌IL-10、TGF-β和IL-2等	免疫调节、维持免疫耐受、抑制炎症反应和超敏反应

注：nTreg为自然调节T细胞；iTreg为诱导调节T细胞

二、B 淋巴细胞

(一) B 淋巴细胞的主要表面标志

B 淋巴细胞是前 B 细胞在人和哺乳动物骨髓或禽类腔上囊中分化、发育成熟的淋巴细胞。

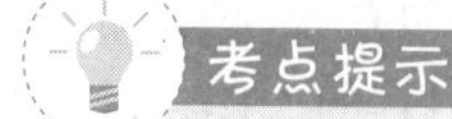

B 细胞的主要表面标志

1. B 细胞抗原受体(BCR) 是镶嵌于细胞膜类脂质分子中的的跨膜型免疫球蛋白,又称膜表面免疫球蛋白(mIg)。BCR 既是 B 细胞表面特异性识别抗原的受体,也是 B 细胞的特征性表面抗原,能与抗 Ig 抗体特异性结合,因此可用荧光素标记抗 Ig 抗体检测 B 细胞。

2. CD 分子 包括 CD19、CD21、CD40、CD80 与 CD86 等。① CD19 与 CD21 及 CD18 形成 B 细胞特异的活化共受体,增强 B 细胞对抗原的敏感性。②CD40 是 B 细胞表面最重要的共刺激分子,通过与 $CD40^{+}$Th 表面的 CD40L 结合,产生 B 细胞活化第二信号。③CD80 和 CD86 在活化的 B 细胞表达增强,通过与 T 细胞表面的 CD28 和 CTLA-4 受体结合,产生 T 细胞活化的第二信号。④CD21 是 EB 病毒受体,与 EB 病毒选择性感染 B 细胞有关。

3. Fc 受体(FcγR) 是 B 细胞表面能与 IgGFc 段结合的结构,可与 IgG 抗体与抗原的复合物结合而抑制 B 细胞活化,对体液免疫起负调节作用。

4. 其它受体 主要包括能与补体(C3b、C3d)结合的补体受体(CR)、能与丝裂原(脂多糖、葡萄球菌 A 蛋白、美洲商陆等)结合的丝裂原受体和能与细胞因子(如 IL-1、IL-2、IL-4、IL-5 等)结合的细胞因子受体。

(二) B 细胞的亚群及其功能

依据 B 细胞表面 CD5 表达与否,可分为 $CD5^{+}$B1 细胞和 $CD5^{-}$B2 细胞两类。B1 细胞主要定居于腹腔、胸腔以及肠壁的固有层,产生低亲和力的 IgM,在黏膜免疫中发挥重要作用;B2 细胞即通常所指的 B 细胞,抗原刺激后可产生高亲和力的各类抗体,具有免疫记忆能力,是适应性体液免疫的重要细胞。

B 细胞主要功能是产生抗体介导体液免疫应答。包括抗体的中和作用、激活补体、调理作用、ADCC、参与Ⅰ型超敏反应等。B 细胞也是专职抗原提呈细胞,能够加工并提呈抗原,特别是对可溶性抗原;B 细胞还可以通过细胞因子(IL-6,IL-10,TNF-α)参与调节巨噬细胞、树突状细胞、NK 细胞及 T 细胞的功能。

三、NK 细胞

NK 细胞主要存在于外周血和脾脏中,在人外周血中占淋巴细胞的 5%~10%。NK 细胞表面缺少 T 细胞和 B 细胞的特异性标志如 TCR 和 mIg,曾称为裸细胞。这类细胞不依赖于抗原刺激,能自发地溶解多种肿瘤细胞和被病毒感染的细胞,称为自然杀伤细胞。大多数 NK 细胞是胞浆中含有许多嗜天青颗粒的大型淋巴细胞,这些颗粒内含有溶解细胞的穿孔素和具有启动细胞凋亡的丝氨酸蛋白酶活性的颗粒酶等。

NK 细胞在机体的抗病毒感染和抗肿瘤免疫方面起着重要的作用。在病毒感染的早期就能杀伤被病毒感染的靶细胞。NK 细胞带有 IgGFc 受体,IgG 与带有抗原的靶细胞结合后,发挥抗体依赖性细胞介导的细胞毒作用(ADCC)。

四、抗原提呈细胞

(一) 单核吞噬细胞

单核吞噬细胞系统(MPS)包括骨髓内的前单核细胞、外周血中的单核细胞和组织内的巨噬细胞,是一类专职的抗原提呈细胞(APC)。单核吞噬细胞可将胸腺依赖抗原(TD 抗原)加工、处理后,以膜表面抗原肽 -MHC 分子复合物形式提呈给具有相应抗原识别受体的 T 细胞,启动免疫应答。

1. 单核吞噬细胞表面标志

(1) 表面受体:单核吞噬细胞表面受体种类多,多为非特异性。其中 IgGFc 受体(FcγR)可介导调理吞噬;补体受体(CRI),即 C3bR/C4bR 受体,介导免疫调理及免疫黏附作用。

(2) 表面抗原:单核吞噬细胞表面表达 MHC-Ⅰ类和Ⅱ类抗原分子,在介导免疫应答及抗原提呈方面具有重要作用。

2. 单核吞噬细胞的主要免疫功能

(1) 吞噬杀伤作用:单核吞噬细胞有极强的吞噬杀伤作用,是机体非特异免疫防御的重要免疫细胞。此类细胞表面有 IgGFc 受体、C3b 受体,在特异性 IgG 抗体或补体参与下,可发挥 ADCC 作用,杀伤肿瘤细胞和胞内寄生的病原体。

(2) 抗原提呈作用:单核吞噬细胞是重要的的抗原提呈细胞,在特异性免疫应答过程中,绝大多数抗原为 TD 抗原,单核吞噬细胞通过摄取、加工、处理 TD 抗原,并以抗原肽 -MHC 分子复合物形式提呈给具有相应抗原识别受体的 T 细胞,启动免疫应答。

(3) 免疫调节作用:活化的单核吞噬细胞可通过分泌多种细胞因子参与免疫调节。其中 IL-1、IFN-α、IFN-γ 等有正免疫调节作用,IL-10 等有负免疫调节作用。

(4) 介导炎症反应:单核吞噬细胞可分泌多种趋化因子、活化因子,募集、活化更多的巨噬细胞、中性粒细胞和淋巴细胞参与炎症反应;也可分泌多种促炎症细胞因子和其它炎症介质,参与和促进炎症反应。

(二) 其他的抗原提呈细胞

专职的抗原提呈除了单核吞噬细胞外,还有树突状细胞和 B 细胞。另外,机体在炎症过程中受到 IFN-γ 的诱导也可表达 MHC-Ⅱ类分子并能处理和提呈抗原,这些细胞称为非专职 APC,包括血管内皮细胞、各种上皮细胞和间质细胞、皮肤的成纤维细胞等。

五、其他免疫细胞

造血干细胞、粒细胞(中性、嗜酸性、嗜碱性)、肥大细胞等均可在免疫应答中发挥不同作用,亦属于免疫细胞。

第三节 免疫分子

一、细胞因子

细胞因子(CK)是主要由活化的免疫细胞(单核 / 巨噬细胞、T 细胞、B 细胞、NK 细胞等)或间质细胞(血管内皮细胞、表皮细胞、纤维母细胞等)所合成、分泌的多肽类活性分子,是一类重要的生物应答调节剂,临床上已应用重组技术制备某些细胞因子,用于治疗肿瘤、自身免疫性疾病、免疫缺陷病。CK 通过结合相应的受体影响自身及其他细胞的行为，在免疫细胞发育、免疫应答和免疫调节中发挥重要的作用。

细胞因子尚无统一的分类方法，目前常依据其功能分为 6 类（表 10-3），细胞因子具有免疫调节、抗感染、抗肿瘤作用，还能刺激造血功能，并参与炎症反应。临床上已将细胞因子用于治疗肿瘤、造血功能障碍、感染性疾病。在临床上都取得了一定的疗效。

表 10-3 细胞因子的种类及功能

分类	功能
白细胞介素（IL）	介导白细胞和其他细胞间相互作用的细胞因子
肿瘤坏死因子（TNF）	调节适应性免疫、杀伤靶细胞、诱导细胞凋亡
干扰素（IFN）	抗病毒作用，免疫调节作用
集落刺激因子（GSF）	可刺激造血干细胞和不同发育阶段的造血细胞增殖分化
趋化因子（Chemokine）	介导免疫细胞迁移，在肿瘤的发生发展、转移，病原微生物感染、移植排斥反应等病理过程中发挥作用
生长因子（GF）	促进相应细胞的增殖，促进创伤的修复

二、补体系统

补体是存在于正常人和脊椎动物血清、组织液和细胞膜表面的一组具有酶活性的蛋白质，包括 30 余种可溶性蛋白和膜结合蛋白，又称为补体系统。补体性质不稳定，加热 56℃ 30 分钟可以灭活。补体系统作为固有免疫的重要部分，不仅在机体感染早期发挥重要免疫防御作用，而且是连接固有免疫和适应性免疫应答的桥梁，参与适应性免疫应答过程。

参与经典激活途径的固有成分以符号“C”表示，按其被发现的先后顺序分别命名为 C1、C2、C3~C9；补体系统其它成分以英文大写字母表示，如 B 因子、D 因子、P 因子、I 因子和 H 因子等；补体调节蛋白多以其功能命名，如 C1 抑制物、C4 结合蛋白、衰变加速因子等；补体活化后的裂解片段，在其符号后加小写字母，小片段加 a，大片段加 b，如 C3a、C3b 等；具有酶活性的成分或复合物，在其符号上加一横线表示，如 $\overline{C3bBb}$、$\overline{C4b2a}$ 等；被灭活后的成分在其符号前加 i 表示，如 iC3b。

（一）补体系统的组成

补体系统包括补体固有成分（C1~C9、B 因子、D 因子等）、补体调节蛋白（C1 抑制物，I 因子、H 因子、C4 结合蛋白等）、补体受体（CR1~5，C3aR、C2aR、C4aR 等）三部分构成。

（二）补体系统的激活

在生理情况下，补体的固有成分以无活性的酶原形式存在。只有在某些激活物的作用下，补体各成分才依次被激活，表现出各种生物学活性。补体的激活有三条途径，即经典途径、MBL 和旁路途径。其中，经典途径是以抗原 - 抗体（IgG1~IgG3 或 IgM）复合物为主要激活物，由 C1 启动激活的途径。其反应顺序为 C1、C4、C2、C3、C5~9。整个激活过程可分为三个阶段，及识别阶段、活化阶段和膜攻击阶段（图 10-1）。

（三）补体的生物学活性

1. 溶解靶细胞　补体系统激活后可在多种靶细胞表面形成膜攻击复合物，从而导致靶细胞溶解。

2. 免疫调理　补体激活过程中产生的 C3b、C4b 的调理素，可促进吞噬细胞的吞噬作用。

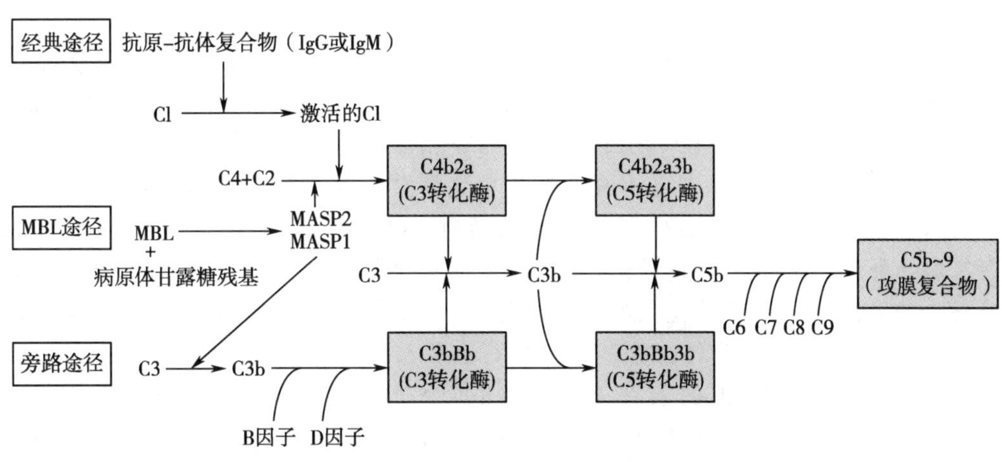

图 10-1 补体的三条激活途径

3. 炎症介质作用 补体的 C3a 和 C5a 片段可与肥大细胞、嗜碱性粒细胞表面相应受体结合，使细胞脱颗粒，释放组胺等血管活性介质，引起血管扩张、毛细血管通透性增加、平滑肌收缩等，从而介导局部炎症反应。

4. 清除免疫复合物 补体某些成分可通过抑制 IC 形成、免疫黏附等方式，清除循环免疫复合物，抑制炎症反应。

考点提示

补体系统的主要生物学活性

三、人类主要组织相容性复合体及其编码分子

主要组织相容性复合体（MHC）是一组决定组织相容性，并与免疫应答密切相关的紧密连锁的基因群，在启动适应性免疫应答中起重要作用。人的 MHC 也称人类白细胞抗原(HLA)基因复合体。

MHC 即 HLA 基因复合体包括：经典的Ⅰ类基因和Ⅱ类基因，其编码的产物分别为 HLAⅠ类分子和 HLAⅡ类分子，它们在组织分布、结构和功能上各有特点，它们的功能是：①作为抗原提呈分子，通过提呈抗原肽而激活 T 细胞，参与适应性免疫应答。②作为调节分子，通过补体成分编码、调节 NK 细胞和部分杀伤细胞活性、调节炎症反应等，参与固有免疫应答。

HLA 和器官移植的成败以及与免疫相关性疾病的发生关系十分密切，HLA 基因分型在法医学上被用于亲子鉴定和确定死亡者的身份。

小结

免疫系统由免疫器官及组织、免疫细胞和免疫分子组成。

免疫器官包括中枢免疫器官和外周免疫器官，中枢免疫器官胸腺和骨髓分别是 T 细胞和 B 细胞分化、发育和成熟的场所。

免疫细胞泛指所有参加免疫应答或与免疫应答有关的细胞及其前体细胞，主要包括 T/B 淋巴细胞、NK 细胞、抗原提呈细胞（APC）、造血干细胞、粒细胞和肥大细胞等。①抗原提呈细胞，包括单核吞噬细胞、树突状细胞和 B 细胞等，与启动免疫应答有关；②T 细胞，介导细胞免疫应答并辅助体液免疫应答，活化 T 细胞可分化为不同亚群，其

中 Th1 和 Th2 分别辅助细胞免疫应答和体液免疫应答;③NK 细胞,不依赖于抗原刺激,能自发地溶解多种肿瘤细胞和被病毒感染的细胞,称为自然杀伤细胞;④其他免疫细胞。

免疫分子主要包括:①细胞因子,通过结合相应的受体影响自身及其他细胞的行为,在免疫细胞发育、免疫应答和免疫调节中发挥重要的作用;②补体系统,是存在于正常人和脊椎动物血清、组织液和细胞膜表面的一组具有酶活性的蛋白质,包括 30 余种可溶性蛋白和膜结合蛋白;补体是固有免疫的重要部分,在机体感染早期发挥重要免疫防御作用,也是连接固有免疫和适应性免疫应答的桥梁,参与适应性免疫应答过程;③主要组织相容性复合体(MHC),人的 MHC 也称人类白细胞抗原(HLA)基因复合体,其编码的产物分别为 HLAⅠ类分子和 HLAⅡ类分子,它们参与固有免疫应答,并在启动适应性免疫应答中起重要作用,同时 HLA 与器官移植的成败以及免疫相关性疾病的发生关系十分密切,HLA 基因分型在法医学上被用于亲子鉴定和确定死亡者的身份。

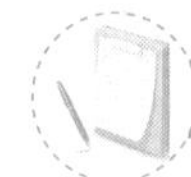

目标测试

A1 型题

179. 免疫系统包括
   A. 免疫细胞、免疫分子
   B. 免疫器官和组织、免疫细胞、免疫分子
   C. T 细胞、B 细胞、肥大细胞
   D. 胸腺、骨髓、淋巴结
   E. 补体、免疫球蛋白、细胞因子

180. **不属于**免疫细胞的是
   A. 淋巴细胞系　B. 单核 - 巨噬细胞系　C. 神经细胞
   D. 粒细胞系　E. 抗原递呈细胞

181. T 淋巴细胞和 B 淋巴细胞定居的部位是
   A. 中枢免疫器官　B. 周围免疫器官　C. 胸腺
   D. 骨髓　E. 血液

182. 参与经典途径作用的补体成分是
   A. C5~C9　B. C1、C2、C4　C. C1~C9
   D. C1~C4　E. C3

183. HLA-Ⅰ类抗原存在于
   A. 白细胞表面　B. 有核细胞表面　C. 淋巴细胞表面
   D. 巨噬细胞表面　E. 上皮细胞表面

（李仲娟）

第十一章　抗　　原

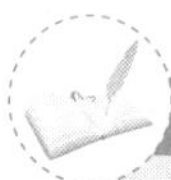

学习目标

1. 掌握：抗原的概念。
2. 熟悉：抗原的特性和医学上一些重要的抗原物质。
3. 了解：抗原的分类。

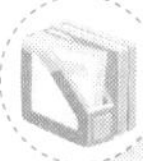

案例

患者，男，30岁。因外伤导致眼睛受伤，手术摘除眼球。3月后另侧眼睛分泌物增多，经常无故流眼泪，视力急剧下降。

问题：本病的病因是什么？什么是自身抗原？

第一节　抗原的概念与特性

一、抗原的概念

抗原（Ag）是指能与淋巴细胞表面特异性抗原受体结合，导致淋巴细胞增殖、分化、产生免疫应答产物（抗体或致敏淋巴细胞），并与之特异性结合而发挥免疫效应的物质。

二、抗原的特性

抗原具有两种特性：①免疫原性是指抗原刺激机体特定的免疫细胞，产生免疫应答产物（抗体或效应淋巴细胞）的性能；②免疫反应性也称抗原性，是抗原与其诱生的免疫应答产物特异性结合，产生免疫反应的性能。两种性能都具备的称完全抗原，仅有免疫反应性而没有免疫原性的称半抗原或不完全抗原。许多小分子化合物及药物属于半抗原，与血清蛋白等载体偶联可形成完全抗原，并介导变态反应（如青霉素过敏）。

特异性是免疫应答最根本的特性，也是免疫学诊断和免疫学防治的基础。免疫应答的特异性是由抗原的特异性所决定的，而抗原的特异性取决于抗原分子上的抗原决定簇，又称抗原表位，这是指存在于抗原分子中决定抗原特异性的特殊化学基团。一个抗原分子可具有一种或多种不同的抗原决定簇。两种不同抗原之间可具有相同或相似的抗原决定簇，称为共同抗原。由共同抗原刺激机体产生的抗体，既可与诱导抗原特异性结合，也可与具有相同或相似的抗原决定簇的共同抗原结合,此反应称为交叉反应。

T、B 细胞所识别的抗原表位不同,抗原的 T 细胞表位必须由 APC 加工后与 MHC 分子结合为复合物并表达于 APC 表面,才能被 T 细胞表面的受体 TCR 识别;而抗原的 B 细胞表位,无需 APC 加工,可直接被 B 细胞表面的受体 BCR 识别。

第二节 决定抗原免疫原性的因素

一、理化性状

1. 大分子物质 抗原的免疫原性与其分子量的大小相关,分子质量越大,免疫原性越强,而分子量低于 4.0kDa 的分子一般不具免疫原性。大分子物质免疫原性较强的原因是:①分子量越大,其表面的化学基团(抗原决定簇)越多。②大分子胶体物质,化学结构稳定,在体内停留时间长,能使淋巴细胞得到持久刺激,有利于免疫应答的发生。

2. 较复杂的结构与化学组成 抗原物质必须有较复杂的分子结构。含有大量芳香族氨基酸(尤其是酪氨酸)的抗原免疫性较强;以直链氨基酸为主组成的蛋白质,免疫原性较弱。例如,明胶蛋白,分子量虽高达 10kDa,但由于其主要成分为直链氨基酸,易在体内降解为低分子物质,故免疫原性很弱,如在明胶分子中加入少量(2%)的酪氨酸,就可以增强其免疫原性。细菌的荚膜多糖、脂多糖及人类 ABO 血型抗原的免疫原性取决于其单糖的数目和类型。核酸分子一般无免疫原性,若与蛋白质结合形成核蛋白则具有免疫原性。

二、异物性

免疫学中的异物指凡在胚胎期与免疫细胞未接触过的物质。正常情况下,机体的免疫系统具有精确识别"自己"和"非己"物质的能力。生物之间种系关系越远、组织结构差异越大,免疫原性越强;反之种系关系较近,则免疫原性也较弱。例如,鸭血清蛋白对鸡的抗原性较弱,而对家兔则是强抗原;微生物抗原、异种血清蛋白等物质对人都是强免疫原。

三、其他因素

决定某一物质是否具有免疫原性,除与上述条件有关外,还受机体的遗传、年龄、性别、生理状态、健康状态、个体差异等诸多因素的影响。此外,抗原进入机体的剂量和途径也与免疫原性的强弱有关,两次免疫间的间隔时间、次数以及佐剂等均影响免疫应答的强弱。

第三节 抗原的分类

一、根据诱生抗体是否需要 T 细胞辅助分类

(一) 胸腺依赖性抗原(TD-Ag)

这类抗原刺激 B 细胞产生抗体必须有 T 细胞的参与。大多数天然抗原(如细菌、异种血清等)和大多数蛋白质抗原为 TD-Ag。此类抗原的特点是:分子量大,结构复杂,既有 B 细胞表位,又有 T 细胞表位,刺激机体主要产生 IgG 类抗体,既能引起体液免疫,又能引起细胞免疫,具有回忆应答。

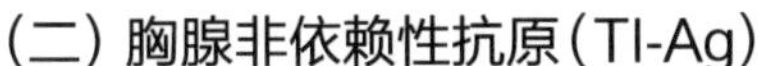

(二) 胸腺非依赖性抗原(TI-Ag)

这类抗原刺激B细胞产生抗体无需T细胞的参与。TI-Ag可分为TI-1Ag和TI-2Ag。TI-1Ag如细菌脂多糖(LPS)等,既含抗原表位,又具有丝裂原性质。低浓度TI-1Ag可特异激活B细胞,而高浓度TI-1Ag可多克隆活化B细胞。TI-2Ag含多个重复B细胞表位,如肺炎球菌荚膜多糖,聚合鞭毛素等,通过交联BCR刺激B细胞活化。

二、根据抗原来源及与机体亲缘关系分类

根据抗原来源及与机体亲缘关系可以将抗原分为:异种抗原、同种异型抗原、自身抗原、异嗜性抗原和独特型抗原。独特型抗原指的是抗体中独特的氨基酸序列所组成的抗原表位(Id)。由Id抗原所诱生的抗体(即抗抗体)称抗独特型抗体(Aid)。

三、其他分类

根据抗原的化学组成不同可分为蛋白质抗原、脂蛋白抗原、糖蛋白抗原、多糖和核蛋白抗原等;根据抗原获得方式可分为天然抗原、人工抗原和合成抗原;根据抗原是否在抗原提呈细胞内合成分为内源性抗原和外源性抗原。

第四节 医学上重要的抗原

一、异种抗原

1. 各种病原生物 (如细菌、病毒、螺旋体、寄生虫等)对机体均有较强的免疫原性。微生物虽结构简单,但化学组成却相当复杂。因此,微生物是一个含有多种抗原决定簇的天然抗原复合物。

病原生物的一些代谢产物也是典型的抗原,如细菌外毒素具有很强的免疫原性,能刺激机体产生相应的抗体即抗毒素。外毒素经0.3%~0.4%甲醛处理后,可使其失去毒性而保留免疫原性,称为类毒素。类毒素可作为人工自动免疫制剂,在预防相应疾病中起重要作用。

2. 动物免疫血清 用类毒素免疫动物(如马、羊等)后,动物血清中可含大量相应的抗毒素抗体,即动物免疫血清。临床上常用抗毒素对相应疾病进行特异性治疗及紧急预防。这种来源于动物血清的抗毒素具有二重性;一方面可向机体提供特异性抗体(抗毒素),能中和细菌产生的相应外毒素,起到预防治疗疾病的作用;另一方面,对人而言又是一种具有免疫原性的异种蛋白(动物血清),可以刺激机体产生抗动物血清的抗体,当机体再次接受此种动物血清时,有可能发生超敏反应。

二、异嗜性抗原

异嗜性抗原是一类与种属特异性无关、存在于不同体系生物间的共同抗原。有些病原微生物与人体某些组织具有共同抗原成分,是引起免疫性疾病的原因之一。如溶血性链球菌的多糖和蛋白质抗原与人体的心肌、心瓣膜或肾小球基底膜之间有共同抗原存在,当机体感染了溶血性链球菌并产生抗体后,可以与含有异嗜性抗原的上述组织结合,通过免疫反应造成机体的组织损伤,临床表现为风湿热或肾小球肾炎。

三、同种异型抗原

同种异型抗原是指在同一种属的不同个体之间存在的特异性抗原。

(一) 红细胞抗原(血型抗原)

1. ABO 血型系统　根据人类红细胞表面 A、B 抗原的不同,可将血型分为 A 型、B 型、AB 型和 O 型。临床血型不符的将引起严重的输血反应。

2. Rh 血型系统　根据红细胞表面 Rh 抗原的存在与否可将人类红细胞分为 Rh 阳性(Rh^+)和 Rh 阴性(Rh^-)两种。人类血清中不存在抗 Rh 的天然抗体,抗 Rh 抗体仅在接受免疫的情况下产生。例如,将 Rh^+ 的血液输给 Rh^- 的受者或 Rh^- 的母亲妊娠而胎儿为 Rh^+,导致体内产生 Rh 抗体,如输入 Rh^+ 红细胞或再次妊娠 Rh^+ 胎儿时,则可能产生输血反应或新生儿溶血症。

(二) 组织相容性抗原(人类白细胞抗原)

组织相容性是不同个体间进行器官或组织移植时供者与受者相互接受的程度。人类组织相容性抗原又称人类白细胞抗原(HLA),是存在于白细胞、淋巴细胞、血小板和一切有核细胞表面的蛋白抗原。除同卵双生者外,不同个体组织中的相容性抗原不完全相同。HLA 除与移植排斥反应有关外,还与免疫应答、免疫调节及某些疾病的发生密切相关。

四、自身抗原

自身抗原是指能够引起自身免疫应答的自身组织成分。自身抗原主要包括:①隐蔽性自身抗原,如精子、甲状腺球蛋白、眼晶状体蛋白等;②修饰性自身抗原,如感染或化学药物等因素的作用下发生改变了的细胞。自身抗原易引起自身免疫性疾病。

五、肿瘤抗原

肿瘤抗原是细胞在癌变过程中出现的新抗原及过度表达的抗原物质的总称。肿瘤抗原分为肿瘤特异性抗原和肿瘤相关抗原两大类。

(一) 肿瘤特异性抗原(TSA)

只存在于肿瘤细胞表面,为某一肿瘤细胞所特有抗原。TSA 在实验动物肿瘤中已证实。近年来,应用单克隆抗体技术已在黑色素瘤、结肠癌、乳腺癌等肿瘤细胞表面检测到肿瘤特异性抗原。

(二) 肿瘤相关抗原(TAA)

指非肿瘤细胞特有,正常细胞也可表达,但在细胞癌变时,其含量明显增加的抗原。胚胎抗原是其中的典型代表。目前,研究较清楚的胚胎抗原有两种。

1. 甲胎蛋白是胎儿肝细胞合成的一种糖蛋白,可抑制母体的免疫排斥。成年人几乎检测不到,肝细胞癌变时血清中大量存在。

2. 癌胚抗原是一种细胞膜疏松结合的抗原,容易脱落,如肠癌细胞产生的癌胚抗原。

六、超抗原

超抗原(SAg)是一类只需极低浓度(1~10ng/ml)即可激活体内大量(2%~20%)T 细胞克隆,产生极强的免疫应答效应的抗原。超抗原通过非多肽区与 TCR 的 β 链相结合,无 MHC 限制性,可刺激 T 细胞释放大量的细胞因子如 IL-2、INF-γ、TNF-α 等,如金黄色葡萄球菌肠毒素 SEA 等；近年还发现能作用 B 细胞的超抗原，如葡萄球菌 A 蛋白（SPA）、人类免疫缺陷病毒 gp120 等，通过激活相关 B 细胞产生大量抗体。超抗原与机体多种生理、病理反应有关，与微生物毒素所致毒性休克综合征、肿瘤免疫和自身免疫性疾病的发生密切相关。

小结

抗原（Ag）是指能与淋巴细胞表面特异性抗原受体结合，导致淋巴细胞增殖、分化、产生免疫应答产物（抗体或致敏淋巴细胞），并与之特异性结合而发挥免疫效应的物质。抗原具有免疫原性和免疫反应性，根据免疫原性的有无，分为完全抗原和半抗原。

免疫应答的特异性是由抗原的特异性所决定的，而抗原的特异性取决于抗原分子上的抗原决定簇，又称抗原表位，这是指存在于抗原分子中决定抗原特异性的特殊化学基团。

抗原根据诱生抗体是否需要 T 细胞辅助，可分为胸腺依赖性抗原和非胸腺依赖性抗原两类。

决定抗原免疫原性的因素包括一定的理化性质、异物性和遗传性等。一般生物之间种系关系越远、组织结构差异越大，免疫原性越强。医学上重要的抗原有病原生物、异种蛋白质或血清、同种异型抗原、自身抗原、肿瘤抗原和超抗原等。

目标测试

A1 题型

184. 下列哪种物质**没有**免疫原性
A. 异嗜性抗原　B. 抗体　C. 补体
D. 半抗原　E. 血清

185. 仅有抗原性而无免疫原性的物质是
A. 超抗原　B. 半抗原　C. 完全抗原
D. 异嗜性抗原　E. 蛋白质

186. 存在于不同种属之间的共同抗原称为
A. 异种抗原　B. 自身抗原　C. 异嗜性抗原
D. 超抗原　E. 交叉抗原

187. 交叉反应是由于二种不同的抗原分子中具有
A. 构象决定簇　B. 不同的抗原决定簇　C. 功能性决定簇
D. 连续性决定簇　E. 共同抗原决定簇

188. 引起同胞兄弟之间移植排斥反应的抗原属于
A. 异种抗原　B. 自身抗原　C. 同种异型抗原
D. 异嗜性抗原　E. 超抗原

189. 动物来源的破伤风抗毒素对人而言是
A. 半抗原　B. 抗体　C. 抗原
D. 既是抗体又是抗原　E. 以上都不对

190. 属于肿瘤抗原的是
A. ABO 系统　B. HLA　C. Rh 系统

D. 补体系统　　E. AFP

191. 下列哪种物质是同种异型抗原
   A. 食入的异种蛋白　　B. 改变的自身成分　　C. 异嗜性抗原
   D. 血型抗原　　E. 细菌多糖

192. 下列哪种物质是超抗原
   A. IgG　　B. 白蛋白　　C. 丝裂原
   D. 金黄色葡萄球菌 SPA　　E. 外毒素

193. 抗原分子表面与抗体特异性结合的化学基团称为
   A. 异嗜性抗原　　B. 表位　　C. 交叉抗原
   D. 类属抗原　　E. 共同抗原

（李仲娟）

第十二章　免疫球蛋白与抗体

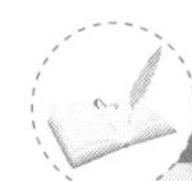

学习目标

1. 掌握：免疫球蛋白结构、免疫球蛋白 IgG 和 IgM 的活性。
2. 熟悉：免疫球蛋白 IgA、IgD 和 IgE 的生物学活性与特点。
3. 了解：抗体的人工制备及医学意义。

抗体（Ab）是指 B 细胞或记忆 B 细胞接受抗原刺激后，增殖分化成的浆细胞所产生的、可与相应抗原发生特异性结合的球蛋白。抗体主要存在 γ 球蛋白组分中，分布于血清等体液中，是介导体液免疫的重要效应分子。免疫球蛋白（Ig）是指具有抗体活性或化学结构与抗体相似的球蛋白。所有的抗体是免疫球蛋白，但免疫球蛋白不一定是抗体。免疫球蛋白分为分泌型和模型两类，前者主要存在血液和组织液中，具有多种生物学功能；后者作为抗原识别受体表达与 B 细胞表面，称表面膜免疫球蛋白（mIg）。

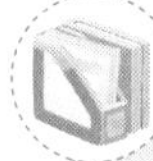

案例

患儿，男，2 岁。间断发热伴腿疼 2 个月入院。患儿从生后 6 个月至今患上呼吸道感染和肺炎共 3 次。1.5 岁时患中耳炎 1 次，持续约 3 个月。此次 2 个月来间断发热，体温 37~38℃。双侧膝盖和踝部疼痛，伴红肿。家族史：患儿有一哥哥在 2 岁时以相似病症发病，不治身亡。实验室检查：血清蛋白电泳 γ 球蛋白区几乎空缺。血中 B 淋巴细胞测定值接近 0，T 淋巴细胞亚群正常。骨髓涂片：未找到浆细胞。

问题：患者为什么会反复患各种感染性疾病？请说明免疫球蛋白对维持机体生存的意义。

第一节　免疫球蛋白的结构与活性

一、免疫球蛋白的基本结构

x 射线晶体衍射结构分析发现，免疫球蛋白的基本结构是由两条相同的重链（H 链）和两条相同的轻链（L 链）通过二硫键连接构成的“Y” 字型结构。每条重链和轻链均可分为氨基（N）端和羧基（C）端（图 12-1）。

重链和轻链在靠近N端氨基酸能随抗原不同而变化称为可变区(V区),而其他区域称为恒定区(C区)。可变区决定抗体与抗原决定簇结合的特异性,其中VH和VL各有3个区域的氨基酸组成和排列顺序显示更大的变化,称此区域为超变区(HVR)或称互补决定区(CDR),是抗体和抗原决定簇互补结合的区域,分别称为CDR1、CDR2、CDR3。V区其他部分相对比较保守,称做骨架区(FR),VH和VL各有4个骨架区,分别用FR1、FR2、FR3、FR4表示,此区域不与抗原决定簇结合,维持CDR的空间构型。

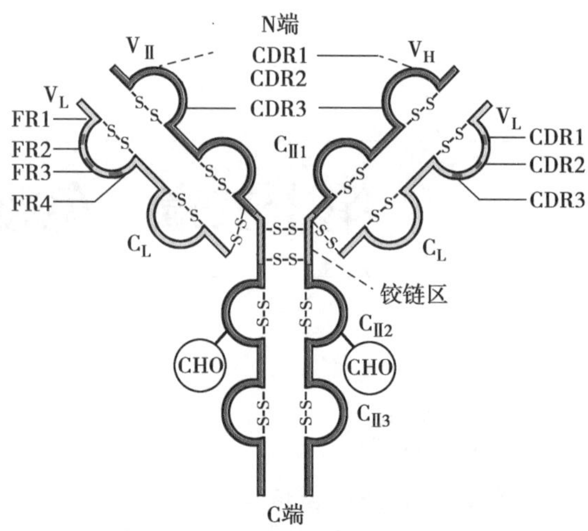

图12-1 免疫球蛋白的结构示意图

红色为轻链互补决定区(CDR),绿色为骨架区(FR);黄色的为重链互补决定区(CDR),粉色为骨架区(FR)。

轻链有VL和CL两个功能区。它们的功能是:①VH和VL:结合抗原的位置,可与相应的抗原表位形成精确的空间互补;②CH1和CL:具有遗传标志;③CH2(IgG)和CH3(IgM):补体结合部位。母体的IgG借助CH2通过胎盘进入胎儿体内;④IgG的CH3可与吞噬细胞、B细胞 NK细胞表面的IgGFc受体(FcγR)结合;IgE的CH2和CH3可与肥大细胞和嗜碱性粒细胞表面的IgE Fc受体(FcεR)结合。

铰链区位于CH1和CH2之间,易于伸展、弯曲,也易被酶解。铰链区的灵活性有利于抗体的V区与不同距离的表位结合,也易使补体结合位点暴露,有利于启动补体的活化。

考点提示

免疫球蛋白的结构与功能

二、免疫球蛋白的活性成分

1. 水解活性片段 木瓜蛋白酶能够在免疫球蛋白铰链区二硫键的近N端结合切断重链,将IgG分子裂解为两个完全相同具有单价结合抗原能力的抗原结合片段(Fab)和一个不能结合抗原是抗体分子与效应分子以及细胞相互作用的片段(Fc)。胃蛋白酶在铰链区二硫键近C端切断重链,将IgG裂解为一个具有双价抗体活性,由二硫键相连接的一个Fab片段,以F(ab’)来表示。另一片段被继续水解为若干无生物学活性的pFc’小片段(图12-2)。

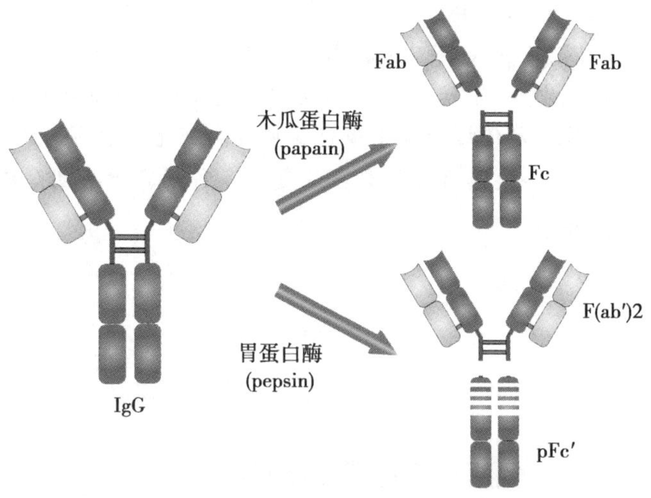

图12-2 免疫球蛋白分子水解片段示意图

木瓜蛋白酶作用于铰链区二硫键所连接的两条链重链近N端,将IgG裂解为2个完全相同的Fab段和1个Fc段。胃蛋白酶作用于铰链区二硫键近C端,将IgG裂解为1个大的片段F(ab)2和多个小pFc’片段。

2. 其他活性成分

(1) 连接链(J 链):浆细胞合成分子量约 15kD,富含半胱氨酸的酸性糖蛋白。主要功能是将两个或两个以上的免疫球蛋白单体连接在一起。IgM 经 J 链通过二硫键将 5 个单体相互连接成五聚体,2 个 IgA 经 J 链通过二硫键连接形成二聚体,IgD、IgG、和 IgE 不含 J 链。

(2) 分泌片(SP):分泌片是分泌型 IgA (SIgA) 的辅助成分,由黏膜上皮细胞合成和分泌并结合在 IgA 的二聚体上,形成分泌型 IgA (SIgA)。分泌片的作用是介导 SIgA 向黏膜上皮外主动输送,并保护 SIgA 使之不易受黏膜环境中各种蛋白酶的破坏,延长其半衰期(图 12-3)。

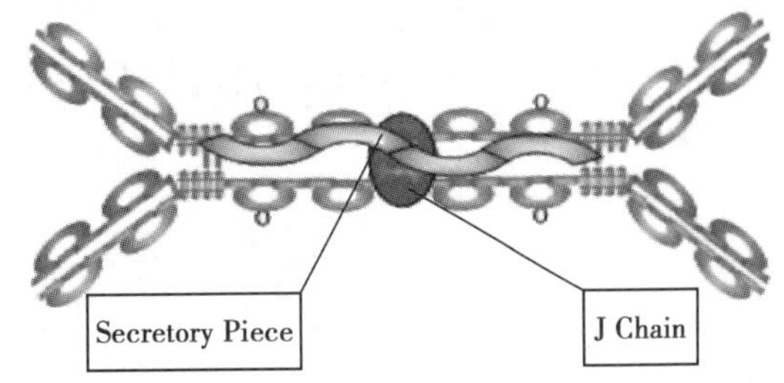

图 12-3 免疫球蛋白分子 J 链和分泌片示意图
分泌型 IgA(SIgA) 均有 J 链将其单体连接,分泌片(SP 为球组成的肽链)。

第二节 免疫球蛋白的分类及其功能

一、免疫球蛋白的分类

1. 免疫球蛋白的类及亚类 根据 Ig 重链 C 区抗原特异性的不同,可将 Ig 的重链分为 5 种:γ、α、μ、δ 和 ε,与他对应的免疫球蛋白分为 IgG、IgA、IgM、IgD、IgE。在同一类 Ig 中,根据其重链抗原性和二硫键的数目、位置的不同,又可分为不同的亚类。IgG 有 IgG1-IgG4 四个亚类;IgA 和 IgM 有两个亚类;IgD 和 IgE 尚未发现亚类。

2. 免疫球蛋白的型及亚型 根据 Ig 轻链 C 区抗原特异性不同,可将其分为 κ 型和 λ 型。同一型中,根据其轻链 C 区个别氨基酸序列差异,又可分为 λ1、λ2、λ3 和 λ4 亚型。

二、各类免疫球蛋白功能

1. IgM IgM 是免疫应答过程中最早出现的抗体分子,也是分子量最大的免疫球蛋白,故又称巨球蛋白。占血清免疫球蛋白总量的 5%~10%,单体 IgM 以膜结合型表达在 B 细胞表面,是成熟 B 细胞的标志。血清中为五聚体形式存在,能结合 5 个抗原表位,为 5 价。IgM 不易通过血管壁,体内半衰期为 5 天。

2. IgG IgG 多以单体形式存在,人体 IgG 有 IgG1、IgG2、IgG3 和 IgG4 四个亚类。IgG 占血清免疫球蛋白总量的 75%~80%,半衰期 20~23 天,是抗感染的主要抗体。婴儿出生后 3 个月开始合成 IgG,5 岁左右达到成人水平。IgG 能有激活补体,也可通过胎盘。促进吞噬细胞的调理吞噬作用和 NK 细胞 ADCC 作用。

3. IgA IgA 分为血清型和分泌型两种。血清型 IgA 为单体分子,占血清免疫球蛋白总量的 10%~15%,半衰期 6 天。分泌型 IgA 主要以二聚体形式存在于外分泌液(初乳、唾液、泪液、胃肠液、支气管分泌液等)中,新生儿可从母亲分泌的初乳中获得 SIgA,对其抵御呼吸道和消化道感染起到了很重要的作用。婴儿出生后 4~6 个月开始合成 IgA。分泌型 IgA 能结合 4 个抗原表位,为 4 价;IgA 参与补体激活和促进免疫调理,在局部感染发挥作用。

4. IgD IgD 在血清中含量很低,占免疫球蛋白总量的 0.3%。单体形式存在,铰链区较长，易被蛋白水解酶水解，半衰期很短为3天，在个体发育的任何时间均能产生。血清中IgD的功能尚不清楚，膜结合型IgD构成BCR，是B细胞分化成熟的标志。

5. IgE　IgE是正常人血清中含量最少的免疫球蛋白，血清浓度极低。在个体发育过程中合成较晚，单体形式。IgE通过其CH2和CH3结构域与肥大细胞或嗜碱性粒细胞表达的高亲和力受体(FcεR)结合，与Ⅰ型超敏反应有关，IgE还与抗寄生虫感染免疫密切相关。

第三节　人工制备的抗体

一、多克隆抗体

天然抗原分子中常含多种特异性的抗原表位，刺激机体免疫系统会导致多个B细胞克隆被激活，所产生的抗体是针对抗原不同表位抗体的总和，称为多克隆抗体(pAb)。获得多克隆抗体的途径主要有免疫动物、恢复期病人血清或免疫接种人群。其优点：作用全面，具有中和抗原、免疫调理、介导补体依赖的细胞毒、ADCC等重要作用，来源广泛、制备容易；缺点是特异性差，易出现交叉反应。

二、单克隆抗体

单克隆抗体(mAb)：由单一克隆B细胞杂交瘤细胞产生的，只识别一种抗原表位的具有高度特异性的抗体。单克隆抗体也应用于疾病的被动免疫治疗及生物靶向药物的制备等领域。其优点是结构均一、纯度高、特异性。缺点是抗体的相对分子质量过大，难以穿透实体肿瘤组织达到有效的治疗浓度；同时鼠源性单克隆抗体在疾病治疗上可产生类似血清病的变态反应，并对抗体的排泄器产生毒性作用。

小结

免疫球蛋白(Ig)是指具有抗体活性或化学结构与抗体相似的球蛋白；抗体是具有活性的免疫球蛋白。所有的抗体是免疫球蛋白，但免疫球蛋白不一定是抗体。

免疫球蛋白的基本结构是由两条相同的重链(H链)和两条相同的轻链(L链)通过二硫键连接构成的"Y"字形结构。抗体高度特异性识别抗原的功能与其重链和轻链的V区结构相关。而C区主要与激活补体、结合Fc受体、发挥调理吞噬和ADCC作用，还参与机体的超敏反应。

根据免疫球蛋白重链C区抗原特异性的不同，可将免疫球蛋白分为IgG、IgA、IgM、IgD、IgE五类。其中IgM是机体最早出现的、最大的抗体分子，在早期感染中发挥作用；IgG是血清中含量最多的、半衰期最长、唯一可以通过胎盘的抗体；IgA分为血清型和分泌型两种，其中分泌型IgA在局部感染发挥重要作用；血清中IgD的功能尚不清楚，膜结合型IgD构成BCR，是B细胞分化成熟的标志。IgE是正常人血清中含量最少的免疫球蛋白，与Ⅰ型超敏反应有关，还与抗寄生虫感染免疫密切相关。

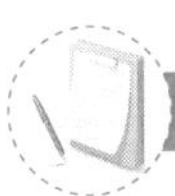

目标测试

A1 型题

194. 抗体与抗原的结合部位是

A. V L　　B. V H　　C. CH1
D. VH 和 VL　　E. CH3

195. IgG 与补体的结合部位是

A. CH4　　B. CH2　　C. CH3
D. VH　　E. VL

196. 新生儿从母乳中获得的抗体是

A. IgA　　B. IgM　　C. IgG
D. IgD　　E. IgG2

197. IgG 与吞噬细胞或 NK 细胞表面相应 Fc 受体结合的部位是

A. CH1　　B. CH2　　C. CH3
D. VH　　E. VL

198. 血清中含量最高的 Ig 是

A. IgA　　B. IgG　　C. IgM
D. IgD　　E. IgE

199. 与抗原结合后激活补体能力最强的 Ig 是

A. IgM　　B. IgA　　C. IgG
D. IgD　　E. IgE

200. 能通过胎盘的 Ig 是

A. IgA　　B. IgD　　C. IgM
D. IgE　　E. IgG

201. 脐血中哪类 Ig 增高提示胎儿有宫内感染

A. IgA　　B. IgM　　C. IgG
D. IgD　　E. IgE

202. 在初次感染病原微生物后机体最早诱导产生的抗体是

A. IgM　　B. IgA　　C. IgG
D. IgE　　E. IgD

203. 分子量最大的 Ig 是

A. IgE　　B. IgM　　C. IgG
D. IgD　　E. IgA

（李仲娟）

第十三章 免疫应答

学习目标

1. 掌握免疫应答的概念和基本过程;固有免疫系统的组成及其作用;体液免疫应答和细胞免疫应答的作用机制和意义。
2. 熟悉免疫应答的分类、特点。
3. 了解免疫应答的调节;免疫耐受的概念及意义。

第一节 概 述

一、免疫应答的概念

免疫应答是机体受抗原刺激后,免疫细胞对抗原产生的一系列免疫反应的总称 ,实际上就是机体免疫系统识别和清除抗原性异物的反应过程。其生物学意义是及时清除体内抗原性异物,维持内环境的相对稳定,但也可能造成机体损伤。

二、免疫应答的类型

免疫应答按照参与的细胞类型及效应,可分为体液免疫应答和细胞免疫应答;按照免疫应答发生时与抗原接触次数,分为初次应答和再次应答;按照发生免疫反应的结果,分为正免疫应答和负免疫应答;按照免疫反应对机体的损伤程度,分为正常免疫应答和超敏反应。按照应答作用的方式,分为固有免疫和适应性免疫。固有免疫又称先天性免疫或非特异性免疫,适应性免疫又称获得性免疫或特异性免疫。

三、免疫应答的调节

免疫系统具有感知自身应答的强度并实施调节的能力。这是免疫系统在识别抗原、启动应答和产生记忆之外的另一项重要功能。机体免疫系统在抗原物质侵入机体后,启动固有免疫,如果不能清除该抗原,则启动适应性免疫。主要的调节机制包括:①抗原自身衰变的调节;②基因水平的调节;③分子水平的调节;④机体整体水平的调节。机体通过复杂的机制调节免疫应答,将其控制在适当的强度,以维持正常的免疫功能,并避免或减少免疫应答产物对正常组织细胞带来的损伤。

第二节 固 有 免 疫

固有免疫是指机体固有免疫细胞和分子在识别抗原性异物后，迅速活化，产生非特异性免疫效应的过程，又称非特异性免疫。这是生物体在长期种系发育和进化过程中逐渐形成的天然免疫功能，其特点是：①生来就有，受遗传控制，可稳定传给下一代；②没有明显的个体差异；③无特异性，对所有的抗原性异物均有一定的免疫作用。

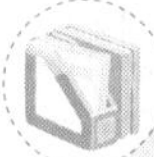

案例

患者，女性，27 岁，妊娠 5 周。近日全身出现粟粒大小红色丘疹，伴耳后淋巴结肿大，检测风疹病毒抗体 IgM 效价增高，初步诊断：风疹。后来该孕妇入院分娩，足月顺产，新生儿体检发现患有先天性心脏病，结合产妇孕期病史，分析由于风疹病毒感染胎儿发生先天性风疹综合征引起畸形。

请问：1. 风疹病毒突破了此孕妇哪些防御屏障感染了胎儿？

2. 胎儿畸形易发生在妊娠的哪个时期？为什么？

一、固有免疫系统的组成

固有免疫系统主要由组织屏障、固有免疫细胞和固有免疫分子组成。

（一）组织屏障及其作用

1. 皮肤黏膜屏障

皮肤粘膜及其附属成分所组成的物理、化学和微生物屏障是机体阻挡和抗御外来病原体入侵的第一道防线。

(1) 物理屏障：由致密上皮细胞组成的完整皮肤和黏膜组织具有机械屏障作用，可有效阻挡病原体侵入体内。呼吸道黏膜上皮细胞纤毛定向摆动及黏膜表面分泌液的冲洗作用，均有助于清除黏膜表面的病原体。

(2) 化学屏障：皮肤和黏膜表面分泌物中含多种杀菌、抑菌物质（如皮脂腺分泌物中的不饱和脂肪酸，汗液中的乳酸，胃液中的胃酸，多种分泌物中的溶菌酶、抑菌肽和乳铁蛋白等），可形成抗御病原体感染的化学屏障。

(3) 微生物屏障：寄居在皮肤和黏膜表面的正常菌群，可通过竞争结合上皮细胞、竞争吸收营养物质和分泌杀菌、抑菌物质等方式抗御病原体的感染。例如：唾液链球菌产生的 H_2O_2 可杀伤白喉杆菌和脑膜炎球菌；大肠埃希菌产生的细菌素对某些厌氧菌和 G^+ 菌具有抑杀作用。临床长期大量使用广谱抗生素，可抑制和杀伤消化道正常菌群，导致耐药性葡萄球菌或白色念珠菌大量生长，引发葡萄球菌性或白色念珠菌性肠炎。

2. 体内屏障　病原体突破局部固有免疫细胞和分子防御体系进入血液循环时，体内屏障可阻止病原体进入重要脏器或胎儿体内。

(1) 血脑屏障：由软脑膜、脉络丛毛细血管壁和毛细血管壁外覆盖的星形胶质细胞所组成。其致密结构，能阻挡血液中病原体和其他大分子物质进入脑组织及脑室。婴幼儿血脑屏障发育不完善，易发生中枢神经系统感染。

(2) 血胎屏障：由母体子宫内膜的基蜕膜和胎儿的绒毛膜滋养层细胞共同构成。此屏障不妨碍母子间营养物质交换，但可防止母体内病原体和有害物质进入胎儿体内。妊娠早期(3个月内)血脑屏障发育尚未完善，孕妇若感染风疹病毒和巨细胞病毒等，可导致胎儿畸形或流产。

考点提示

固有免疫系统的组成及其作用

(二) 固有免疫细胞及其作用

固有免疫细胞主要包括单核/巨噬细胞、中性粒细胞、树突状细胞、NK细胞、固有样淋巴细胞等。固有免疫细胞不表达特异性抗原识别受体，而是通过膜识别受体或有限多样性抗原识别受体，对病原体及其感染细胞或衰老损伤和畸变细胞表面某些共有特定表位分子的识别结合，产生非特异性抗感染、抗肿瘤等免疫保护作用，同时参与适应性免疫应答的启动和效应过程。

固有免疫细胞及其主要作用见表13-1。

表13-1 固有免疫细胞及其主要作用

名称		特点及主要作用
吞噬细胞	单核/巨噬细胞	具有很强的变形运动和吞噬杀伤、清除病原体等抗原性异物的能力。①杀伤清除病原体；②杀伤胞内寄生菌和肿瘤等靶细胞；③参与炎症反应；④加工提呈抗原启动适应性免疫应答；⑤免疫调节作用
	中性粒细胞	具有很强的趋化和吞噬能力，可吞噬杀伤病原体；也可通过调理作用或ADCC作用使其吞噬杀伤能力显著增强或使某些病原体感染的组织细胞裂解破坏
树突状细胞		有效提呈抗原，激活初始T细胞启动适应性免疫应答；在机体抗病毒固有免疫应答中发挥重要作用
自然杀伤细胞(NK细胞)		①直接杀伤某些肿瘤和病毒感染的靶细胞；②通过ADCC作用杀伤肿瘤和病毒感染等靶细胞
固有样淋巴细胞		是皮肤黏膜局部参与早期抗感染、抗肿瘤免疫的主要效应细胞
其他细胞		参与固有免疫应答

(三) 固有免疫分子及其作用

主要固有免疫分子及其作用见表13-2。

表13-2 固有免疫分子及其主要作用

名称		特点及主要作用
补体系统		是参与固有免疫应答的重要免疫效应分子。① $C_{3b}C_{4b}$ 具有调理作用和免疫黏附作用，可促进吞噬细胞对病原体和抗原-抗体复合物清除；② C_{5a} 具有趋化作用，可吸引中性粒细胞到达感染部位，并使之活化发挥抗感染免疫作用
细胞因子		是参与固有免疫应答和适应性免疫应答的重要效应和调节分子
其他抗菌物质	抗菌肽	是可被诱导产生的一类能够杀伤多种细菌和某些真菌、病毒、原虫或肿瘤细胞的小分子碱性多肽，能使病原体裂解，也能诱导病原体产生自溶酶或干扰病毒DNA或蛋白质合成
	溶菌酶	是体液、外分泌液和吞噬细胞溶酶体中的一种不耐热碱性蛋白质，能破坏 G^+ 菌细胞壁肽聚糖，导致细菌裂解死亡。G^- 菌对溶菌酶不敏感，但在特异性抗体和补体存在条件下也可被溶菌酶裂解破坏
	乙型溶素	是血浆中的一种对热较稳定的碱性多肽，在血浆凝固时由血小板释放，故血清中浓度显著高于血浆水平。乙型溶素可作用于 G^+ 菌细胞膜，产生非酶性破坏效应，但对 G^- 菌无效

二、固有免疫的应答特点

1. 固有免疫细胞的识别特点　固有免疫细胞不表达特异性抗原识别受体，而是通过模式识别受体或有限多样性抗原识别受体直接识别病原体及其产物、病毒感染细胞或肿瘤细胞而被激活，产生非特异免疫应答。

2. 固有免疫细胞的效应特点　在趋化因子或炎症介质的作用下，固有免疫细胞可通过趋化募集，即“集中优势兵力”的方式，迅速发挥免疫效应，而不是通过克隆扩增、分化为效应细胞后产生免疫效应。

3. 固有免疫细胞的记忆特点　固有免疫细胞寿命较短，在固有免疫应答中不产生记忆细胞，因此固有免疫应答维持时间短，也不会发生再次应答。

三、固有免疫与适应性免疫的关系

1. 启动适应性免疫应答　树突状细胞是体内唯一能启动初始 T 细胞活化的抗原提呈细胞，吞噬细胞在发挥吞噬功能的同时也加工提呈抗原，两者都参与适应性免疫应答的启动。

2. 影响适应性免疫应答的类型　固有免疫细胞通过识别不同种类的病原体，产生不同的细胞因子，而影响适应性免疫应答的类型。如抗原提呈细胞接受抗原刺激后，产生 IL-2 为主的细胞因子，则诱导 Th1 分化成熟，产生细胞免疫应答；产生 IL-4 为主的细胞因子，则诱导 Th2 分化成熟，产生体液免疫应答。

3. 协助适应性免疫应答产物发挥免疫效应　如适应性免疫应答产生的抗体、细胞因子等，需要借助吞噬细胞、NK 细胞和补体等，通过调理吞噬、ADCC、补体溶菌等机制发挥免疫效应，所以固有免疫应答参与适应性免疫应答的全过程。

第三节　适应性免疫

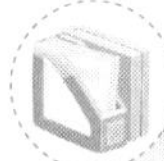

案例

根据计划免疫要求，我国目前乙肝疫苗按照程序进行全程 3 次免疫接种。即出生 24 小时内注射第 1 次，1 个月及 6 个月后分别注射第 2、3 次。

请问：1. 为什么接种乙肝疫苗可以预防乙型肝炎的发生？

2. 乙肝疫苗为什么要前后分别接种 3 次？

一、概述

(一) 概念和特点

适应性免疫是指机体 T、B 淋巴细胞接受抗原性异物刺激后，自身活化、增殖、分化为效应细胞，产生特异性免疫效应的过程，又称特异性免疫或获得性免疫。其特点是：①后天获得，不能遗传；②有明显的个体差异；③特异性。

(二) 免疫应答的基本过程

抗原进入机体后，经抗原提呈细胞加工处理后供相应免疫细胞识别，免疫细胞被抗原激活后，活化、增殖、分化为效应细胞，产生免疫效应。整个过程可分为以下三个阶段。

1. 感应阶段　即抗原提呈与识别阶段，指抗原提呈细胞捕获、加工、处理、提呈抗原，以及抗原特异性淋巴细胞（T、B 细胞）识别抗原阶段。

2. 反应阶段　即活化、增殖与分化阶段，指 T、B 细胞接受抗原刺激后，在细胞因子参与下，活化、增殖、分化为效应 T 淋巴细胞和浆细胞的阶段。在此阶段产生免疫记忆细胞。

3. 效应阶段　指免疫应答的产物（抗体及效应 T 细胞）发挥免疫效应的阶段。其中浆细胞分泌的抗体发挥特异性体液免疫作用，效应 T 细胞的直接杀伤及释放细胞因子发挥特异性细胞免疫作用。

考点提示

免疫应答的概念和基本过程

（三）适应性免疫的应答特点

1. 特异性　即免疫应答具有针对性，只能对刺激机体免疫系统发生免疫应答的抗原物质产生免疫效应，而不能对其他抗原产生免疫反应。

2. 记忆性　即免疫系统对抗原的刺激具有记忆性，较长时间后，当同一抗原物质再次进入机体时，机体的免疫系统可迅速产生免疫效应。这种记忆性可维持很久。

3. 放大性　即机体的免疫系统对抗原的刺激所发生的免疫应答在一定条件下可以扩大，少量的抗原进入即可引起全身性的免疫应答。

4. MHC 限制性　T 细胞受体在识别 APC、靶细胞与 MHC 分子结合的抗原肽时，也要同时识别提呈抗原的 MHC 分子，这一现象称为 MHC 限制性。

（四）适应性免疫的类型

适应性免疫应答包括 T 细胞介导的细胞免疫和 B 细胞介导的体液免疫。

（五）固有免疫应答与适应性免疫应答的特点比较

固有免疫应答和适应性免疫应答的主要特点见表 13-3。

表 13-3　固有免疫应答和适应性免疫应答的主要特点

	固有免疫应答	适应性免疫应答
获得形式	固有性（或先天性）无需抗原激发	获得性 需抗原激发
参与细胞	皮肤黏膜上皮细胞、吞噬细胞、树突状、NK 细胞	T 细胞、B 细胞
效应分子	补体、细胞因子、抗菌蛋白酶类物质、穿孔素、颗粒酶、Fasl	特异性抗体、细胞因子、穿孔素、颗粒酶、Fasl
识别受体	模式识别受体、较少多样性	特异性抗原识别受体、具有高度多样性
识别特点	直接识别病原体及其感染的组织细胞或衰老损伤、畸变细胞所共有的某些高度保守的分子	识别 APC 表面 MHC 分子提呈的抗原肽或 FDC 表面捕获的抗原分子，具有高度特异性
免疫记忆	无	有，产生记忆细胞
作用时相	早期，快速（数分钟至 4 天）	4~5 天后发挥效应
作用特点	募集活化后迅速产生免疫效应，没有免疫记忆功能，不发生再次应答	经克隆扩增和分化成为效应细胞后发挥作用，具有免疫记忆功能，可发生再次应答
维持时间	较短	较长
举例	抑菌、杀菌物质，补体，炎症因子 吞噬细胞，NK 细胞	T 细胞（细胞免疫—效应 T 细胞等） B 细胞（体液免疫—抗体）

二、T 细胞介导的细胞免疫

当初始 T 细胞通过其 TCR 与 APC 表面的抗原肽 -MHC 分子复合物特异性结合后，在其他辅助因素作用下，活化、增殖并分化为效应性 T 细胞，进而完成对抗原的清除和对免疫应答的调节。在免疫应答过程中，还有部分活化的 T 细胞分化为记忆 T 细胞。T 细胞介导的适应性免疫应答也称细胞免疫应答，通常由 TD-Ag 刺激引起，需多种免疫细胞协同完成(图 13-1)。

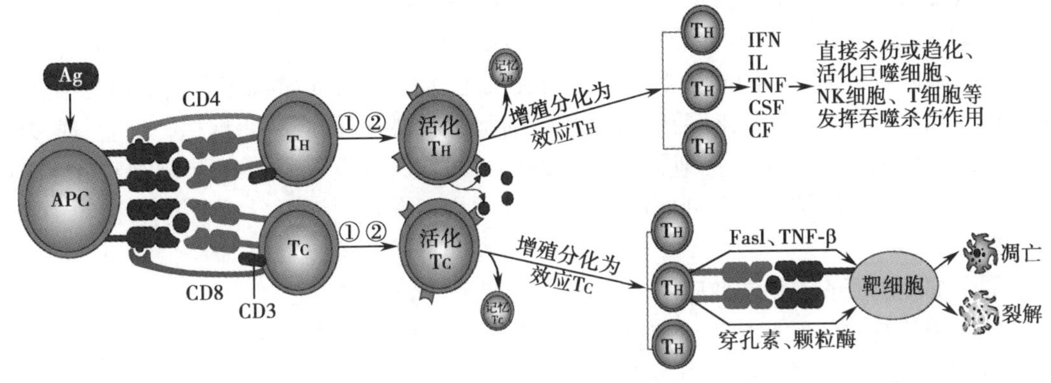

图 13-1　T 细胞介导的适应性免疫应答的基本过程示意图

(一) T 细胞对抗原的识别

1. 抗原提呈　为 APC 摄取、加工处理抗原，并将所产生的抗原肽片段与自身的 MHC 分子结合形成的复合物转运至细胞表面，供 T 细胞上 TCR 识别的过程。

加工处理的抗原根据来源不同可分为内源性和外源性抗原两类：外源性抗原系指被 APC 从细胞外摄入胞内的抗原，如病原微生物、异种蛋白、细胞等；内源性抗原系指在细胞内产生的抗原，如细胞被病毒感染后，细胞合成的病毒抗原和肿瘤细胞自身合成的蛋白质抗原。

2. 抗原识别　APC 将外源性抗原加工处理产生的抗原肽，与 MHC-Ⅱ类分子结合形成抗原肽 -MHC-Ⅱ类分子复合物，提呈到细胞表面供 $CD4^+$T 细胞识别。APC 将内源性抗原加工处理产生的抗原肽，与 MHC-Ⅰ类分子结合形成抗原肽 -MHC-Ⅰ类分子复合物，提呈到细胞表面供 $CD8^+$T 细胞识别。

只有在 MHC-Ⅱ类分子与 $CD4^+$ 分子、MHC-Ⅰ类分子与 $CD8^+$ 分子相匹配的情况下，APC 提呈抗原才能完成，这称之为 MHC 限制性。

(二) T 细胞的活化、增殖和分化

T 细胞的完全活化有赖于双信号和细胞因子的作用，T 细胞活化是 T 细胞继续增殖和分化的基础。

1. T 细胞活化的第一信号　$CD4^+$T 淋巴细胞表面的 TCR 特异性识别结合在 APC 表面 MHC 分子槽中的抗原肽，使得细胞初步活化，这是 T 细胞活化的第一信号(即抗原刺激信号)。

2. T 细胞活化的第二信号　T 细胞与 APC 表面多对共刺激分子(CD28-B7、CD2-CD58)相互作用产生 T 细胞活化的第二信号(共刺激信号)，导致 T 细胞完全活化。若无足够的共刺激分子的信号传入，T 细胞不能活化即形成免疫耐受。

3. 细胞因子促进 T 细胞增殖和分化　在双信号和细胞因子的作用下，活化 T 细胞发生

增殖，其中IL-2是最重要的促增殖因子。通过有丝分裂而发生克隆扩增的T细胞，进一步在不同细胞因子的作用下分化成为效应性T细胞（Th1和Th2），然后发挥辅助功能（Th）或随血液循环到达特异性抗原部位发挥效应功能，部分细胞转变成记忆细胞。

（三）T细胞的免疫效应

1. $CD4^+$效应Th1细胞介导的免疫效应　Th1细胞一是通过直接接触诱导CTL分化；二是通过释放的细胞因子募集和活化单核/巨噬细胞和淋巴细胞，发挥细胞免疫效应，又称为单核细胞浸润为主的炎症反应或迟发型炎症反应。故Th1细胞又称为炎性T细胞。

2. $CD8^+$效应CTL细胞介导的免疫效应　CTL细胞能高效、特异性的杀伤胞内病原体（病毒或某些胞内寄生菌）感染细胞、肿瘤细胞等靶细胞，而不损害正常细胞。其杀伤靶细胞的主要途径是：①CTL细胞分泌穿孔素，击穿靶细胞，接着释放的颗粒酶抵达靶细胞，通过激活凋亡相关的酶系统而诱导靶细胞凋亡。②CTL细胞通过膜分子FasL与靶细胞分子Fas结合，传入凋亡信号，诱发一系列酶促反应。启动细胞“自杀”信号，导致细胞程序性死亡称为“凋亡”。

（四）细胞免疫的生物学效应

1. 抗感染作用　细胞免疫主要针对胞内寄生菌（如结核分枝杆菌、伤寒沙门菌、麻风分枝杆菌）、胞内病毒、真菌及某些寄生虫感染发挥作用。

2. 抗肿瘤作用　T_C细胞可直接杀伤带有相应抗原的肿瘤细胞，细胞免疫过程中产生的某些细胞因子（如TNF、IFN）在抗肿瘤免疫中也具有一定的作用。

3. 免疫损伤　细胞免疫亦可导致迟发型超敏反应、移植排斥反应及某些自身免疫性疾病等。

三、B细胞介导的体液免疫

抗原进入机体后诱导相应的特异性B细胞活化、增殖并最终分化为浆细胞，产生特异性抗体进入体液，发挥免疫效应。由于抗体存在于体液，故此过程也称为体液免疫应答（图13-2）。B细胞介导的适应性免疫应答依据抗原的不同可分为T细胞依赖抗原（TD-Ag）的免疫应答和对T细胞非依赖抗原（TI-Ag）的免疫应答。在应答过程中，前者需要Th细胞的辅助，后者不需要。

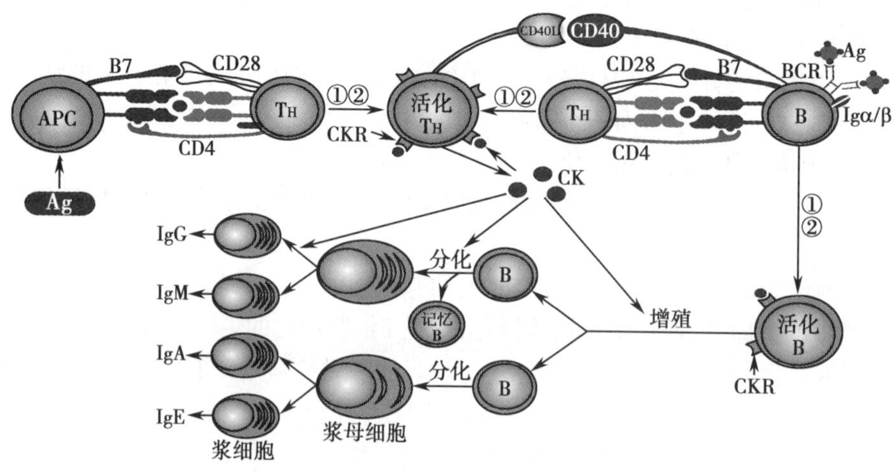

图13-2　B细胞介导的适应性免疫应答的基本过程示意图

(一) B细胞对TD抗原和TI抗原的识别及自身的活化、增殖和分化

B细胞主要通过抗体发挥免疫作用,因刺激B细胞产生免疫应答的抗原有TD-Ag和TI-Ag,这两类抗原激发机体产生免疫应答的机制不同。

TD-Ag在Th2细胞和其产生的细胞因子辅助下,使B细胞活化、增殖、分化为浆细胞并产生抗体发挥免疫效应。在B细胞的分化过程中,部分B细胞转化为记忆性B细胞(Bm)。其基本过程包括抗原提呈与识别阶段,活化、增殖与分化阶段和效应阶段。

TI-Ag可以直接与B细胞膜表面的BCR结合,较强的刺激信号导致B细胞活化、增殖、分化为浆细胞,从而产生抗体发挥免疫效应。由于此过程无记忆性B细胞的产生,所以TI-Ag激发的体液免疫应答没有再次应答。

(二) 体液免疫的生物学效应

B细胞介导的体液免疫应答最终可通过其效应分子,即抗体的上述效应作用。

1. 中和作用　抗体结合抗原,如果抗原为细菌毒素或病毒,这些抗原即被中和,失去与机体细胞膜结合的能力。

2. 抗感染作用　在阻止细胞外寄生菌、病毒在体内扩散和引起再感染方面具有重要作用。

3. 免疫损伤　体液免疫参与对机体产生病理性损伤作用的Ⅱ、Ⅲ型超敏反应。

(三) 抗体产生的一般规律

B细胞对TD-Ag的应答分为初次应答和再次应答。初次进入机体引发的免疫应答称为初次免疫应答,机体再次接受相同抗原刺激产生的免疫应答称为再次应答,两次应答中抗体的性质和浓度随时间发生变化(图13-3)。

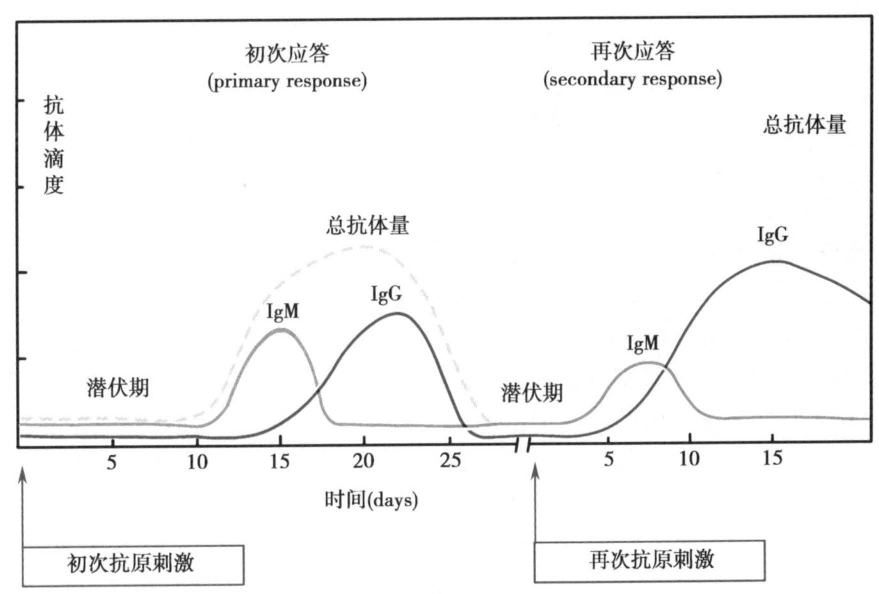

图13-3　初次免疫应答与再次免疫应答示意图

1. 初次应答　TD-Ag首次进入机体,需经过一定的潜伏期,一般为1~2周,才在血液中出现特异性抗体,2~3周达到高峰,潜伏期长短与抗原性质有关。初次应答抗体产生有以下特点:①潜伏期长。②产生的抗体浓度低。③抗体在体内持续时间短。④抗体与抗原的亲和力低,抗体以IgM为主。

2. 再次应答　也称回忆反应，相同抗原再次进入机体后，免疫系统可迅速、高效地产生特异性应答。再次应答的细胞学基础是在初次应答的过程中形成了记忆B细胞，由于记忆B细胞经历了增殖、突变、选择等，与抗原有较高的亲和力。再次应答的特点是：①潜伏期短，一般为1~3天，血液中即出现抗体。②产生的抗体浓度高。③抗体在体内持续时间长。④抗体与抗原的亲和力高，抗体以IgG为主。

掌握抗体产生的一般规律，在医学实践中具有重要的指导作用：①疫苗接种或制备免疫血清，应采用再次或多次加强免疫，以产生高浓度、高亲和力的抗体，获得良好的免疫效果。②在免疫应答中，IgM产生早、消失快，因此临床上检测特异性IgM作为病原微生物早期感染的诊断指标。③在检测特异性抗体的量作为某种病原微生物感染的辅助诊断时，要在疾病的早期和恢复期，抽取病人的双份血液标本做抗体检查，一般抗体滴度增长4倍及以上有诊断意义。

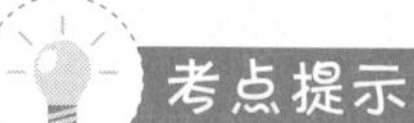

抗体产生的规律、体液免疫的抗感染作用

免疫系统对TI-Ag应答不需T细胞的辅助，但与TD-Ag相比，TI-Ag刺激机体产生的体液免疫应答具有下列两个特点：① TI-Ag能直接刺激B细胞活化，不需要APC加工处理，不需要Th细胞的辅助。②在免疫应答的过程中不产生记忆B细胞，因此TI-Ag激发的体液免疫应答没有再次应答。B细胞对TI抗原的应答在非特异免疫阶段有着重要的生理意义。大多数胞外菌有胞壁多糖，具有抵抗吞噬细胞对细菌的直接吞噬作用。在没有特异性T细胞辅助下，B细胞对TI抗原的应答所产生的抗体，能通过免疫调理作用，使之易被吞噬杀灭。

第四节　免疫耐受

一、概述

免疫耐受是指机体免疫系统接受某种抗原作用后产生的特异性免疫无应答状态。对某种抗原产生耐受的个体，再次接受同一抗原没有应答，但对其他抗原仍具有正常的免疫应答能力。

免疫耐受与免疫缺陷和免疫抑制截然不同，前者是指机体对某种抗原的特异性免疫无应答状态，而后两者是指机体对任何抗原均不反应或反应减弱的非特异性免疫无应答状态。免疫缺陷和免疫抑制主要由两方面原因引起：①遗传所致免疫系统缺陷或免疫功能障碍。②后天应用免疫抑制药物、射线或抗淋巴细胞血清等影响免疫系统功能正常发挥。

自身抗原和外来抗原均可诱导产生免疫耐受，这些抗原成为耐受原。由自身抗原诱导产生的免疫耐受称为天然免疫耐受或自身耐受，有外来抗原诱导产生的免疫耐受称为获得性免疫耐受或人工诱导的免疫耐受。自身免疫耐受机制的建立对维持机体自身稳定具有重要意义。若自身免疫耐受因某些原因遭到破坏或终止时，就可能发生自身免疫病。目前认为免疫耐受不是一个单纯的免疫无应答性，而是一种特殊形式的免疫应答。具有免疫应答的特点，即免疫耐受须经抗原诱导产生，具有特异性和记忆性。

抗原物质进入机体能否诱导产生免疫耐受主要取决于抗原和机体两方面的因素。一种抗原既可是耐受原，也可是免疫原，主要取决于抗原的理化性质、剂量、进入途径、机体遗传背景和生理状态等因素。免疫耐受具有高度特异性，即只对特定的抗原不应答，对其他抗原

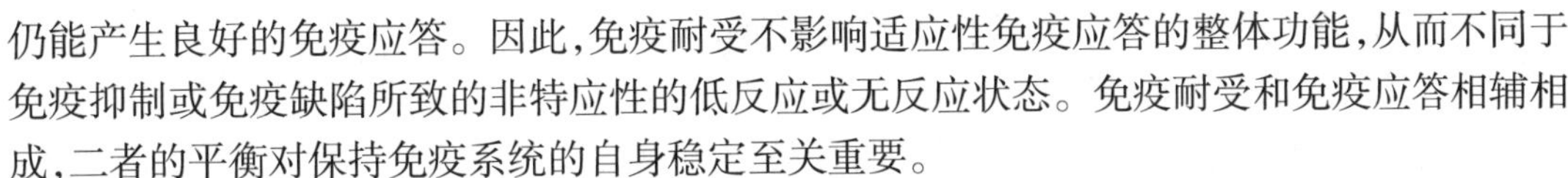

仍能产生良好的免疫应答。因此，免疫耐受不影响适应性免疫应答的整体功能，从而不同于免疫抑制或免疫缺陷所致的非特应性的低反应或无反应状态。免疫耐受和免疫应答相辅相成，二者的平衡对保持免疫系统的自身稳定至关重要。

二、免疫耐受的意义

免疫耐受的研究不论在理论上还是在医学实践中均有重要意义。机体如何识别“自身”和“非己”是免疫学理论的核心问题之一。如前所述，在胚胎其能够识别自身抗原成分的自身反应性细胞克隆已被清除，是形成自身耐受的重要因素。该种认识不仅较好地揭示了机体何以能够“识别”并消除“非己”成分，而对自身抗原不应答的现象，而且还可为阐明免疫应答和免疫调节的机制提供实验依据。

免疫耐受的诱导、维持和破坏与许多临床疾病的发生、发展和转归有关。因此目前人们正在研究通过诱导和维持免疫耐受的方法来防治超敏反应、自身免疫性疾病和器官移植排斥反应，而对某些传染性疾病和肿瘤等，则可通过去除免疫耐受，激发免疫应答来促进病原体的清除和肿瘤的控制。

小结

免疫应答是机体受抗原刺激后，免疫细胞对抗原产生的一系列免疫反应的总称，实际上就是机体免疫系统识别和清除抗原性异物的反应过程。分固有免疫和适应性免疫两类。

固有免疫是指机体固有免疫细胞和分子在识别抗原性异物后，迅速活化，产生非特异性免疫效应的过程，又称非特异性免疫，或天然免疫功能，固有免疫系统主要由组织屏障、固有免疫细胞和固有免疫分子组成。其特点是：①生来就有，受遗传控制，可稳定传给下一代；②没有明显的个体差异；③无特异性，对所有的抗原性异物均有一定的免疫作用。

适应性免疫是指机体T、B淋巴细胞接受抗原性异物刺激后，自身活化、增殖、分化为效应细胞，产生特异性免疫效应的过程，又称特异性免疫或获得性免疫，包括T细胞介导的细胞免疫和B细胞介导的体液免疫。其特点是：①后天获得，不能遗传；②有明显的个体差异；③特异性。其免疫应答的基本过程分为感应阶段、反应阶段和效应阶段。

机体免疫系统在抗原物质侵入机体后，首先启动固有免疫，如果不能清除该抗原，则启动适应性免疫。

免疫细胞在活化过程中需要“双信号”刺激，最终，B细胞分化为浆细胞产生抗体；T细胞活化后由CTL发挥杀伤作用，同时Th1释放多种细胞因子，发挥免疫效应作用。如果抗原刺激后机体形成对该抗原的特异无应答状态，即为免疫耐受。

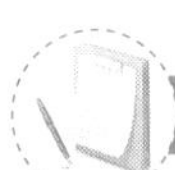

目标测试

A1型题

204. 免疫应答的过程**不包括**
    A. T、B淋巴细胞在胸腺和骨髓的分化成熟
    B. T、B淋巴细胞对抗原的特异性识别和结合
    C. T、B淋巴细胞的活化、增殖分化

D. 效应淋巴细胞和细胞因子的产生和作用
E. 抗体的产生和作用

205. 机体抵抗病原体入侵的第一道防线是
A. 血脑屏障　B. 皮肤黏膜屏障　C. 胎盘屏障
D. 吞噬细胞　E. 补体

206. 关于适应性免疫应答的特点,错误的是
A. 也叫获得性免疫　B. 有特异性　C. 可遗传
D. 有免疫记忆　E. 后天获得

207. 产生抗体的细胞是
A. T 细胞　B. 浆细胞　C. 单核细胞
D. 巨噬细胞　E. NK 细胞

208. 免疫应答的调节是
A. 一个非常简单的过程　B. 免疫细胞间相互作用的过程
C. 免疫分子间相互作用的过程　D. 免疫细胞与免疫分子间相互作用的过程
E. 各种因素相互作用十分复杂的过程

209. 再次应答中抗体迅速大量产生的主要原因是
A. 巨噬细胞吞噬抗原　B. T 淋巴细胞的抗原提呈作用
C. 树突状细胞的抗原提呈作用　D. 抗原直接刺激 B 记忆细胞活化增殖
E. 细胞因子的作用

210. 对细胞免疫的描述**错误**的是
A. 是由 T 淋巴细胞介导引起的特异性免疫应答
B. 主要由效应淋巴细胞和细胞因子发挥免疫效应
C. 活化的 Tc 细胞可特异性杀伤抗原细胞
D. Th 细胞的主要功能是分泌细胞因子和辅助 B 细胞的活化
E. T 淋巴细胞能直接识别、结合进入体内的抗原

211. 免疫耐受性
A. 机体免疫系统发育不良
B. 免疫系统处于抑制状态
C. 免疫功能缺陷
D. 再次接触相同抗原则发生免疫应答
E. 某抗原刺激机体后,对该抗原特异性无应答状态

212. 能特异性杀伤靶细胞的是
A. T_C 细胞　B. Th1 细胞　C. 单核细胞
D. 巨噬细胞　E. NK 细胞

213. 发挥细胞免疫效应的物质主要是
A. 抗体　B. Th1 和 CTL 细胞　C. 补体
D. 干扰素　E. 溶菌酶

(刘建红)

第十四章 临床免疫

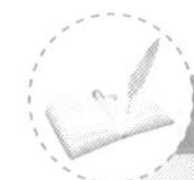

学习目标

1. 掌握免疫缺陷病、自身免疫性疾病的概念和特点。
2. 了解免疫缺陷病和自身免疫性疾病的分类和治疗原则。

第一节 免疫缺陷病

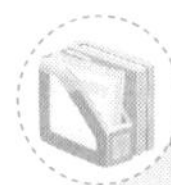

案例

患儿，女，9岁。因反复发热、咳嗽、面色苍白5个月，口腔溃疡3个月入院。患儿于入院前5个月无诱因出现发热，体温39℃，伴阵发性咳嗽、咳痰、面色苍白、巩膜及皮肤黄染，于当地医院住院治疗。【既往史】患儿易患感冒、支气管炎、肺炎。2年前曾患脑囊虫和细菌性痢疾。通过体格检查、化验检查和X线胸片，诊断为支气管肺炎合并胸膜炎、自身免疫性溶血性贫血。

请问：1. 患儿反复感染的主要原因是什么？
2. 治疗时应遵循什么样的治疗原则？

一、概念

免疫缺陷病是由于遗传因素或其他多种原因造成免疫系统先天发育不全或后天损伤而导致的免疫成分缺失、免疫功能障碍所引起的临床综合病症。

二、特点

1. 易并发感染　患者对各种病原体的易感性增加。感染常反复发作且难以控制，是造成患者死亡的主要原因。

2. 易发生恶性肿瘤　免疫缺陷病的恶性肿瘤发生率高，尤其是细胞免疫缺陷者，恶性肿瘤的发病率比正常人群高100~300倍，以白血病和淋巴系统肿瘤居多。

3. 易伴发自身免疫性疾病　免疫缺陷病患者患有高度伴发自身免疫性疾病的倾向，正常人群自身免疫病的发病率仅为0.001%~0.01%，而免疫缺陷者可高达14%。

4. 多有遗传倾向性　多数原发性免疫缺陷病有遗传倾向性。

三、常见类型

免疫缺陷病按病因不同分为原发性免疫缺陷病和获得性免疫缺陷病两大类。

原发性免疫缺陷病是由于免疫系统遗传基因异常或先天性发育障碍而导致的免疫功能不全引起的疾病，常见于婴幼儿。主要有以下几种类型：① B 细胞缺陷病；② T 细胞缺陷病；③联合免疫缺陷病；④补体系统缺陷病；⑤吞噬细胞缺陷病。

获得性免疫缺陷病又称继发性免疫缺陷病，是后天因素造成的免疫系统损伤或功能障碍而引起的一类疾病。引起获得性免疫缺陷病的原因很多，除人类免疫缺陷病毒外还可继发于营养不良、感染、恶性肿瘤、免疫抑制剂治疗等。

获得性免疫缺陷综合征（俗称艾滋病）是一种以细胞免疫缺陷为主的联合免疫缺陷症，它是由 HIV 引起（详见第六章）。

四、治疗原则

免疫缺陷病的治疗的基本原则，是尽可能减少感染并及时控制感染，设法重建或者恢复患者的免疫功能。

第二节　自身免疫性疾病

一、概念

机体免疫系统对自身成分发生免疫应答的现象称自身免疫。自身免疫既可以是生理性的，也可能是病理性的。若自身免疫破坏自身正常组织结构并引起相应的临床症状时，就产生自身免疫性疾病。因此，自身免疫性疾病是由于过度而持久的自身免疫应答，导致自身组织损伤和（或）功能障碍而引起的一类疾病。

二、特点

1. 患者血液中可检测出高效价的自身抗体和（或）自身反应性 T 细胞。
2. 自身抗体和（或）自身反应性 T 细胞作用于表达相应抗原的自身组织细胞，产生适应性免疫应答，造成组织损伤或功能障碍。
3. 病情转归与自身免疫反应的强度相关。
4. 用实验动物可复制出相似的动物模型。
5. 患者以女性多见，发病率随年龄增长而升高，有遗传倾向。
6. 多呈反复发作和慢性迁延趋势，用免疫抑制剂治疗有一定效果。

三、常见类型

自身免疫病根据诱发原因，可分为原发性自身免疫性疾病和继发性免疫性疾病两类。临床上大多数为原发性，少数为继发性。继发性自身免疫性疾病与药物、外伤、感染等原因有关，常见的疾病有药物引起的红斑狼疮样综合征、外伤性交感性眼炎、病毒感染后心肌炎等，与遗传无关，去除诱因后常能治愈。

原发性自身免疫性疾病又可分为器官特异性和非器官特异性（系统性）两类，前者的病变常局限于某一特定器官，后者常可累及多种器官和结缔组织，又称为系统性（全身性）自身免疫性疾病或结缔组织（胶原）病密切，原发性自身免疫性疾病与遗传关系密切，常呈慢性迁延，预后多数不良。

自身抗体和（或）自身反应性T淋巴细胞介导的对自身细胞或自身成分发生的免疫应答是自身免疫性疾病发生的原因。自身免疫性疾病实际上是由自身抗体、自身反应性细胞，或者二者共同引起的针对自身抗原的超敏反应性疾病，其发病机制和超敏反应的发病机制相同。

四、治疗原则

自身免疫性疾病的治疗原则包括：①预防和控制微生物感染；②应用免疫抑制剂；③应用细胞因子及其受体的阻断剂；④重建对自身抗原的特异性免疫耐受。

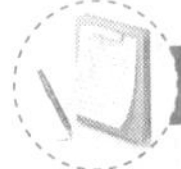

小结

免疫缺陷病是免疫系统发育不全或后天损害所致的疾病，分为原发性免疫缺陷病和获得性免疫缺陷病两大类，大多由于基因突变或先天发育障碍引起。免疫缺陷病的三大临床特点是：反复感染，高发恶性肿瘤和自身免疫病。艾滋病是一种最常见的免疫缺陷病。

自身免疫对机体免疫起稳定作用或引起自身免疫病。自身免疫病的组织损伤是因机体的免疫系统对自身抗原发生应答而引起，其发生机制类似于超敏反应的发生机制，与遗传、自身抗原、免疫调节等因素有关。

目标测试

A1 型题

214. 哪个特点**不是**免疫缺陷病的特点
   A. 易发生感染　　B. 易发生恶性肿瘤
   C. 易发生自身免疫病　　D. 多数有遗传倾向性
   E. 具有特异性

215. 哪个特点**不是**自身免疫疾病的特点
   A. 患者体内可检测到高效价的自身抗体和自身反应性T细胞
   B. 多呈反复发作和慢性迁延趋势
   C. 病情转归与自身免疫的强度没有关系
   D. 女性多见，有遗传倾向
   E. 应用免疫抑制剂治疗有效

216. 获得性免疫缺陷综合征是一种什么样的疾病
   A. 是一种获得性联合免疫缺陷病　　B. 是一种自身免疫性疾病
   C. 是一种超敏反应　　D. 是一种结缔组织病
   E. 是原发性免疫缺陷病

（刘建红）

第十五章 超 敏 反 应

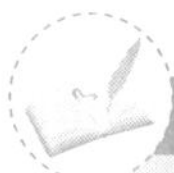

学习目标

1. 掌握超敏反应的概念；Ⅰ型、Ⅲ型的发病机制、常见疾病及Ⅰ型的防治原则。
2. 熟悉Ⅱ型、Ⅳ型超敏反应发病机制、常见疾病。

超敏反应又称变态反应，指机体对某种抗原初次应答（致敏）后，再次接受相同抗原刺激所引起的以生理功能紊乱或组织细胞损伤（发敏）为主的异常免疫应答。引起超敏反应的抗原称为变应原。

根据超敏反应发生的机制，将超敏反应分为Ⅰ型、Ⅱ型、Ⅲ型和Ⅳ型。

第一节 Ⅰ型超敏反应

Ⅰ型超敏反应又称过敏反应或速发型超敏反应，指已致敏的机体再次接触相同抗原后在数分钟内所发生的超敏反应。其主要特点是：①在超敏反应中发生速度最快，但发生快消退亦快；②主要由特异性 IgE 介导；③通常引起机体生理功能紊乱，一般不遗留组织损伤；④具有明显个体差异和遗传背景。

案例

患儿，女性，4 岁。因支气管肺炎入院。治疗措施中，一项医嘱给予青霉素治疗。用药前向家长询问病史，既往无青霉素应用史。在右前臂注射青霉素皮试液，20 分钟后观察结果。局部出现明显红晕、皮疹，直径约 1.8cm，确定皮试阳性，不能使用青霉素，改用其他抗生素治疗。

请问：1. 为什么患儿初次青霉素皮试阳性？

2. 患儿处于致敏状态还是发敏状态？体内有无特异性 IgE？

一、参与反应的物质

（一）变应原

常见变应原有植物花粉、真菌菌丝或孢子、螨、动物皮屑等吸入性变应原；乳制品、海鲜、肉、蛋、坚果等食物变应原；青霉素、普鲁卡因、有机碘等药物变应原；食品添加剂、防腐剂、保鲜剂等化学物质变应原。

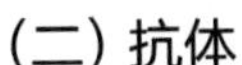

(二) 抗体

变应原进入机体,诱导机体产生特异性 IgE 类抗体。

(三) 效应细胞

1. 肥大细胞和嗜碱性粒细胞　它们是参与Ⅰ型超敏反应的主要细胞。胞浆含有嗜碱性颗粒,能介导合成及释放过敏反应的的生物活性介质,如组织胺、白三烯、血小板活化因子、激肽原酶等。

2. 嗜酸性粒细胞　通过释放多种物质如组织胺酶灭活组织胺,同时直接吞噬和破坏肥大细胞和嗜碱性粒细胞脱出的颗粒,从而减弱Ⅰ型超敏反应。

> **考点提示**
>
> 参与Ⅰ型超敏反应的抗体、细胞

(四) 生物活性介质

组织胺、激肽原酶、白三烯、血小板活化因子、前列腺素。

二、发生机制

Ⅰ型超敏反应的发生机制(图 15-1)包括致敏阶段、发敏阶段和效应阶段。

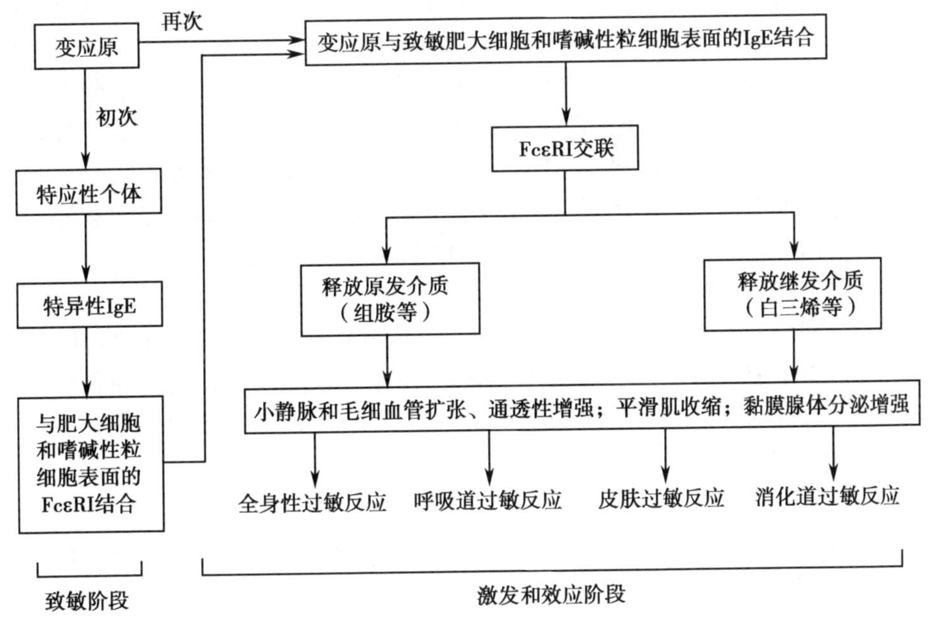

图 15-1　Ⅰ型超敏反应发生机制示意图

(一) 致敏阶段

变应原初次进入过敏体质的机体,刺激机体产生 IgE 类抗体。IgE 以 Fc 段与肥大细胞和嗜碱性粒细胞表面的 IgE Fc 受体结合,使机体处于致敏状态。

(二) 发敏阶段

相同的变应原再次进入致敏的机体,与致敏细胞上的 IgE Fab 段特异性结合,导致肥大细胞和嗜碱性粒细胞脱颗粒,释放颗粒内储备生物活性介质如组织胺、激肽原酶等,并能新合成一些活性介质如白三烯、前列腺素和血小板活化因子等。

(三) 效应阶段

生物活性介质作用于效应器官、组织,使机体出现生理功能紊乱、引起局部或全身病理变化，主要表现：

1. 平滑肌痉挛　常见于气管、支气管及胃肠道平滑肌，引起哮喘、腹痛、腹泻等。
2. 血管扩张及通透性增强　主要影响小血管，导致全身血容量下降，严重的可致休克。
3. 腺体分泌增加　可表现为流泪、流涕、痰多、腹泻等。
4. 刺激感觉神经　引起强烈痒感。

三、常见疾病

（一）全身过敏反应

过敏性休克是最严重的一种全身过敏反应，主要因应用药物或异种血清引起。患者常在接触变应原后数分钟内就出现严重的临床症状，主要表现为胸闷、气急、呼吸困难、面色苍白、出冷汗、手足发凉、脉搏细速、血压下降等，抢救不及时可导致死亡。

1. 药物过敏性休克　以青霉素过敏性休克最为常见。青霉素本身无免疫原性，但青霉素中的大分子杂质、降解产物青霉噻唑和青霉烯酸等半抗原与人体组织蛋白结合后成为完全抗原而具有免疫原性，进而刺激机体产生 IgE，使机体致敏。当机体再次接触青霉噻唑或青霉烯酸后，可诱发过敏反应，严重者导致过敏性休克，甚至死亡。青霉素在弱碱性溶液中容易降解。因此提高青霉素纯度和使用新鲜配制的青霉素制剂是预防青霉素过敏性休克的有效措施。值得注意的是，临床发现少数人在初次注射青霉素时也可发生过敏性休克，这可能与其曾经使用过被青霉素污染的医疗器械，或吸入青霉菌孢子而使机体处于致敏状态有关。其他药物如普鲁卡因、链霉素、有机碘等，偶尔也可引起过敏性休克。

2. 血清过敏性休克　临床应用动物免疫血清如破伤风抗毒素、白喉抗毒素进行紧急预防或治疗时，可因部分患者曾注射过相同血清制剂而发生过敏性休克。

（二）呼吸道过敏反应

多因吸入植物花粉、尘螨、真菌孢子等变应原，引起过敏性鼻炎和过敏性哮喘。由花粉引起的季节性过敏性鼻炎，常伴有过敏性结膜炎、外耳道等黏膜瘙痒，称为花粉症。由花粉引起的季节性过敏性鼻炎常伴有过敏性结膜炎、外耳道等黏膜瘙痒，称为花粉症。过敏性鼻炎未经治疗或治疗不当可能发展为过敏性哮喘。

（三）消化道过敏反应

少数人在食入鱼、虾、蛋、乳制品、蟹、贝等食物后可发生恶心、呕吐、腹痛和腹泻等症状为主的过敏性胃肠炎，严重者可出现过敏性休克。

（四）皮肤过敏反应

可因药物、食物、花粉、肠道寄生虫及寒冷刺激等引起，以皮疹伴剧烈瘙痒为主，常出现皮肤风团、红斑、多形性皮疹为主要表现的荨麻疹、湿疹、血管神经性水肿和特应性皮炎。

四、防治原则

Ⅰ型超敏反应的防治原则是确定变应原，避免再次接触；切断或干扰超敏反应发生过程中的某些环节，以终止后续反应的进行。

（一）确定变应原，避免再次接触

临床上可通过询问病史，皮肤试验寻找变应原。皮肤试验原理为在受试者掌侧皮内注射少量变应原，若机体处于致敏状态，接受刺激后就会发敏，15~20 分钟内注射局部出现直径大于 1cm 的红肿，即为阳性。常用的皮肤试验有青霉素皮试、抗毒素皮试、植物花粉的刺皮试验等。

(二)脱敏疗法或减敏疗法

某些变应原虽被查出过敏,但难以避免再次接触,临床上常采用脱敏疗法或减敏疗法进行预防。

1. 脱敏疗法 脱敏治疗见于异种免疫血清如抗毒素血清皮试阳性但又必须使用时,可采用小剂量、短间隔(20~30 分钟)、连续多次注射抗毒素的方法进行脱敏治疗。脱敏注射的原理:小剂量抗毒素进入机体,只与少数致敏细胞上的 IgE 结合,致敏细胞脱颗粒后释放活性介质量少,不足以引起明显的临床症状。在短时间内,经多次注射抗毒素,体内致敏细胞逐渐脱敏,直至消除。这时再大量注射抗毒素就不会发生过敏反应,达到脱敏治疗的目的。但这种脱敏是暂时的,经一定时间后机体又会重建致敏状态。

2. 减敏疗法 对某些已查明,日常生活中又不可能完全避免再次接触的变应原如花粉、尘螨等可采用小剂量、长间隔(1 周左右)、反复多次皮下注射相应变应原的方法进行减敏治疗。减敏治疗的原理可能是反复多次皮下注射变应原,诱导机体产生大量特异性 IgG 类抗体,该类抗体与再次进入机体的相应变应原结合,阻止变应原与致敏细胞上的 IgE 结合,从而阻断Ⅰ型超敏反应的发生。

(三)药物治疗

1. 抑制活性介质合成和释放的药物 阿司匹林、色苷酸二钠、肾上腺素、异丙肾上腺素、氨茶碱等。

2. 活性介质拮抗药 苯海拉明、氯苯那敏(扑尔敏)、异丙嗪等。

3. 改善效应器官反应性的药物 肾上腺素、葡萄糖酸钙、氯化钙、维生素 C 等。

> **考点提示**
>
> Ⅰ型超敏反应的防治原则

第二节 Ⅱ型超敏反应

Ⅱ型又称细胞毒型或细胞溶解型超敏反应。是 IgG 或 IgM 抗体与靶细胞表面相应抗原结合后,在补体、吞噬细胞和 NK 细胞作用下,引起以细胞溶解和组织损伤为主的病理性免疫反应。

> **案例**
>
> 患者,男,30 岁。因车祸腹外伤、失血性休克急诊入院。血型鉴定为 A 型。手术中输入 A 型全血 2000ml,术后 2 小时再次输入全血 400ml。患者突然胸闷、呼吸困难、心跳加快、烦躁不安、发绀、血压下降,经抢救无效死亡。死亡病理分析,原因为输血反应。原来在第二次输血时,由于值班护士疏忽大意,错把 B 型血当成 A 型血输入。
>
> 请问:1. 输血反应属于哪种类型的超敏反应?
>
> 2. 简述输血反应发生机制。
>
> 3. 从本病例中应汲取哪些教训?

一、发生机制

参与Ⅱ型超敏反应的物质有抗体、补体等,其发生机制见图 15-2。

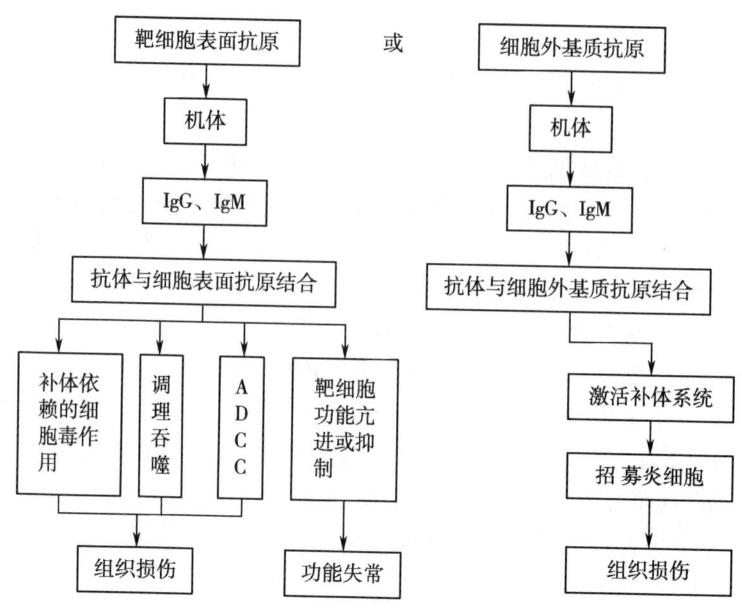

图 15-2 Ⅱ型超敏反应发生机制示意图

(一) 靶细胞及表面抗原

诱发Ⅱ型超敏反应的抗原常见:①同种异型抗原,如ABO血型抗原,Rh抗原、HLA抗原;②异嗜性抗原,某些微生物与人类的组织和细胞存在共同抗原,如链球菌细胞壁成分与心瓣膜、关节组织之间的共同抗原;③化学修饰和感染改变的自身组织抗原;④吸附于组织细胞表面的药物半抗原或抗原抗体复合物等。存在这些抗原的靶细胞主要有:输入的异型红细胞,修饰或改变的自身组织细胞,吸附有外来抗原、半抗原及免疫复合物的自身组织细胞等。

(二) 抗体、补体和效应细胞的作用

靶细胞表面抗原与相应抗体结合后,可通过三条途径破坏靶细胞:①抗体与靶细胞抗原特异性结合后,经典途径激活补体系统,发挥攻膜作用;②IgG 的 Fc 段与吞噬细胞结合产生调理作用,促进吞噬细胞对靶细胞的吞噬和破坏;③NK 细胞与 IgG 的 Fc 段结合后被激活,产生 ADCC 作用引起细胞溶解。

二、常见疾病

1. 输血反应 常见于 ABO 血型不符的输血。因人类血清中存在天然 ABO 血型抗体(A 型的有抗 B 抗体,B 型的有抗 A 抗体,O 型的有抗 A 和抗 B 抗体),供血者红细胞血型抗原与受血者血型抗体结合,激活补体,导致红细胞溶解,出现溶血、血红蛋白尿等现象。

2. 新生儿溶血症 多发生于 Rh 血型系统。母体是 Rh^- 妊娠胎儿为 Rh^+,分娩时,胎儿血进入母体内,母体产生抗 Rh 的 IgG 抗体。当母体再次妊娠,胎儿仍为 Rh^+ 时,抗 Rh 的 IgG 经胎盘进入胎儿体内,并与胎儿的 Rh 抗原结合,导致胎儿红细胞溶解。引起新生儿溶血症,严重者可致流产或死胎。

3. 药物过敏性血细胞减少症 氯霉素、磺胺、甲巯咪唑、吲哚美辛等药物与血细胞膜蛋白或血浆蛋白结合而成为完全抗原,从而刺激机体产生药物抗原特异性抗体,该抗体与存在于红细胞、粒细胞、血小板表面的药物结合、或与药物结合形成免疫复合物后再与血细胞结合,引起药物性溶血性贫血、粒细胞减少症和血小板减少性紫癜等。

4. 自身免疫性溶血性贫血 感染、药物及辐射等可使自身红细胞膜表面抗原发生改变，刺激机体产生抗自身红细胞的 IgG 类抗体，该种抗体与红细胞结合导致自身免疫性溶血。

5. 甲状腺功能亢进 患者体内产生一种能与甲状腺细胞表面促甲状腺素受体结合的自身抗体，该抗体不造成细胞损伤，而是与促甲状腺素受体结合，持续刺激甲状腺细胞分泌甲状腺素，导致甲状腺功能亢进。

考点提示

Ⅱ型超敏反应常见临床疾病

第三节 Ⅲ型超敏反应

Ⅲ型超敏反应又称免疫复合物型或血管炎型超敏反应，是可溶性抗原与相应抗体（主要IgG、IgM，也可以是 IgA）结合形成中等大小的可溶性免疫复合物，沉积于局部或全身毛细血管基底膜后，通过激活补体系统，吸引白细胞和血小板聚集，引起以充血水肿、中性粒细胞浸润、组织坏死为主要特征的血管炎症反应和周围组织的损伤。

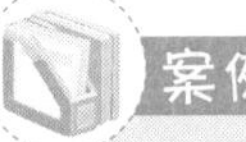
案例

患者，男，7 岁。因感冒后扁桃体、咽喉持续红肿、疼痛两周。近期晨起后发现眼睑浮肿，午后下肢略有水肿，经休息后短期内可消失。尿液检查出现大量蛋白。

请问：1. 患者可能与哪种细菌感染有关？

2. 患者出现蛋白尿的机制是什么？

一、发生机制

（一）免疫复合物沉积

可溶性抗原与相应抗体结合可形成免疫复合物。通常大分子免疫复合物可被体内单核巨噬细胞及时吞噬清除，小分子免疫复合物在循环中比较稳定，可通过肾小球滤过清除，因此二者均无致病作用。当中等大小的可溶性免疫复合物长期存在于血液循环中，极有可能沉积于血压较高且血流缓慢的毛细血管基底膜，如肾小球、关节滑膜等处，引起Ⅲ型超敏反应。

（二）组织损伤机制

在Ⅲ型超敏反应中，抗原抗体复合物激活补体系统，导致中性粒细胞浸润并释放溶酶体酶，是引起炎症反应和组织损伤的主要原因。循环中的免疫复合物只有沉积于局部才具有致病作用。免疫复合物不直接损伤组织，而是通过以下方式引起免疫损伤：

1. 补体的作用 沉积的免疫复合物可激活补体系统，产生的 C3a、C5a 可刺激肥大细胞和嗜碱性粒细胞释放组胺、血小板活化因子等生物活性介质，使局部血管通透性增高，导致渗出性炎症反应，促进免疫复合物进一步沉积并促进中性粒细胞在复合物沉积部位聚集。

2. 中性粒细胞的作用 聚集的中性粒细胞在吞噬沉积的免疫复合物过程中，释放溶酶体酶、蛋白水解酶、胶原酶，造成血管基底膜和邻近组织损伤。

3. 血小板的作用 血小板在局部凝集、活化后释放血管活性胺类，加剧局部渗出性反应，并激活凝血过程，形成微血栓，引起局部缺血、出血及坏死，Ⅲ型超敏反应发生机制见图 15-3。

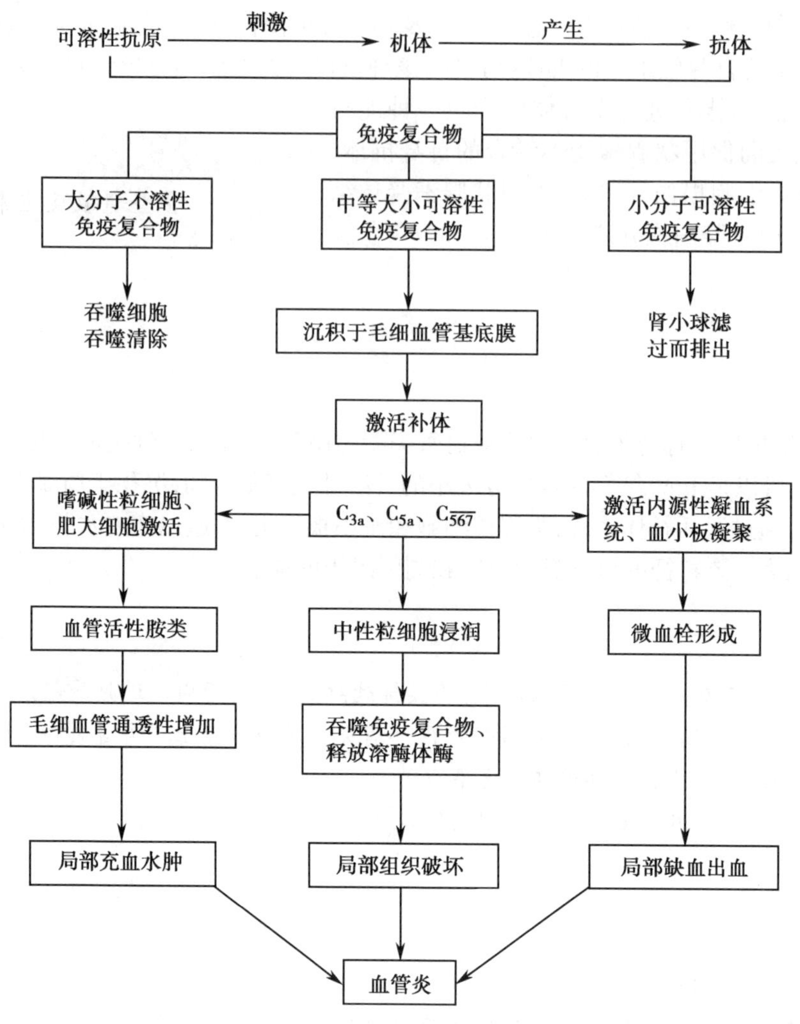

图 15-3 Ⅲ型超敏反应发生机制示意图

二、常见疾病

(一) 局部免疫复合物病

1. Arthus 反应　Arthus 于 1903 年发现，给家兔皮下多次注射马血清后，注射局部可发生水肿、出血、坏死等剧烈炎症反应。这是抗原在局部与相应抗体结合形成 IC 沉积在血管基底膜所致。

2. 类 Arthus 反应　可见于胰岛素依赖型糖尿病患者，其局部反复注射胰岛素后可刺激机体产生相应 IgG 类抗体，若此时再次注射胰岛素，即可在注射局部出现红肿、出血和坏死等与 Arthus 反应类似的局部炎症反应。

(二) 全身免疫复合物病

1. 血清病　在紧急预防和治疗破伤风、白喉等外毒素性疾病时需要大剂量注射异种动物免疫血清，部分病人经过 1~2 周后，出现局部红肿、发热、皮疹、淋巴结肿大、关节肿痛及蛋白尿等，称为血清病。在停止注入上述血清后，症状一般不经治疗可自行消退。

2. 感染引起的肾小球肾炎　以 A 族链球菌感染后最多见，多发生在感染后 2~3 周。由于链球菌的细胞壁 M 蛋白与相应抗体形成免疫复合物，沉积于肾小球毛细血管基底膜，病人出现浮肿、蛋白尿和血尿等症状。其它病原体如葡萄球菌、肺炎链球菌、乙型肝炎或疟原虫等感染后也可引起。

3. 类风湿性关节炎　由于某些因素如持续感染导致机体 IgG 类抗体发生变性，变性的 IgG 类抗体继而刺激机体产生抗变性 IgG 的 IgM 类自身抗体即类风湿因子(RF)。类风湿因子与自身变性 IgG 结合形成免疫复合物，并反复沉积于小关节滑膜时引起类风湿性关节炎。

4. 系统性红斑狼疮(SLE)　系统性红斑狼疮患者体内出现多种自身抗体，如抗核抗体、抗线粒体抗体等。自身抗体与自身成分形成的 IC 沉积在全身多处血管基底膜，导致组织损伤，表现为全身多器官病变。

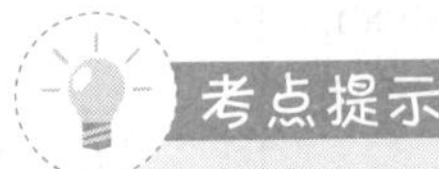

常见Ⅲ型超敏反应疾病

第四节　Ⅳ型超敏反应

Ⅳ型超敏反应又称迟发型超敏反应，是由效应 T 细胞再次接触相同抗原后，引起以单个核细胞(巨噬细胞、淋巴细胞)浸润和组织细胞变性坏死为主的炎症反应。其特点是：①反应发生慢(24~72 小时)，消退也慢；② T 细胞介导，无抗体和补体参与；③病变是以单个核细胞浸润为主的炎症反应；④多发生在变应原进入的局部；⑤无明显个体差异。

案例

患者，男，35 岁。因长期消瘦、盗汗并咳嗽、咳痰 3 天入院。胸片示右肺中部片状阴影伴空洞，疑是肺结核。对患者进行结核菌素试验，在患者前臂皮内注入 PPD0.1ml，48 小时后，注射局部出现红肿硬结，测得硬结直径约 18mm。

请问：患者的注射局部为什么会在 48 小时后出现红肿硬结？

一、发生机制

Ⅳ型超敏反应的发生过程及机制与细胞免疫应答基本一致。

(一) T 细胞致敏

引起Ⅳ型超敏反应的抗原主要包括胞内寄生的病原生物如细菌、病毒、寄生虫、真菌；细胞抗原如肿瘤细胞、移植细胞和某些化学物质等。进入机体的抗原刺激 T 细胞转化为致敏的 $CD4^+$Th1 细胞和 $CD8^+$Tc(CTL)细胞。

(二) 致敏 T 细胞发挥效应

当机体再次接触相同变应原时，致敏 $CD8^+$Tc(CTL)细胞能释放穿孔素和颗粒酶，并通过 FasL/Fas 细胞凋亡途径使靶细胞裂解或凋亡，引起组织损伤；致敏 $CD4^+$Th1 细胞能释放多种细胞因子如 INF-γ、TNF-β、IL-2 等，导致单核细胞及淋巴细胞浸润为特征的炎性反应和组织损伤，Ⅳ型超敏反应发生机制见图 15-4。

二、常见疾病

(一) 传染性超敏反应

细胞内寄生病原体如胞内寄生菌、病毒、真菌等在感染过程中，可致机体Ⅳ型超敏反应，因

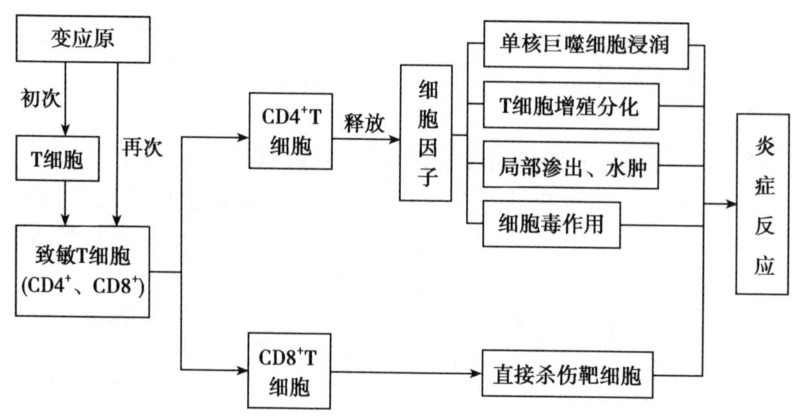

图 15-4 Ⅳ型超敏反应发生机制示意图

其是在感染过程中发生的，故称为传染性超敏反应。机体对细胞内寄生的病原体和细胞抗原主要产生细胞免疫，在清除细胞抗原及阻止病原体扩散的同时，产生Ⅳ型超敏反应导致组织损伤。

（二）接触性皮炎

机体再次接触药物、染料、油漆、农药、化妆品等变应原后引发的以皮肤损伤为主要特征的迟发型超敏反应。一般在接触 24 小时后发生，48~72 小时达高峰，表现为局部红斑、丘疹、水疱，严重者可发生剥脱性皮炎。

（三）移植排斥反应

由于供受双方 HLA 的差异，进行同种异体器官移植后会发生不同程度的排斥反应，严重者会导致移植器官的坏死。为减轻、延缓移植排斥反应，通常需要长期使用免疫抑制剂。

临床实际中超敏反应常为混合型，但以某一型为主或在疾病发展的不同阶段由不同的超敏反应所导致。另外，一种变应原在不同条件下也可引起不同类型的超敏反应，如青霉素，它可引起Ⅰ型过敏性休克，结合于血细胞表面可引起Ⅱ型反应，如与血清蛋白质结合可能出现Ⅲ型反应，而青霉素油膏局部应用可引起Ⅳ型超敏反应。

小结

超敏反应指已经致敏的机体再次接受相同抗原刺激后，引起的以生理功能紊乱或组织细胞损伤为主的异常的免疫应答，分为四型。

Ⅰ型超敏反应又称过敏反应或速发型超敏反应。其主要特点是：①发生快，消退亦快；②主要由特异性 IgE 介导；③通常引起机体生理功能紊乱，一般不遗留组织损伤；④具有明显个体差异和遗传背景。临床常见疾病有过敏性休克、过敏性哮喘、过敏性胃肠炎和皮肤过敏。

Ⅱ型超敏反应又称细胞毒型或细胞溶解型超敏反应。其特点是抗体与靶细胞表面相应抗原结合后，在补体、吞噬细胞和 NK 细胞作用下，引起以细胞溶解和组织损伤为主的病理性免疫反应。临床常见疾病有输血反应、新生儿溶血症、药物过敏性血细胞减少症、甲状腺功能亢进。

Ⅲ型超敏反应又称免疫复合物型或血管炎型超敏反应，其特点是可溶性抗原与相应抗体结合形成中等大小的可溶性免疫复合物，沉积于局部或全身毛细血管基底膜后，通过激活补体系统，引起血管炎症反应和周围组织的损伤。临床常见有血清病、肾小球肾炎、类风湿性关节炎、系统性红斑狼疮。

Ⅳ型超敏反应又称迟发型超敏反应。其特点是:①反应发生慢(24~72小时),消退也慢;②T细胞介导,无抗体和补体参与;③病变是细胞(巨噬细胞、淋巴细胞)浸润和组织细胞变性坏死为主的炎症反应;④多发生在变应原进入的局部;⑤无明显个体差异。临床常见疾病有传染性超敏反应、接触性皮炎、移植排斥反应。

目标测试

A1 型题

217. 参与Ⅰ型超敏反应的细胞是
A. 中性粒细胞　B. 致敏淋巴细胞　C. 巨嗜细胞
D. NK 细胞　E. 肥大细胞、嗜碱性-粒细胞

218. 与Ⅰ型超敏反应特点**不符合**的是
A. 补体参与　B. IgE 介导　C. 有明显个体差异
D. 发生快且消退快　E. 主要表现为生理功能的紊乱

219. 属于Ⅱ型超敏反应性疾病是
A. 血清过敏性休克　B. 血小板减少性紫癜　C. 过敏性鼻炎
D. 血清病　E. 荨麻疹

220. 防止对某种食物再次过敏的最好方法是
A. 脱敏　B. 食用后服用抗过敏药　C. 进行过敏反应试验
D. 避免吃该食物　E. 食用烹调好的该食物

221. 属于Ⅲ型超敏反应性疾病是
A. 支气管哮喘　B. 血清病　C. 输血反应
D. 传染性超敏反应　E. 接触性皮炎

222. 下列哪组皮肤试验是对的
A. 青霉素皮试——Ⅱ型超敏反应　B. 青霉素皮试——Ⅳ型超敏反应
C. 结核菌素试验——Ⅳ型超敏反应　D. 结核菌素试验——Ⅰ型超敏反应
E. 以上都不是

223. 属于Ⅳ型超敏反应性疾病是
A. 急性荨麻疹　B. 接触性皮炎　C. 类风湿性关节炎
D. 新生儿溶血　E. 支气管哮喘

224. 器官移植排斥反应属于
A. Ⅰ型超敏反应　B. Ⅱ型超敏反应　C. Ⅳ型超敏反应
D. Ⅳ型超敏反应　E. 以上都不是

225. 新生儿溶血症可能发生于
A. Rh^+ 母体再次妊娠,胎儿血型为 Rh^+　B. Rh^+ 母体首次妊娠,胎儿血型为 Rh^+
C. Rh^- 母体再次妊娠,胎儿血型为 Rh^-　D. Rh^+ 母体首次妊娠,胎儿血型为 Rh^-
E. Rh^- 母体再次妊娠,胎儿血型为 Rh^+

226. 类风湿因子的本质是
A. 细胞因子　B. T 细胞　C. B 细胞　D. NK 细胞　E. 自身抗体

(邹秀月)

第十六章　免疫学应用

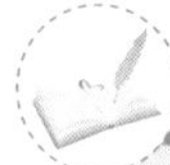

学习目标

1. 掌握人工主动免疫。
2. 熟悉人工自动免疫。
3. 了解免疫治疗和免疫诊断。

第一节　免疫学预防

免疫学预防是指根据免疫学原理，利用各种生物制品进行人工免疫，刺激机体产生特异性免疫力以预防疾病的方法。根据免疫的获得方式，将免疫分为以下几类。

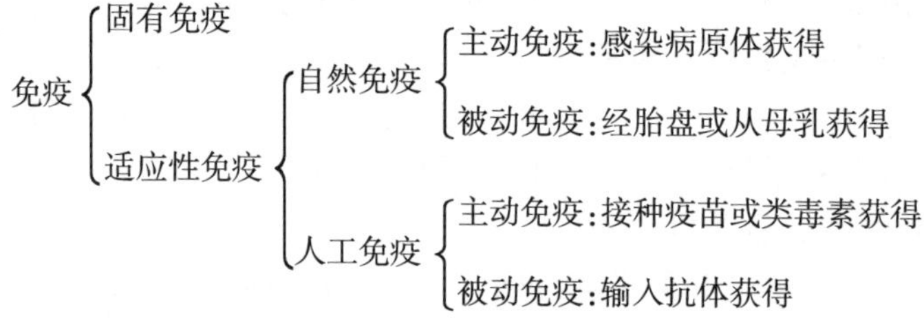

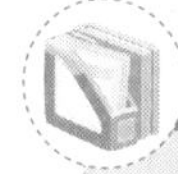

案例

某地多个乡镇相继发生犬咬人事件，其中部分被咬伤者出现了狂犬病。该地已对10万余只犬开展了人工免疫，排查出历史犬伤病人并规范治疗犬伤病人187人，接种疫苗879人，重点地区捕杀犬只4900余只。

请问：如何预防和治疗狂犬病等人群传染性疾病？

一、人工免疫

人工免疫是人为地使机体获得特异性免疫的方法。包括人工主动免疫和人工被动免疫，两者的区别见表16-1。

（一）人工主动免疫

人工主动免疫是给机体接种疫苗或类毒素等抗原物质，使机体主动产生特异性免疫应答而获得免疫力的方法。

表 16-1 人工主动免疫和人工被动免疫比较

比较内容	人工主动免疫	人工被动免疫
输入物质	抗原(疫苗、类毒素)	抗体(抗毒素、丙种球蛋白)
免疫力出现时间	慢(1~4 周)	快(立即)
免疫力维持时间	长(数月 ~ 数年)	短(2 周 ~3 周)
用途	多用于预防	多用于紧急预防或治疗

1. 灭活疫苗　又称死疫苗,是选用免疫原性强的病原微生物,经人工培养后用理化方法灭活制成的疫苗。具有免疫原性和无毒性的特点。常用的死疫苗有伤寒、乙型脑炎、百日咳、霍乱、狂犬病等疫苗。

2. 活疫苗　是用减毒或无毒的活病原微生物制成的疫苗。具有免疫原性和无(弱)毒性的特点。接种过程类似隐性感染或轻症感染。常用的活疫苗有卡介苗、麻疹、风疹、脊髓灰质炎等疫苗。死疫苗与活疫苗的区别见表 16-2。

表 16-2 灭活疫苗与减毒活疫苗比较

比较内容	死疫苗	活疫苗
制剂特点	死,强毒株	活,无毒或弱毒株
接种量及次数	量较大,2~3 次	量较小,1 次
保存及有效期	易保存	不易保存,4℃冰箱内数周
免疫效果	较差,维持数月 ~2 年	较好,3~5 年甚至更长

3. 类毒素　是用细菌的外毒素经 0.3%~0.4% 甲醛处理,使其失去毒性而保留免疫原性的物质。注射后可诱导机体产生抗毒素。常用的类毒素有白喉类毒素和破伤风类毒素,两者与百日咳死疫苗混合制成百白破三联疫苗。

4. 新型疫苗　是采用生物化学合成技术、人工变异技术、分子微生物学技术、基因工程技术等现代生物技术制造的疫苗,具有安全、高效、低毒副作用等优点,包括基因工程亚单位疫苗、重组疫苗、合成肽疫苗、基因工程载体疫苗、核酸疫苗和抗独特型抗体疫苗等。

(二) 人工被动免疫

人工被动免疫是给人体注射含特异性抗体的免疫血清或转移因子等制剂,使机体被动获得特异性免疫的方法。

1. 体液免疫制剂

(1) 抗毒素:是用细菌外毒素或类毒素人工免疫动物后制备的免疫血清,具有中和外毒素毒性的作用。常用类毒素免疫马,待马体内产生高效价抗毒素后,取其血清分离纯化精制而成,主要用于紧急预防或治疗外毒素所致的疾病。常用的有破伤风抗毒素、白喉抗毒素等。

(2) 人免疫球蛋白:是从正常人血浆或健康产妇胎盘血中分离制成的免疫球蛋白浓缩剂,分别称为人血浆丙种球蛋白和胎盘丙种球蛋白。二者含有抗多种常见病原体的特异性抗体,主要用于麻疹、甲型肝炎、脊髓灰质炎等病毒性疾病的紧急预防和治疗。

(3) 抗菌血清和抗病毒血清:自抗生素广泛应用后,抗菌血清应用减少,但对某些耐药菌株如绿脓杆菌的感染可使用抗菌血清;某些病毒性疾病如狂犬病、流行性乙型脑炎等的治疗可用抗病毒血清。

(4) 抗淋巴细胞丙种球蛋白:是从经人淋巴细胞免疫的动物血清中提取的丙种球蛋白。将这种球蛋白注射给人体,在补体和吞噬细胞参与下造成淋巴细胞的死亡、溶解,致使外周血中淋巴细胞数量减少。在异体器官移植中,可将抗淋巴细胞丙种球蛋白与免疫抑制剂共同使用,以减轻移植排斥反应,延长移植物存活时间。

2. 细胞免疫制剂

(1) 转移因子:从致敏的淋巴细胞中提取的低分子核苷酸和多肽。它能使正常的淋巴细胞转化、增殖为致敏的淋巴细胞以扩大细胞免疫效应。临床应用于恶性肿瘤、细胞免疫缺陷症、细胞内寄生菌感染和某些病毒、真菌性疾病的治疗。

(2) 免疫核糖核酸(iRNA):是动物经抗原免疫后,在体外免疫活性细胞经抗原致敏,由免疫活性细胞中提取出来的核糖核酸制品。主要用于恶性肿瘤如肾癌、肺癌、消化道癌及神经母细胞瘤和骨肉瘤等的辅助治疗,对慢性乙型肝炎和流行性乙脑也有一定疗效。

(3)胸腺素:是从小牛、羊或猪的胸腺中提取的可溶性多肽。它能促进T细胞分化、成熟、增强T细胞功能,主要用于治疗细胞免疫功能低下或缺陷症如先天性或获得性T细胞缺陷、艾滋病、肿瘤的疾病。

二、计划免疫

计划免疫是根据特定传染病的疫情监测和人群免疫状况分析,按照规定的免疫程序有计划地进行的人群免疫接种。是提高人群免疫水平,达到控制以至消灭相应传染病的重要措施。我国儿童基础计划免疫疫苗有7种,种类和接种时间见表16-3。2008年在原有接种疫苗的基础上,新增了甲型肝炎疫苗、乙脑疫苗、流脑多糖疫苗、风疹疫苗、腮腺炎疫苗、钩体病疫苗、流行性出血热疫苗和炭疽疫苗。

考点提示

我国儿童基础计划免疫程序

表16-3 我国儿童基础计划免疫程序

疫苗名称	第一次	第二次	第三次	加强	预防传染病
卡介苗	出生	7岁		12岁(农村)	肺结核
乙肝疫苗	出生	1月龄	6月龄		乙型病毒性肝炎
脊髓灰质炎病毒	2月龄	3月龄	4月龄	1.5、4周岁	脊髓灰质炎
百白破疫苗	3月龄	4月龄	5月龄	1.5、7岁	百日咳白喉破伤风
麻疹疫苗	8月龄	7岁			麻疹

第二节 免疫学治疗

免疫治疗是应用免疫制剂人为地增强、抑制或重建机体的免疫功能,使机体对疾病产生恰当的免疫应答,从而防治疾病的方法。

一、治疗方法

(一) 分子治疗

1. 分子疫苗 合成肽疫苗、重组载体疫苗和DNA疫苗可作为肿瘤和感染性疾病的治

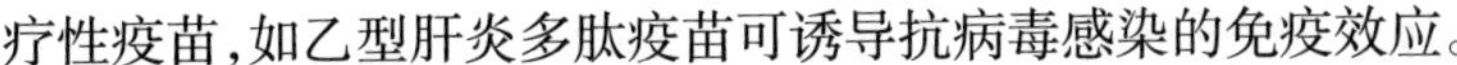

疗性疫苗，如乙型肝炎多肽疫苗可诱导抗病毒感染的免疫效应。

2. 治疗性抗体　抗毒素血清主要用于治疗或紧急预防细菌外毒素所致的疾病。人免疫球蛋白制剂主要用于治疗丙种球蛋白缺乏症和预防麻疹、感染性肝炎等。抗淋巴细胞丙种球蛋白主要用于抑制移植排斥反应，延长移植物存活时间，也可用于治疗某些自身免疫性疾病，如肾小球肾炎、系统性红斑狼疮及重症肌无力等。

3. 细胞因子　细胞因子具有广泛的生物学活性，将细胞因子作为药物，可预防和治疗多种免疫性疾病，如干扰素 -α（IFN-α）治疗毛细胞白血病、干扰素 -β（IFN-β）是目前治疗多发性硬化症唯一有效的药物。

（二）细胞治疗

1. 细胞疫苗　包括肿瘤细胞疫苗、基因修饰的瘤苗、树突状细胞疫苗等。细胞疫苗可增强机体的免疫应答效应，如肿瘤抗原致敏的树突状细胞疫苗已获准用于皮肤 T 细胞淋巴瘤的治疗。

2. 微生物抗原疫苗　人类的许多肿瘤与微生物感染有关，如 EB 病毒与鼻咽癌、人乳头瘤病毒与宫颈癌、幽门螺杆菌与胃癌等。使用这些微生物疫苗或抗病毒制剂可预防和治疗相应的肿瘤。

3. 过继免疫　过继免疫治疗是指采用具有免疫活性的细胞输注入患者体内，输入的免疫活性细胞可在其体内继续扩增发挥免疫杀伤作用的一种疗法。目前采用最多的过继治疗方法便是淋巴因子激活杀伤细胞（LAK）疗法。过继免疫治疗常用于治疗再生障碍性贫血、白血病、自身免疫性疾病和某些免疫缺陷病等。

（三）整体治疗

多用造血干细胞移植技术，即用患者自身造血干细胞移植或健康人的造血干细胞移植回输给患者，使患者恢复造血能力和免疫力的方法。常用的造血干细胞来源于 HLA 型别相同的供者骨髓、外周血或脐带血，其中脐带血是极具发展潜力的干细胞来源。造血干细胞移植已成为癌症、造血系统疾病和自身免疫性疾病的重要治疗手段。

二、治疗制剂

（一）免疫增强剂

免疫增强剂是指具有增强、促进或调节机体免疫功能的制剂。通常对免疫功能低下者有促进或调节作用，广泛用于恶性肿瘤、反复感染及免疫缺陷病的治疗。常见的免疫增强剂见表 16-4。

表 16-4　常见的免疫增强剂

类型	举例	类型	举例
微生物制剂	卡介苗、短小棒状杆菌、脂磷壁酸	化学药物	左旋咪唑、西咪替丁
免疫因子	转移因子、免疫核糖核酸、胸腺肽	中草药	人参皂苷、黄芪多糖、香菇多糖

（二）免疫抑制剂

免疫抑制剂是一类抑制机体免疫功能的生物制剂或非生物制剂。主要用于抗移植排斥反应和超敏反应性疾病、自身免疫性疾病及感染性炎症的治疗。免疫抑制剂的作用是非特异性的，常用免疫抑制剂见表16-5。免疫抑制剂大多有毒副作用，可引起骨髓抑制和肝、肾毒性，长期使用或使用不当可导致机体免疫功能下降，引发严重感染，并可能增加肿瘤发生率。

表16-5 常见的免疫抑制剂

类型	举 例
微生物制剂	环孢素A、他克莫司(FK-506)、吗替麦考酚酯、西罗莫司
化学合成药物	糖皮质激素、环磷酰胺、硫唑嘌呤
单克隆抗体	抗T细胞及其亚群单抗、抗MHC单抗、免疫毒素
中草药	雷公藤多苷、川芎、当归

第三节 免疫学诊断

免疫学诊断是应用免疫学的理论和技术，进行各种疾病诊断或免疫状态测定的方法。

一、抗原抗体的检测

在一定条件下，抗原与相应抗体在体内或体外发生特异性结合，出现肉眼可见的凝集块或沉淀物等反应现象。由于抗原抗体间的反应是特异性的，因此可用已知抗原检测未知抗体进行免疫学诊断，或已知抗体检测未知抗原进行免疫学鉴定。因试验所用的抗体存在于血清中，因此又称之为血清学反应，常用方法如下。

(一) 凝集反应

颗粒性抗原(细菌、细胞等)与相应的抗体结合，在一定条件下形成肉眼可见的凝集物，称凝集反应。常见的凝集反应有：直接凝集反应、间接凝集反应、反向间接凝集反应、间接凝集抑制反应和协同凝集反应等。

1. 直接凝集反应 是颗粒性抗原与相应抗体直接结合所呈现的凝集现象，如红细胞和细菌凝集试验。主要有玻片法、试管法及微量凝集法。玻片法为定性试验，方法简便快速，检测结果为是或否、有或无。常应用于菌种鉴定分型、人红细胞ABO血型测定等。试管法通常为半定量试验，常用来检测待检血清中抗体的相对含量。在试管中系列稀释待检血清，加入已知定量颗粒性抗原，出现明显凝集反应的血清的最高稀释度(倍数)称为此待检血清的抗体效价或滴度，用1∶X表示。如诊断肠热症的肥达试验、诊断立克次体病的外斐试验。

2. 间接凝集反应 是可溶性抗原或抗体吸附于与免疫无关的微球载体上，形成致敏载体(免疫微球)，与相应的抗体或抗原在电解质存在的条件下进行反应，产生凝集，称为间接凝集。如流脑的早期诊断，检测脑脊液中的微量抗原。

(二) 沉淀反应

可溶性抗原与相应抗体在一定条件下形成的肉眼可见的沉淀现象称沉淀反应。沉淀反应大多用半固体琼脂凝胶作为介质进行，当可溶性抗原与相应抗体在凝胶中扩散并相遇时，在比例合适处形成肉眼可见的白色沉淀。

1. 单向免疫扩散 将一定量的已知抗体混于琼脂凝胶中制成琼脂板，在适当的位置打孔后将一定体积的待检抗原标本加入孔中扩散的一种定量试验。待检抗原在扩散过程中于凝胶中的抗体相遇，形成以抗原为中心的沉淀环，环的直径与抗原含量成正比。用于IgG、

IgM、IgA 和补体 C3 等的含量测定。

2. 双向免疫扩散 将含有抗原与抗体的标本分别加入琼脂凝胶的小孔中,抗原抗体均自由向四周扩散的一种方法。抗原抗体相互扩散过程中彼此相遇,则在小孔间形成白色沉淀线。如果反应体系中含两种以上的抗原抗体系统,可出现两条以上的的沉淀线。本法用于抗原抗体的定性、定量以及组分分析。

(三)免疫标记技术

是用荧光素、酶、放射性核素等物质标记抗原或抗体后再进行的抗原抗体反应。

1. 免疫荧光技术 是用荧光素标记一抗或二抗,检测特异性抗原或抗体的方法。常用于细菌、病毒和螺旋体及自身的抗核抗体的检测。

2. 酶免疫技术 是用酶标记一抗或二抗,检测特异性抗原或抗体的方法。常用的酶联免疫吸附试验(ELISA),用于乙型肝炎等的诊断。

3. 免疫胶体金技术 是以硝酸纤维薄膜为载体吸附抗原,用胶体金标记抗体的免疫标记技术。如检测尿中的绒毛膜促性腺激素(hCG),作为妊娠的早期诊断。

4. 放射免疫技术 是用放射性核素标记抗原或抗体进行的免疫检测技术,常用于微量物质溶胰岛素、生长激素、甲状腺素及 IgE 等的测定。

二、免疫细胞的检测

(一)T 细胞检测

1. T 细胞总数与亚群 应用抗 CD3、CD4 和 CD8 抗体在流式细胞仪或荧光显微镜下检测 T 细胞总数及 $CD4^+$ 和 $CD8^+$ T 细胞亚群,是评估细胞免疫功能的重要指标。

2. T 细胞功能

(1)淋巴细胞母细胞转化试验:用有丝分裂原如植物血凝素等在体外刺激 T 细胞后,T 细胞转化成淋巴母细胞。淋巴母细胞体积大、胞浆丰富,核膜清晰,核仁明显,光学显微镜下可辨别。淋巴细胞母细胞转化率的高低可反映机体细胞免疫功能水平,正常人的转化率约为 70%。

(2)E 花环形成试验:人类 T 细胞表面有绵羊红细胞受体(E 受体),因此可与绵羊红细胞结合,四周粘附有绵羊红细胞的 T 细胞呈玫瑰花样细胞团,称 E- 花环。取外周血淋巴细胞与绵羊红细胞(SRBC)混合,在一定温度下和一定时间作用后,使绵羊红细胞与 T 细胞表面的 E 受体结合,形成 E- 花环,计数 E- 花环的形成率。正常人约为 60%~70%。

(3)皮肤试验:正常机体对特定的抗原产生细胞免疫应答后,再用相同的抗原做皮内试验,48~72 小时后可出现局部红肿、硬节的迟发型超敏反应。因此,机体受抗原致敏后,当再次与该种抗原接触时,细胞免疫功能正常者往往反应阳性,而细胞免疫功能低下者反应呈阴性。迟发型超敏反应的皮肤试验可用于机体细胞免疫功能状况的检测,如观察肿瘤患者的细胞免疫功能、疗效及预后;诊断免疫缺陷病等;还可用于一些病原生物感染的辅助诊断如结核菌素试验(OT 或 PPD),判断受试者对结核杆菌的免疫情况。

(二)B 细胞数量检测

应用抗 B 细胞特异性表面标志(SmIg)的抗体,用荧光免疫技术检测 B 细胞总数与亚群,用于判断原发性或继发性免疫缺陷患者的体液免疫功能。

(三)其它免疫细胞功能测定

吞噬细胞吞噬功能可通过测定吞噬率和吞噬指数来评估。

三、细胞因子的检测

细胞因子检测是判断机体免疫功能的一个重要指标，临床上多用于疾病的诊断、病程观察、疗效判断及细胞因子治疗监测等。

(一) 生物活性检测

是根据细胞因子特定的生物活性而设计的检测法。由于各种细胞因子具有不同的活性，例如 IL-2 促进淋巴细胞增殖，TNF 杀伤肿瘤细胞，CSF 刺激造血细胞集落形成，IFN 保护细胞免受病毒攻击，因此选择某一细胞因子独特的生物活性，即可对其进行检测。

(二) 免疫学检测

是利用抗原抗体反应的原理，制备出抗细胞因子的单克隆抗体或多克隆抗体，可进行细胞因子的免疫检测。这种方法的优点是特异性强、操作简便，缺点是灵敏度不够。

(三) 分子生物学检测

利用分子生物学技术，制备出细胞因子的基因探针，可通过分子杂交等技术检测细胞内细胞因子 mRNA 的存在和表达，是一种高度敏感和高度特异的检测技术。

小结

免疫学应用包括免疫学预防、免疫学治疗和免疫学诊断。

免疫学预防是指根据免疫学原理，利用各种生物制品进行人工免疫，刺激机体产生特异性免疫力以预防疾病的方法，包括人工免疫和计划免疫。人工免疫是人为地使机体获得特异性免疫的方法，包括人工主动免疫和人工被动免疫。计划免疫是根据特定传染病的疫情监测和人群免疫状况分析，按照规定的免疫程序有计划地进行的人群免疫接种。是提高人群免疫水平，达到控制以至消灭相应传染病的重要措施。

免疫治疗是应用免疫制剂人为地增强、抑制或重建机体的免疫功能，使机体对疾病产生恰当的免疫应答，从而防治疾病的方法。包括分子治疗、细胞治疗和整体治疗。

免疫学诊断是应用免疫学的理论和技术，进行各种疾病诊断或免疫状态测定的方法。包括①抗原抗体的检测，又称之为血清学反应。②免疫细胞的检测，如 T、B 细胞数量和功能的检测。③细胞因子检测，临床上多用于疾病的诊断、病程观察、疗效判断及细胞因子治疗监测等。

目标测试

A1 型题

227. 长期使用免疫抑制剂，常出现的不良后果
    A. 感染和肿瘤发病率高
    B. 感染和超敏反应疾病发病率高
    C. 超敏反应和免疫缺陷发病率高
    D. 感染和自身免疫病发病率高
    E. 感染和超敏反应疾病发病率低
228. 用于检测细胞免疫功能的皮肤试验
    A. 破伤风抗毒素皮试
    B. 青霉素皮试
    C. 结核菌素试验
    D. 白喉抗毒素皮试
    E. 肥达试验
229. 出生时接种的疫苗是

A. 脊髓灰质炎疫苗　　B. 乙型肝炎疫苗　　C. 卡介苗
D. 乙型肝炎疫苗和卡介苗　　E. 百白破三联疫苗

230. 下列哪种**不属于**活疫苗
A. 卡介苗　　B. 乙型脑炎疫苗　　C. 脊髓灰质炎疫苗
D. 腮腺炎疫苗　　E. 麻疹疫苗

231. 类毒素用于以下哪两种疾病的预防
A. 白喉和脊髓灰质炎　　B. 百日咳和乙肝　　C. 结核病和麻疹
D. 破伤风和白喉　　E. 伤寒和狂犬病

232. 抗毒素通常用于治疗
A. 产生相应外毒素的病毒感染　　B. 产生相应外毒素的细菌感染
C. 自身免疫疾病　　D. 过敏反应疾病
E. 移植排斥反应

233. 免疫抑制疗法**不宜**用于
A. 超敏反应性疾病　　B. 类风湿性关节炎　　C. 免疫缺陷病
D. 红斑狼疮患者　　E. 移植排斥反应

234. 属于自然主动免疫的是
A. 注射抗毒素获得的免疫　　B. 患传染病后获得的免疫
C. 新生儿从母乳中获得的免疫　　D. 接种类毒素获得的免疫
E. 注射细胞因子获得的免疫

235. 胎儿经胎盘从母体获得抗体的免疫属于
A. 人工主动免疫　　B. 人工被动免疫　　C. 自然主动免疫
D. 自然被动免疫　　E. 过继免疫

236. 接种疫苗获得的免疫称为
A. 过继免疫　　B. 人工主动免疫　　C. 自然主动免疫
D. 人工被动免疫　　E. 自然被动免疫

（邹秀月）

实验指导

一、实验目的及实验室规则

【目的】

实验在病原生物学及免疫学基础教学中起到极其重要的作用，其目的在于通过一系列实验项目，使学生能比较熟练地掌握微生物学实验的操作方法和技能；通过实验使学生对实验原理、方法、结果有了更好的理解，更好掌握无菌操作技术和建立无菌观念，通过观察和分析讨论实验结果，使学生分析问题和解决问题的能力得到提高。

【规则】

病原生物学及免疫学基础实验室，其实验的对象大部分是病人标本，具有传染性，需要特别注意自身和环境的防护，稍有操作不慎可能造成自身感染或污染环境，甚至导致感染的暴发等生物安全重大事故，因此，同学们进入实验室必须严格遵守以下规则：

1. 进入实验室必须穿实验服，应在指定区域穿好，带入的参考书籍和文具必须放在非操作区，其它个人物品不准带入。应穿防滑、防渗不露脚趾的鞋，禁止在宿舍、教室、图书馆、餐厅等实验室以外的地方穿曾穿过的微生物室实验服。实验服应定期频繁清洗消毒，被污染的实验服应立即更换，并消毒灭菌后再洗涤，实验服与生活服应分开存放。

2. 实验室内应保持肃静，与实验无关的物品如手机、随身听等禁止带入实验室，实验时禁止喧哗、打闹、嬉戏。

3. 实验室内禁止饮食、吸烟、处理隐形眼镜，不要用手抚摸头面部、手机等。如有紧急电话先洗手再接打。头发长的应扎起来避免被污染以及头发遇到酒精灯燃烧发生意外，双手最好不要佩戴首饰。

4. 实验中一旦发生意外，如割破手指、菌液进入口腔、眼睛等粘膜部位或者实验带菌材料污染桌面、地面、衣物、手机时，应立即报告老师并及时进行预防处理。严禁酒精灯互相点燃，添加酒精必须使用漏斗以防止酒精渗漏在桌面上，以防发生火灾事故。

5. 在微生物实验室操作区，时时刻刻脑中要有无菌观念，注意无菌操作；在制作细菌涂片、接种环挑取菌落、吸含菌液体、离心、打开各种培养基等操作时都有可能会产生气溶胶，实验者有吸入病原微生物的危险，所以离心时应把离心机盖好密封。禁止开电风扇，严禁用嘴吸取任何液体。使用注射器结束后禁止套针套，防止针头刺破手指，应把带套子的注射器针头直接放进锐器盒。

6. 凡实验用过的污染物品及器械，如用过的滴管、吸管、试管、玻片、培养皿等（用过的一次性物品放进黄色垃圾袋中）应放入指定容器（含有消毒液）内浸泡，禁止放在桌面上、水池中或者直接清洗，不得将含菌液体倾入水池。

7. 实验室器材、设施等公物（如显微镜、酒精灯）不可随意移动。合理使用器材和试剂，如有损坏，应主动向实验指导老师报告，不得隐瞒。

8. 实验完毕，应养成把用过的物品（如接种针、显微镜、染色液、打火机、培养皿等）放回指定地点的习惯，及时按要求清理台面、打扫卫生，最后关好水、电、灯、窗户。

9. 离开实验室前，应先脱下实验服反折放入专用容器内再用洗手液洗手（必须认真按照卫生部标准洗手方法洗），必要时用消毒液浸泡 5~10 分钟，然后自然水冲洗干净才能离开实验室。

10. 未经实验室指导老师许可，不得将实验室内任何物品（如菌种、培养皿等）带出实验室外。

（钟禹霖）

二、实验室意外事故应急处理措施

1. 皮肤或者粘膜破损：如为皮肤破损，受伤的操作者应立即停止实验，用清水和洗手液清洗伤口或玷污的皮肤，尽量挤出伤口处的血液，清理异物，再用适当的皮肤消毒剂（如 0.5% 碘伏、75% 的酒精等）浸泡或涂抹消毒，必要时进行医学处理。如为粘膜破损，受伤者应用无菌生理盐水（或清水）反复冲洗，再用适当的粘膜消毒剂（如 0.5% 碘伏）涂抹消毒，必要时进行医学处理，实验指导教师对事故进行记录，并报告。

2. 化学药品腐蚀伤：立即停止实验，若为强酸，先用大量自来水冲洗，再用弱碱（5% 碳酸氢钠或 5% 氢氧化铵溶液）中和；最后用消毒水（清水）冲洗干净；若为强碱，先用自来水冲洗，再用弱酸（0.5%~5% 醋酸、5% 氯化胺或 10% 枸橼酸溶液）中和，最后用消毒水（清水）冲洗干净。

3. 感染性物质污染眼睛：立即停止实验到缓冲区用洗眼器冲洗再用无菌生理盐水连续冲洗至少 10 分钟，勿揉擦以避免损伤眼睛，然后请教指导老师再进行相应的医学处理。

4. 衣物污染：①尽快脱掉最外层的实验服以防止污染物质进一步扩散。②将已污染的实验服放入黄色垃圾袋内，待处理。③洗手并更换实验服。④对发生污染的地方及脱放置实验服的地方进行消毒。⑤如果内衣被污染，应立即脱掉已污染的衣物，洗澡消毒并更换干净的衣物或一次性衣物。

5. 吸入病原菌液：立即将口腔中的菌液吐入容器内，并用大量清水漱口；然后根据吸入病原菌的不同，服用抗菌药物予以预防（在校医指导下进行）。

6. 潜在危害性气溶胶的释放（在生物安全柜以外）：所有人员必须立即撤离该实验室，并且立即报告实验室指导员，关门并张贴“禁止进入”，然后由指导老师指导清除污染（暴露人员应进行医学观察，必要时及时就医）。

7. 菌液流洒桌面：倾倒适量消毒液于被流洒桌面，让其浸泡半小时后带上手套后抹去，如果不小心手上也沾有活菌，则应用手消毒液认真洗手，再用自来水冲洗干净。

8. 容器破碎及菌液的溢出：带上手套把破碎的容器和被溅的地方用经消毒剂浸泡的吸水物质（布、纸等）覆盖，覆盖 10~15 分钟后用镊子小心把吸水性物质和破碎的容器放进盛方污染性废弃物的容器内，用高压灭菌或有效的消毒剂浸泡，然后再用消毒剂冲洗清理被污染的地方。

9. 实验教材、实验报告本、实验记录讨论本等被污染：应将这些信息复制，并将原件置于黄色垃圾袋内，最后高压灭菌处理。

10. 严防火灾:如发生火灾应沉着处理,切勿慌张,立即关闭电源,如系酒精、二甲苯、乙醚等起火,切忌用水,应迅速用沾水的布类和沙土覆盖扑火。

11. 感染的实验动物逃跑:应立即抓回,并对污染区进行处理。

(钟禹霖)

实验一　细菌的形态结构观察

【实验目的】

1. 能掌握普通光学显微镜油镜的使用与保养方法。
2. 会辨认细菌的基本形态和特殊结构。
3. 会制作细菌标本涂片、进行革兰染色法操作及结果观察。

【实验准备】

1. 物品　金黄色葡萄球菌和大肠埃希菌菌种;细菌形态结构示教片;载玻片、香柏油、二甲苯、革兰染液(包括结晶紫染液、碘液、95% 酒精、稀释石炭酸复红染液)、擦镜纸、蜡笔、吸水纸、生理盐水等。

2. 器械　普通光学显微镜、接种环、酒精灯、打火机等。

3. 环境　病原生物实验室。

【实验学时】 2 学时

【实验方法与结果】

一、实验方法

(一) 普通光学显微镜油镜的使用与保养方法

1. 油镜的原理　普通光学显微镜是利用光学原理,把人眼所不能分辨的微小物体放大成像,显微镜的放大倍数是目镜和物镜放大倍数的乘积,物镜的放大倍数越高,分辨率越高,成像越清晰。由于油镜的透镜很小,光线通过玻片与油镜头之间的空气时,因介质密度不同,发生折射或全反射,使射入透镜的光线减少,物像显现不清,若在油镜与载玻片之间加入和玻璃折射率(n=1.52)相近的香柏油(n=1.515),则使进入透镜的光线增多,视野亮度增强,使物像明亮清晰(实验图 -1)。

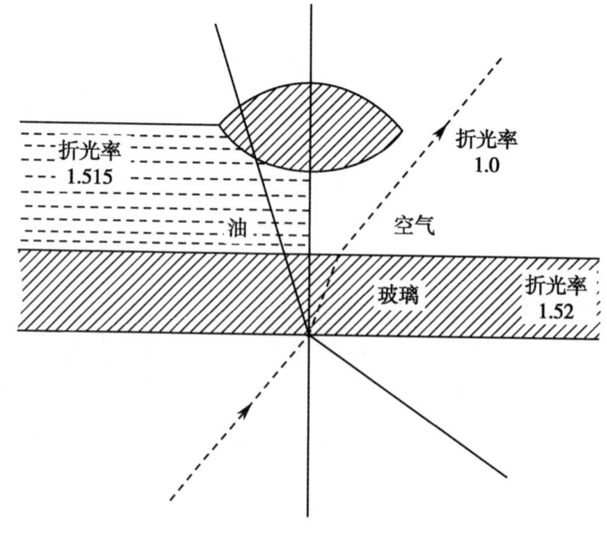

实验图 -1　油镜原理示意图

2. 油镜的使用与保护

(1) 用双手取出显微镜平放于实验台面上,转动反光镜(如以自然光线为光源时,用平面作为反光镜,以灯光为光源时,用凹面作为反光镜),使光线聚集于聚光器。

(2) 将已经制备好的细菌涂片(或细菌示教片)放在载物台上,用移动器或固定夹固定好,升降聚光器,缩放光圈,以获得最佳光度。

(3) 先用低倍镜对光，然后提高镜筒，在涂片欲检部位滴一滴香柏油，然后转换油镜头，从侧面观察，缓慢转动粗调节器，使油镜头浸没在油滴内，当油镜头快接触玻片时停止转动，观察接目镜．缓慢调节粗调节器，使镜筒上升（只能上升，不能下降，以防压碎玻片和损坏油镜头），待看到模糊物像时，再调节细螺旋调节器，直至清晰看到微生物形态。

(4) 观察细菌染色和形态，观察时两眼应同时睁开，以减少眼睛疲劳，如果是单目显微镜应用左眼看镜，右眼配合记录。

(5) 使用完毕后，用擦镜纸（禁止用手、布或其他纸类）蘸少许二甲苯擦拭油镜头的香柏油，再用擦镜纸将残存的二甲苯擦拭干净。

(6) 将物镜转成"品"字形，竖起反光镜，下降聚光器和镜筒，用罩子把显微镜罩好以避免灰尘进入，放入镜箱内。

3. 注意事项

(1) 显微镜镜箱应放在通风干燥，防晒防霉处，取显微镜时用双手，一手持镜臂、一手托镜座，平端在胸前，轻拿轻放。

(2) 显微镜是精密的光学仪器，使用时要小心爱护显微镜，各部分结构不得随意拆卸，调节粗螺旋时，动作要轻，同时侧视镜头和涂片的距离，以避免镜头与涂片相碰。

(3) 涂片干后才能加香柏油，添加要适量，不要形成气泡，载物台要放平，以防滴加的香柏油流出玻片。

(4) 当用油镜检查涂片时，光线应强，可将聚光器上升大最高位置，把光圈完全打开；当用低倍镜或高倍镜检查未染色涂片时，应适当缩小光圈，下降聚光器，使光度减弱。

(5) 油镜使用后应立即用擦镜纸擦去镜油，注意手法要轻柔，并向同一方向拖拭，不得旋转擦拭，以免损伤油镜；若油镜头上的油迹未擦干净，应先将二甲苯滴在擦镜纸上擦拭镜头，再用干净擦镜纸擦去。二甲苯应尽量少用，以免渗入油镜内溶解用以粘固透镜的胶质，造成透镜移位或脱落，另外二甲苯有致癌作用，勿接触到皮肤。

（二）细菌的基本形态和特殊结构的辨认

1. 基本形态观察

(1) 观察球菌（如肺炎链球菌、金黄色葡萄球菌）的染色性、形态、大小、排列方式。

(2) 观察杆菌（如大肠埃希菌、炭疽芽胞杆菌）的染色性、形态、大小、排列方式。

(3) 观察弧菌（如霍乱弧菌或副溶血弧菌）的染色性、形态、大小、排列方式。

2. 特殊结构观察

(1) 荚膜　经革兰染色后，肺炎链球菌呈矛头状成双排列的球菌，菌体四周有不着色的透明圈。用荚膜染色后，菌体呈紫色，菌体四周有一淡紫色的荚膜圈。

(2) 鞭毛　伤寒沙门菌的鞭毛，经鞭毛染色后，菌体和周身鞭毛均呈红色。

(3) 芽胞　注意破伤风梭菌芽胞的大小、形状及其位置。破伤风梭菌经革兰染色后，菌体呈紫色杆状，菌体顶端有一圆形不着色的芽胞。

（三）细菌涂片标本制作、革兰染色操作及结果观察。

1. 细菌涂片制备

(1) 涂片　取一张洁净载玻片，用蜡笔在洁净载玻片中间划一竖线使其一分为二并标记，两边各滴1滴生理盐水，以无菌操作方法，用接种环分别挑取少量葡萄球菌和大肠埃希菌于玻片两端的生理盐水中，取菌量不可太多，并研磨成均匀混浊的菌液（如系液体标本，则不需加生理盐水，可直接涂于载玻片上），涂成1cm×1cm大小的均匀薄膜，接种环灭菌后放回原处。

(2) 干燥　涂片最好在室温下自然干燥，如欲加速干燥，也可将涂膜背面置火焰上方不烤手的高处略加烘烤，但切勿紧靠火焰，以免将涂膜烤焦，细菌变形，染色后难以观察。

(3) 固定　涂片干燥后，手持玻片的一端，将载玻片的背面快速来回通过酒精灯火焰三次，共约 2~3 秒，注意温度不可太高，以玻片加温面触及皮肤感觉微烫而尚能忍受为度。固定的目的是杀死细菌，并使菌体与玻片粘附牢固，以免玻片上的细菌在染色过程中被水冲洗掉，且固定后细菌蛋白质变形易被着色。固定完毕，放置待冷后再进行染色。

2. 革兰染色法

(1) 初染　在干燥、烘干冷却后的细菌涂片上滴加结晶紫染液 2~3 滴，以全面覆盖涂膜为度，染色 1 分钟后用细流自来水冲洗，将玻片上积水轻轻甩干或用吸水纸吸干。

(2) 媒染　滴加卢戈(Lugol)碘液数滴，染色 1 分钟后用细流自来水冲洗，将玻片上积水轻轻甩干或用吸水纸吸干。

(3) 脱色　滴加 95% 酒精数滴，轻轻前后摇动玻片数秒钟，使均匀脱色，然后倾斜玻片，使脱掉的染料随即流去，再滴加乙醇，如此反复 2~3 次，直到流下的乙醇无色或稍呈淡紫色为止，大约 0.5~1 分钟(灵活掌握时间)，用细流自来水冲洗，将玻片上积水轻轻甩干或用吸水纸吸干。

(4) 复染　滴加稀释石炭酸复红液数滴，复染 1 分钟，用细流自来水冲洗，将玻片上积水轻轻甩干或用吸水纸吸干。

待标本片自然干燥或用吸水纸吸干后，在涂菌处滴加一滴香柏油，然后用显微镜油镜观察结果，注意选取典型视野画图并描述(染色性、形态、排列、特殊结构)。

3. 注意事项

(1) 涂片不可涂的太薄或太厚，否则会使菌体分散不均匀，会影响 95% 酒精脱色，造成染色结果不准确。固定时应避免细菌涂片过分受热，否则会使菌体变性影响染色效果。脱色时应把握好时间，一般以流下的脱色剂不带颜色为准，若脱色时间过长易造成假阴性。

(2) 细菌培养时间不同，染色结果也有不同，如葡萄球菌，培养 48 小时以上的老龄菌，易染成红色，而幼龄菌则易染成紫色。细菌染色一般用 18~24 小时的细菌培养物。

(3) 所用染色液应阴凉干燥处保存，应防止水分蒸发而影响浓度，尤其是碘液久存或受光作用后可形成碘酸(变成无色)，易失去媒染作用。脱色用的酒精以 95% 浓度为好，若瓶口密封不好或涂片上积水过多，均可降低酒精浓度而增强脱色能力。

二、实验结果

葡萄球菌被染成紫色，系革兰阳性球菌(G^+)，呈葡萄状排列；大肠埃希菌被染成红色，系革兰阴性杆菌(G^-)，呈单个散在排列。

(钟禹霖)

实验二　细菌培养与代谢产物观察

【实验目的】

1. 了解培养基的制备程序及常用培养基的种类。
2. 学会细菌的接种方法。
3. 观察细菌在不同培养基中的生长现象及代谢产物。

【实验准备】

1. 物品：接种环、接种针、试管架、酒精灯、打火机、记号笔、固体培养基、半固体培养基、液体培养基、大肠埃希菌培养物等。

2. 器械：恒温培养箱、高压蒸汽灭菌器、超净工作台或生物安全柜。

3. 环境：病原生物实验室。

【实验学时】 2学时

【实验方法与结果】

（一）培养基的制备原则和培养基种类介绍（示教）

1. 制备原则：①适当的营养成分；②合适的酸碱度；③配制后经灭菌方可应用。

2. 制备程序：配料→熔化→测定及矫正 pH →过滤→分装→灭菌→备用

3. 常用培养基的种类：

按物理性状可分：①液体培养基；②固体培养基；③半固体培养基。

按用途不同可分：①基础培养基：含有细菌需要的基本营养成分；如肉汤培养基、普通琼脂平板或斜面培养基。②营养培养基：在普通培养基中加入血液、血清等营养物质即成营养培养基，对营养要求较高的细菌可在此培养基上生长。如血琼脂培养基、血清肉汤培养基。③选择培养基：在培养基中加入抑制非目的菌生长的化学物质或药物，有利于目的菌的分离和检出。如SS琼脂平板；④鉴别培养基：供细菌进行生化反应试验用，可根据试验结果鉴别细菌。如糖发酵培养基；⑤厌氧培养基：培养厌氧菌用，如庖肉培养基。

（二）细菌接种法（操作）

1. 平板培养基接种法　平板培养基主要用于细菌的分离培养。最常用的平板培养基接种法是分区划线法（实验图-2）。具体操作：①右手以持笔式握接种环，在酒精灯火焰上烧灼灭菌；②接种环冷却后，以无菌操作方法蘸取葡萄球菌、大肠埃希菌混合液1环；③左手持平板培养基，五指固定后，左手拇指、食指开启平皿，开盖小度不能超过45°，右手将蘸取菌液的接种环在平板表面的边缘部分涂抹。烧灼接种环，冷却，自涂抹部分开始，连续在平板表面来回划线，第一区划线约占平板表面积的1/4；④再次烧灼接种环，冷却后将平板旋转60°进行第二区划线，第二区划线与第一区划线相交2~3条即可；同样方法，依次完成第三区、第四区、第五区的划线；⑤接种完毕后，合上平皿，烧灼接种环灭菌，在培养基底部做好标记（姓名、日期、标本名称等），放入37℃培养箱中培养18~24小时。

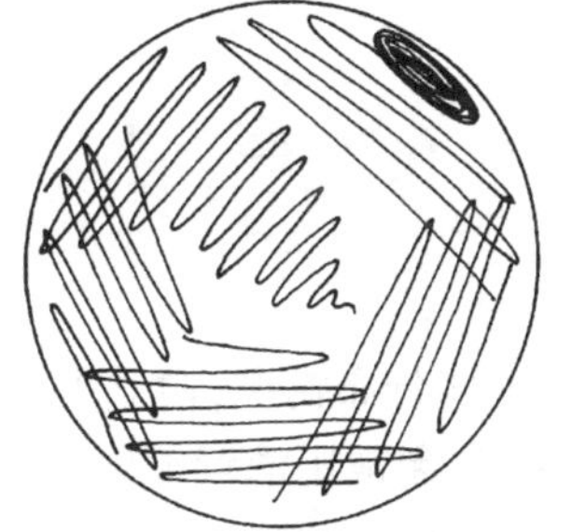

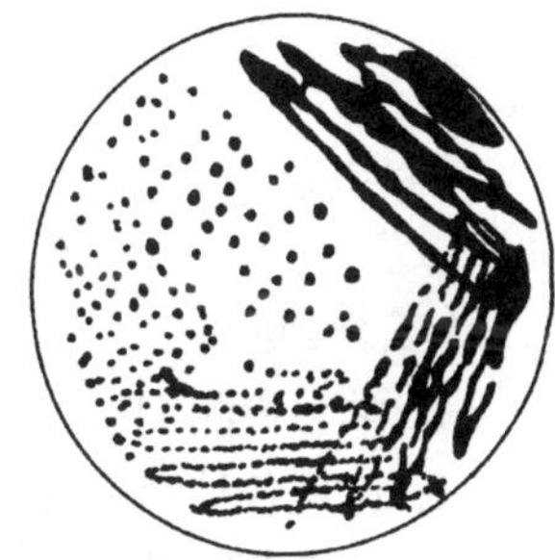

实验图-2　平板分区划线接种法

2. 斜面培养基接种法　斜面培养基主要用于细菌纯种移种、保存菌种及细菌的生化反应试验等。具体操作：①左手拇指、食指、中指及无名指握住待接种的斜面培养基管；②右手持接种环或接种针，烧灼灭菌，待冷；③右手持接种环的同时用小指和手掌拔取管塞，将管口通过火焰灭菌；④用接种环或接种针挑取细菌标本（大肠埃希菌），迅速伸入培养管内，在斜面上先由底部向上划一条直线，再由斜面底部向上轻轻蛇形划线；⑤取出接种环，在火焰上灭菌管口，塞上管塞，灭菌接种环，将培养基做好标记，置37℃培养箱中培养18~24小时。

3. 液体培养基接种法　液体培养基主要用于增菌培养及检查细菌的生化反应。具体操作:①如同斜面培养基接种,左手握住肉汤管,右手持经火焰灭菌冷却后的接种环,用小指和手掌拔取管塞,将管口通过火焰灭菌;②用接种环沾取细菌标本(大肠埃希菌),伸入肉汤管内,在接近液面的管壁上轻轻研磨,使细菌混入肉汤中;③取出接种环,在火焰上灭菌管口,塞上管塞,灭菌接种环后,将肉汤管做好标记,置37℃培养箱中培养18~24小时。

4. 半固体培养基穿刺接种法　半固体培养基主要用于检查细菌的动力和保存菌种等。具体操作:①如同斜面培养基接种,左手握住半固体培养基,右手持经火焰灭菌冷却后的接种针,用小指和手掌拔取管塞,将管口通过火焰灭菌;②用接种针挑取细菌标本(大肠埃希菌),从培养基中心垂直穿入近管底处,再沿穿刺线退出;③管口通过火焰,塞上管塞,灭菌接种针后,将培养管做好标记,置37℃培养箱中培养18~24小时。

(三) 细菌的生长现象及代谢产物的观察(示教)

1. 细菌在培养基中的生长现象

①液体培养基:均匀混浊生长(葡萄球菌)、菌膜形成(枯草芽胞杆菌)、沉淀生长(链球菌);②固体培养基:基形成菌落和菌苔。观察菌落的大小、形态、透明度、颜色、湿润度、表面和边缘情况及菌落周围有无溶血环等。③液体培养基:可用于观察细菌有无动力。痢疾志贺菌沿穿刺线生长,穿刺线清晰,周围培养基仍为透明,动力阴性;大肠埃希菌沿穿刺线向周围生长,穿刺线模糊,整个培养基变成混浊,动力阳性。

2. 细菌代谢产物观察

将大肠埃希菌和伤寒沙门菌分别接种于葡萄糖、乳糖发酵培养基中,置37℃培养箱中培养18~24小时观察结果。大肠埃希菌能分解葡萄糖、乳糖,产酸产气;伤寒沙门菌分解葡萄糖产酸不产气,不分解乳糖。

(吴剑威)

实验三　细菌的分布检查、消毒与灭菌、药物的敏感试验

【实验目的】

1. 学会检测细菌在正常人体分布情况,树立无菌观念。
2. 认识各种消毒灭菌器,学会常用消毒灭菌方法。
3. 熟悉药物敏感试验过程,了解实际意义。

【实验准备】

1. 物品:普通琼脂平板,血琼脂平板,抗生素药敏纸片等;菌种:大肠埃希菌、葡萄球菌。
2. 器材:高压蒸汽灭菌器、干烤箱、滤菌器、紫外线灯、灭菌黑纸片、无菌镊子、无菌棉签、酒精灯、接种环等。
3. 环境:病原生物实验室。

【实验学时】 2学时

【实验方法与结果】

一、实验方法

(一) 细菌的分布检查

1. 空气中细菌的检查

室内任选一处,将普通琼脂平板盖揭开,暴露在空气中10分钟后,盖上平皿盖,注明标

志，置37℃温箱培养18~24小时后观察菌落的数目及形态特点。

2. 咽喉部细菌的检查

取血琼脂平板备用。用无菌棉拭子深入咽喉做扁桃体部涂抹，将取好材料的棉拭子以无菌操作涂抹于血琼脂平板上并盖好，注明标志。置37℃温箱培养18~24小时。

3. 手指皮肤或物体表面细菌的检查

用无菌棉拭子蘸生理盐水，在手指皮肤上涂擦（或在被检物体表面涂擦）后以无菌操作涂抹于琼脂平板上，注明标志。置37℃温箱培养18~24小时。

（二）常用消毒灭菌方法

1. 常用的消毒灭菌器

(1) 高压蒸汽灭菌器：是目前医院使用最普遍、效果最可靠的灭菌器。常用于一般培养基、生理盐水、手术器械、敷料等耐高温、耐湿物品的灭菌。

(2) 干烤箱：是干热灭菌器，加热160~170℃ 2小时，可杀死一切微生物，包括细菌的芽胞。主要用于高温下不变质、不损坏、不蒸发的物品，如玻璃器皿、瓷器、玻璃注射器等的灭菌。

(3) 紫外线灯：是一种低能量的电磁辐射，杀菌作用最强的波长为265~266nm，可导致细菌变异或死亡。紫外线的穿透能力弱，多用于空气消毒。

(4) 滤过除菌器：常用的有蔡氏滤器和玻璃滤器，是物理阻留将液体或空气中细菌除去。主要用于不耐热的血清、毒素、抗生素、药液、空气等除菌。

2. 常见消毒灭菌方法

(1) 高压蒸汽灭菌法（高压蒸汽灭菌器的使用方法）

使用高压蒸汽灭菌时，先将外筒加入一定量的水，把需灭菌的物品整齐有序的放入内筒，盖好并拧紧螺丝，打开排气阀开始加热，水沸后排气阀排除筒内冷空气，待气体排尽关上排气阀，此时筒内压力逐渐上升。达到103.4kPa（1.05kg/cm^2）时，温度为121.3℃，调节热源，维持15~20分钟，可达灭菌目的。关掉热源，打开排气阀，待压力下降到零时，可开盖取物（实验图-3）。

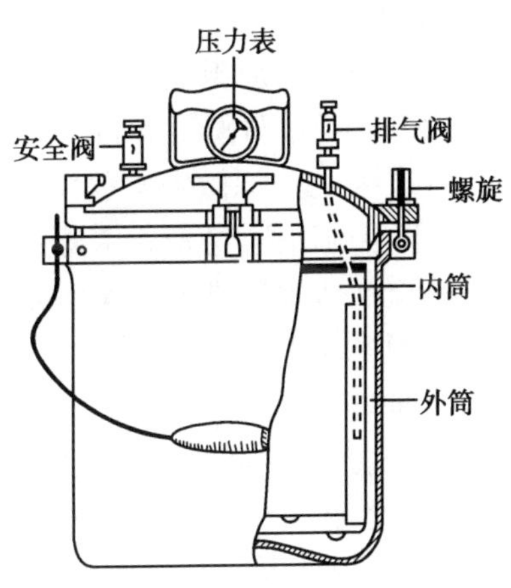

实验图-3 手提式高压蒸汽灭菌器示意图

(2) 紫外线杀菌试验操作方法

① 取普通琼脂平板，密集划线接种大肠埃希菌；

② 用无菌镊子将灭菌黑纸片贴于平板表面中央；

③ 打开皿盖的2/3，置于紫外线灯下距离20~30cm处照射30分钟，除去纸片，盖好平皿盖；

④ 置37℃温箱培养18~24小时观察细菌生长情况。

(3) 药物敏感试验操作方法

① 取普通琼脂平板，用笔在平板底部标记药敏纸片的位置；

② 用无菌棉拭子蘸取大肠埃希菌（或葡萄球菌）液，在培养基表面均匀涂布3次，每次将平板旋转60°角度，最后沿平板周边涂抹一周；

③ 稍干后，用无菌镊子取药敏纸片，按标记贴在培养基表面。每个平板贴4~5个为宜，纸片之间距离相等，各纸片中心距离应大于24mm，纸片中心距平板边缘应大于15mm；

④ 将平板置37℃温箱培养18~24小时观察结果。

二、实验结果

1. 细菌分布检查结果：在空气、人体体表及与外界相通的腔道中存在不同种类和一定数量的细菌。在普通平板和血平板均可见种类与数量不同的细菌菌落。

2. 紫外线杀菌试验结果　纸片及平皿盖遮盖处有细菌生长，未遮盖处无细菌生长。

3. 药物敏感试验结果　对抗生素敏感的细菌在药敏纸片的周围形成抑菌环。测量抑菌环的直径，一般以敏感、中度敏感、耐药来判定结果（实验图 -4）。

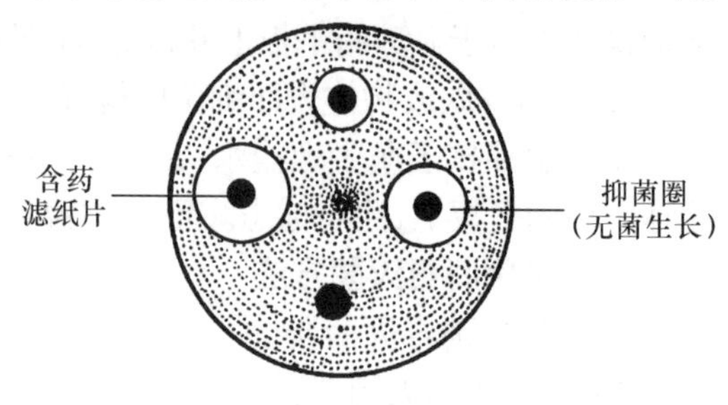

实验图 -4　药物敏感试验

（胡国平）

实验四　常见病原微生物的观察

【实验目的】

1. 能熟悉常见微生物培养菌落的形态学特征。
2. 会观察常见微生物镜下形态结构特征。

【实验准备】

1. 物品

(1) 常见病原微生物培养物：细菌光滑型菌落、粗糙型菌落和粘液型菌落培养物；真菌酵母型菌落、类酵母型菌落和丝状型菌落培养物；细菌 L 型和肺炎支原体培养物。

(2) 常见病原微生物示教片：①化脓性细菌：葡萄球菌、链球菌、肺炎链球菌、奈瑟菌属、铜绿假单胞菌等；②消化道感染细菌：大肠埃希菌、沙门菌、志贺菌、变形杆菌、水弧菌、弯曲菌等；③呼吸道感染细菌：白喉棒状杆菌、流感嗜血杆菌等；④动物源性细菌：布鲁菌属、鼠疫耶尔森菌、炭疽芽胞杆菌；⑤厌氧性细菌：破伤风梭菌、产气荚膜梭菌、肉毒梭菌；⑥其他微生物：支原体、衣原体、立克次体、螺旋体、放线菌等；⑦病毒包涵体：狂犬病毒的内基小体。

(3) 擦镜纸、香柏油、二甲苯。

2. 器材　普通光学显微镜。

3. 实验环境　病原生物实验室。

【实验学时】 2 学时

【实验方法与结果】

一、常见微生物培养物的形态特征观察

(一) 细菌菌落的观察

1. 光滑型菌落

(1) 化脓性细菌：葡萄球菌、链球菌、肺炎链球菌、奈瑟菌属、铜绿假单胞菌等。

(2) 消化道感染细菌：大肠埃希菌、沙门菌、志贺菌、变形杆菌、水弧菌、弯曲菌等。

(3) 呼吸道感染细菌：白喉棒状杆菌、流感嗜血杆菌等。

(4) 厌氧性细菌：破伤风梭菌、产气荚膜梭菌、肉毒梭菌。

(5) 其他微生物:支原体、衣原体、立克次体、螺旋体、放线菌等。

2. 粗糙型菌落:结核分枝杆菌、枯草芽孢杆菌。

3. 粘液型菌落:肺炎克雷伯菌。

(二) 真菌菌落的观察

1. 酵母型菌落:新型隐球菌。

2. 类酵母型菌落:白假丝酵母菌。

3. 丝状型菌落:青霉菌、皮肤癣真菌。

(三) 其他微生物的培养物观察

肺炎支原体:菌落特征。

细菌L型:菌落特征。

二、常见病原微生物的形态学观察

1. 球菌:葡萄球菌、链球菌、肺炎链球菌、奈瑟菌属、铜绿假单胞菌等。

2. 杆菌:大肠埃希菌、变形杆菌、白喉棒状杆菌、鼠疫耶尔森菌、炭疽芽胞杆菌等、破伤风梭菌、产气荚膜梭菌、肉毒梭菌。

3. 螺形菌:水弧菌、幽门螺杆菌等。

4. 其他原核细胞微生物:支原体、衣原体、立克次体、螺旋体、放线菌等。

5. 病毒包涵体:狂犬病毒的内基小体。

【实验结果】

一、常见微生物培养物的形态特征

(一) 细菌菌落

1. 光滑型菌落:一般呈圆形或椭圆形,中等大小,边缘整齐,弧形凸起,表面光滑、湿润,颜色、透明度、气味和溶血情况因菌而异。

2. 粗糙型菌落:一般呈圆形或不规则形,中等或较大,边缘不整齐,颗粒状凸起,表面粗糙、干燥,颜色和溶血情况因菌而异。

3. 粘液型菌落:一般呈圆形或椭圆形,较大,边缘整齐,弧形凸起易融合成片,表面粘稠、湿润,易拉成丝。

(二) 真菌菌落

1. 酵母型菌落:形态与一般细菌菌落相似,但较大些,表面光滑,湿润,粘稠,边缘整齐。

2. 类酵母型菌落:形态类似酵母型菌落,因形成的假菌丝伸人培养基,故表面湿润但欠光滑,有凹凸状隆起,边缘较整齐。

3. 丝状型菌落:是多细胞真菌的菌落。表面干燥、呈棉絮状、绒毛状、粉末状或蜡状,边缘欠整齐,并产生不同的色素。

(三) 其他微生物菌落

1. 肺炎支原体:菌落细小(0.1~0.3mm),在低倍镜下为圆形、表面光滑、透明、边缘整齐的油煎蛋状菌落,菌落中央的核心部分较厚、向下长入培养基,周边由透明颗粒组成的薄薄的一层贴在琼脂表面。

2. 细菌L型:菌落类似肺炎支原体,但较大(0.5~1mm),嵌入培养基中,在低倍镜下呈圆形、半透明、边缘较整齐的“油煎蛋”状、颗粒型或丝状菌落。

二、常见病原微生物的形态学观察

1. 球菌:菌体多呈园球形,直径0.8~1.2μm。菌体大小、形态和排列方式会因菌而异。

2. 杆菌:多数呈直杆状,散在排列。菌体大小、粗细和排列方式会因菌而异。芽孢杆菌形成芽孢后可呈现特殊的形态特征。

3. 螺形菌:弧菌菌体仅一个弯曲呈逗号状;螺杆菌菌体细长弯曲呈弧形或螺旋形。

4. 其他原核细胞微生物:

(1) 支原体呈高度多形性,常见形态为球形、杆形及长丝形,有时可见有分枝与星状体。

(2) 衣原体不同时期有不同的形态特征:①原体,直径0.25~0.35μm,卵圆形,中央有一致密的拟核,是发育成熟的衣原体,Giemsa染色呈紫色,Macchiavello染色呈红色;②始体:直径0.5~1μm,圆形或不规则形,中央呈纤细的网状结构,无致密拟核,Giemsa和Macchiavello染色均呈蓝色。

(3) 立克次体呈多形性,有球形、球杆状、长杆状或长丝状,在感染细胞内大多聚集成团分布在胞浆内,经用吉姆萨法染色后立克次体呈红色,背景为绿色。

(4) 螺旋体的形态特征因属而异:①钩端螺旋体属:螺旋细密而规则,一端或两端弯曲呈钩状;②疏螺旋体属:有3~10个稀疏不规则的螺旋,呈波纹状;③密螺旋体属:有8~14个细密而规则的螺旋,菌体硬直,两端尖。

(5) 放线菌常形成分枝状无隔营养菌丝,有时断裂成短杆状或球状,直径0.5~0.6μm,革兰染色阳性,在脓汁标本中可见到分枝缠绕的小菌落,即硫磺样颗粒。

5. 病毒包涵体:狂犬病毒在易感动物或人的中枢神经细胞(主要是大脑海马回的椎体细胞中)增殖,形成包质内嗜酸性包涵体,又称内基小体。

(钟禹霖)

实验五　常见人体寄生虫形态与检查

【实验目的】

1. 掌握人体寄生虫的常见病原学检查方法。

2. 熟悉常见人体寄生虫的各期形态结构特征。

3. 了解吸虫的中间宿主。

【实验准备】

1. 物品:成虫浸制标本及玻片标本、幼虫浸制标本及玻片标本、虫卵玻片标本、原虫玻片标本、淡水螺及水生植物浸制标本、二甲苯、香柏油、生理盐水、饱和盐水、漂浮杯或青霉素小瓶、碘液、滴管、竹签、棉拭子、载玻片、盖玻片、擦镜纸、宽2cm的透明胶纸、消毒液、编号笔。

2. 器械:显微镜、放大镜、剪刀等。

3. 环境:病原生物实验室。

【实验学时】 2学时

【实验方法】

(一)线虫形态观察

1. 成虫　肉眼或放大镜或低倍镜观察,蛔虫、钩虫、蛲虫的成虫浸制标本或玻片标本。注意虫体的形态、大小、主要结构特征及雌、雄虫的区别。

2. 幼虫 低倍镜或高倍镜观察,丝虫微丝蚴、旋毛虫幼虫的玻片标本。注意两种微丝蚴体态、头间隙、体核、有无尾核等特征及两者的区别;旋毛虫幼虫在囊内的形状、数目等特征。

3. 虫卵 低倍镜或高倍镜观察,蛔虫卵、钩虫卵、蛲虫卵的玻片标本。注意线虫卵的形态、大小、颜色、卵壳的厚薄、卵内容物等特征以及虫卵的区别。

(二) 吸虫形态观察

1. 成虫 肉眼或放大镜或低倍镜观察肝吸虫、姜片虫、肺吸虫、血吸虫的成虫浸制标本或玻片标本。注意虫体的形态、大小、口吸盘与腹吸盘的大小及位置、生殖器官排列方式等特征。

2. 虫卵 低倍镜或高倍镜观察肝吸虫卵、姜片虫卵、肺吸虫卵、血吸虫卵的玻片标本。注意吸虫卵的形态、大小、颜色、卵壳的厚薄、有无卵盖及其大小、卵内容物等特征以及虫卵的区别。

3. 中间宿主及传播媒介 肉眼观察淡水螺(豆螺、沼螺、涵螺、扁卷螺、川卷螺、钉螺、溪蟹、蝲蛄)及水生植物(菱角、荸荠、茭白等)的浸制标本。注意认知中间宿主及水生植物。

(三) 绦虫形态观察

1. 成虫 肉眼观察猪带绦虫、牛带绦虫的成虫浸制标本。注意虫体的形态、大小、虫体结构等特征。

2. 头节 低倍镜观察猪带绦虫、牛带绦虫的头节染色玻片标本。注意头节的形状、4个吸盘、有无顶突和小钩等特征以及两者的区别。

3. 孕节 肉眼或放大镜观察猪带绦虫、牛带绦虫的孕节染色玻片标本。注意孕节的形状和子宫侧支数等特征以及两者的区别。

4. 囊尾蚴 肉眼观察猪囊尾蚴、牛囊尾蚴的浸制标本。注意囊尾蚴的形状、大小、颜色及头节凹入囊内呈白色小点等特征。

5. 虫卵 低倍镜或高倍镜观察带绦虫卵的玻片标本。注意带绦虫卵的形态、大小、颜色、胚膜上的放射状条纹及卵内六钩蚴等特征。

(四) 原虫形态观察

1. 溶组织内阿米巴 油镜观察溶组织内阿米巴滋养体及包囊的染色玻片标本。注意滋养体的形态、大小、内质与外质的区别、伪足大小、内质中有无红细胞、胞核的形状与结构等特征;包囊的形态、大小、胞核的数目与结构等特征。

2. 疟原虫 油镜观察间日疟原虫薄血膜的玻片标本。注意间日疟原虫在红细胞内各期的胞核、胞质及疟色素等结构的形态、大小、颜色、数目和分布以及被寄生红细胞的大小、着色、有无薛氏小点等特征。

3. 阴道毛滴虫 油镜观察阴道毛滴虫的染色玻片标本。注意滋养体的形态、大小、胞核与胞质的颜色、鞭毛数目、轴柱及波动膜等特征。

4. 弓形虫 油镜观察弓形虫滋养体的染色玻片标本。注意滋养体的形态、大小、胞核与胞质的颜色等特征。

(五) 医学节肢动物形态观察

1. 针插标本 放大镜观察蚊、蝇成虫的针插标本。注意虫体的形态、体色、基本结构等特征。

2. 玻片标本 放大镜或低倍镜观察蚤、虱、蜱、疥螨、蠕形螨、尘螨的成虫及恙螨幼虫的玻片标本。注意虫体的形态、体色、基本结构等特征。

(六) 寄生虫虫卵、包囊及滋养体的检查

肠道寄生虫卵检查常用粪便标本，取材基本要求如下：①粪便必须新鲜，送检时间不宜超过 24 小时，必要时注意保温；②粪便量一般为 5~10g，应注意粪便的性状、特别是有无脓血或黏液等；③检查后的材料要妥善处理，用具要彻底消毒，严防污染环境。

1. 生理盐水直接涂片法　本法适用于检查粪便中的虫卵，操作简便，应用广泛，但虫卵少时易漏检。

(1) 操作方法：在洁净的载玻片中央加 1~2 滴生理盐水，用竹签挑取绿豆大小粪便与生理盐水混匀，粪膜扩展成椭圆形半透明状，以能透过膜看清纸上字为宜，加上盖玻片。低倍镜下观察，必要时可更换高倍镜。连续检查 3 张涂片，可提高检出率。

(2) 注意事项：①涂片位置须在载玻片中央，约占玻片的 1/3，四周留出空隙，以免污染手指和载物台；②低倍镜检查时，光线不宜太强；③粪膜要厚薄适宜，加盖玻片时不要产生气泡；④检查为"阴性"时，应连续检查 3 张涂片，可提高检出率。

2. 饱和盐水浮聚法　本法适用于检查各种线虫卵，以钩虫卵的检查效果最好，也可用于检查带绦虫卵，但不适于检查吸虫卵和原虫包囊。其原理是虫卵的比重小于饱和盐水的比重，虫卵易浮聚于液面，达到集中虫卵的效果(实验图 -5)。

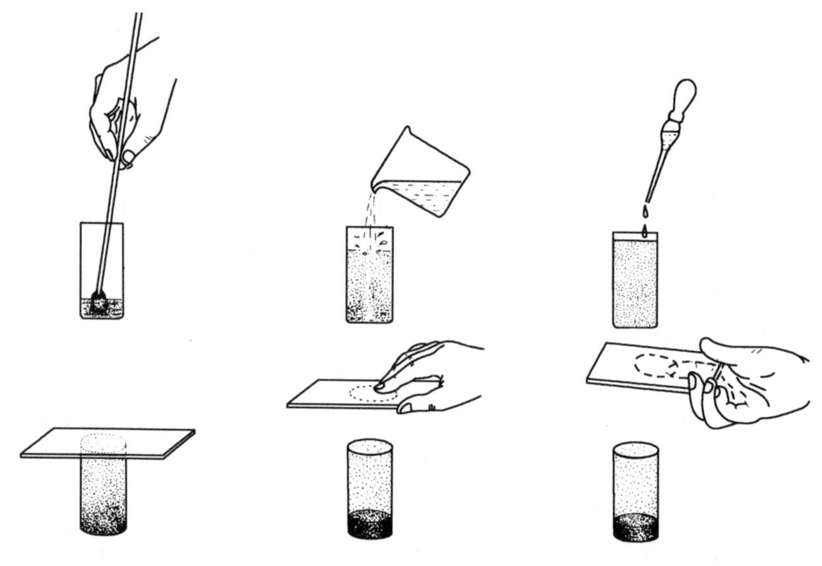

实验图 -5　饱和盐水浮聚法

(1) 操作方法：用竹签挑取黄豆粒大小粪便，置于盛有少量饱和盐水的浮聚瓶中(也可用青霉素小瓶)，将粪便搅成粪浆，用滴管继续滴加饱和盐水至略高出瓶口而不溢出为宜，取洁净载玻片覆盖在瓶口上，静置 15~20 分钟，平提玻片，迅速翻转，低倍镜下观察，必要时可更换高倍镜。

(2) 注意事项：①粪便要充分搅拌，使虫卵分离出来，提高检查效果，如有粪渣浮于液面应挑出；②饱和盐水应加至瓶口液面稍突出，此时盖上载玻片正好与液面接触，过多则外溢，过少则出现气泡影响检查效果；③漂浮时间不宜过久，以防止虫卵变形。

3. 碘液染色法　本法常用于检查原虫的包囊。

在洁净载玻片中央加 1 滴碘液，用竹签挑取少许粪便，在碘液中涂抹一层厚薄均匀的粪

膜，加盖玻片，置于油镜下检查。若同时检查活滋养体，可在生理盐水涂片上加盖玻片，从盖玻片一侧边缘加 1 滴碘液，使一部分粪膜染成浅黄色，另一部分不染色，这样既可将染色与未染色的包囊作比较，又可在未染色的部分检查活滋养体。

4. 透明胶纸法　雌性蛲虫在肛门周围产卵、牛带绦虫孕节在肛门逸出，虫卵粘附于肛门周围皮肤，此法是检查蛲虫卵和带绦虫卵的有效方法。

取宽约 2cm 的透明胶纸剪成 3~6cm 长的小段，贴于已编号的洁净载玻片上备用，检查时将胶纸掀起，将有胶一面的胶纸贴于受检者肛门周围皮肤上，轻压，使胶面与肛门充分接触，揭下胶纸贴于原载玻片上，低倍镜观察，镜检时在胶纸下面加 1 滴生理盐水或二甲苯，可使胶纸平展，虫卵清晰，便于观察。

5. 阴道分泌物直接涂片法　本法是医院门诊和普查的常规检查方法，操作简便、快速，检出率高。

用无菌棉拭子在阴道后穹隆或子宫颈拭取分泌物，置于盛有少量生理盐水的试管中。检查时，吸出 1 滴混合液置于洁净载玻片上，覆以盖玻片，高倍镜下观察，可见于阴道毛滴虫呈梨形，无色透明，快速螺旋式运动，易于发现。但冬天要注意保温及时检查。必要时经涂片、干燥、甲醇固定，染色后镜检。

（梁惠冰）

实验六　免疫学实验

【实验目的】

1. 学会胎儿胸腺、鸡腔上囊及豚鼠超敏反应的观察。

2. 学会显微镜下的吞噬细胞、E- 玫瑰花环、淋巴母细胞转化试验、抗原抗体反应试管法结果的观察。

3. 学会 HCG 妊娠诊断实验操作。

4. 学会常用免疫生物制剂的种类。

【实验准备】

1. 物品　胎儿胸腺、鸡腔上囊、吞噬细胞、E- 玫瑰花环、淋巴细胞转化试验结果、香柏油、二甲苯、擦镜纸、正常尿、孕尿、HCG 孕试条、试管、肥达试验诊断试剂、移液管、记号笔、常用生物制品。

2. 器材　显微镜。

3. 环境　病原生物实验室。

【实验学时】 2 学时

【实验方法与结果】

一、实验方法

（一）肉眼观察胎儿胸腺、鸡腔上囊标本（示教）

（二）油镜下观察免疫细胞（示教）

（三）检测尿中的 HCG（操作）

先查看 HCG 孕试条外包装上的使用说明书，然后撕开铝箔袋，取出验孕试条，直接将验孕试条上箭头所示方向伸入被检尿中保持 5~10 秒钟，将试条平放 2~3 分钟后观察结果。

（四）肥达反应（示教）

1. 取28支小试管分4列，每排7管排于试管架上，于第一列上分别标明“O”、“H”、“PA”、“PB”。

2. 每管各加生理盐水0.5ml。

3. 每排第1管各加1：10待检血清0.5ml，并做倍比稀释，即从每排的第1管开始吸取混匀后的血清0.5ml置于第2管，如此类推，直至第6管。将第6管内混匀后的血清弃去0.5ml，第7管不加血清作为阴性对照。此时第1~6管的血清稀释度分别为1：20、1：40、1：80、1：160、1：320、1：640。

4. 每列的第1~7管加相应诊断菌液（TO、TH、PA、PB）各0.5ml，至此第1~6管血清最终稀释度分别为1：40~1：1280。

5. 混匀置室温或35℃温箱24小时后观察结果，具体操作见实验表6-1。

实验表6-1　肥达试验试管法

试管号	1	2	3	4	5	6	7
生理盐水（ml）	0.5	0.5	0.5	0.5	0.5	0.5	0.5
1：10稀释血清（ml）	0.5 →	0.5 →	0.5 →	0.5 →	0.5 →	0.5 →	弃0.5
血清稀释度	1：20	1：40	1：80	1：160	1：320	1：640	0
诊断菌液（ml）	0.5	0.5	0.5	0.5	0.5	0.5	0.5
血清最终稀释度	1：40	1：80	1：160	1：320	1：640	1：1280	0

（五）豚鼠超敏反应（示教）

1. 取3只豚鼠，以甲、乙、丙编号，其中甲、乙两只经腹腔或皮下注射1：10马血清0.1ml。丙注射0.1ml生理盐水作为对照。

2. 经14~21天，甲豚鼠心脏注射鸡蛋清1~2ml，乙和丙两只经心脏注入马血清1~2ml。

（六）观察常用生物制品（示教）

1. 疫苗　⑴活疫苗　卡介苗、脊髓灰质炎疫苗、麻疹疫苗、甲型肝炎减毒活疫苗。⑵死疫苗　伤寒疫苗、霍乱疫苗、狂犬疫苗、流行性脑脊髓膜炎疫苗、乙脑疫苗。⑶联合疫苗　百白破三联疫苗⑷新型疫苗　流脑疫苗、乙型肝炎疫苗。

2. 类毒素　白喉类毒素、破伤风类毒素。

3. 抗毒素　白喉抗毒素、破伤风抗毒素、多价肉毒抗毒素。

4. 免疫球蛋白　人血浆丙种球蛋白、胎盘球蛋白、乙型肝炎免疫球蛋白。

5. 免疫诊断用生物制品　伤寒O菌液、甲、乙、丙型伤寒H菌液、伤寒O诊断血清、伤寒H诊断血清、志贺菌诊断血清、链球菌溶血素O（SLO）诊断试剂等。

二、实验结果

（一）胎儿胸腺、鸡腔上囊的观察结果

1. 胎儿胸腺　胸腺位于胸骨柄的后上方，如蚕豆大小。

2. 鸡腔上囊　位于泄殖腔内背侧直肠外上方，为一囊性组织。

(二) 免疫细胞观察结果

1. 吞噬细胞观察结果　中性粒细胞(小吞噬细胞)吞噬细菌、巨噬细胞(大吞噬细胞)吞噬鸡红细胞。

2. E-玫瑰花环观察结果　染成紫蓝色的T淋巴细胞周围结合3个或3个以上染成红色的绵羊红细胞。

3. 淋巴细胞转化试验结果　淋巴母细胞体积为正常淋巴细胞的3~5倍,胞质内有空泡,可见伪足,核内染色质疏松,可见1~3核仁。

(三) 尿中HCG检测结果

在检测区出现两条红色条带,判断为阳性,表示已怀孕。

在检测区出现一条红色条带,判断为阴性,表示未怀孕。

5分钟内检测区无红色条带出现,判断为无效,提示测试失败或试条已失效。

(四) 肥达实验结果

先观察对照管,液体均匀混浊无凝集,但管底可有呈同心圆状的点状沉淀物,轻摇则消失,再分别与对照管比较观察各管的凝集情况。根据液体透明度和凝集块多少,以++++、+++、++、+、-等符号记录各管结果。以出现"++"凝集的最高血清稀释度为抗体效价。凝集程度判断标准:

++++　细菌100%凝集,管内液体清亮,可见管底有大片边缘不整的白色凝集物,轻摇时可见有明显的颗粒、薄片或絮状。

+++　细菌75%的凝集,液体轻度混浊,管底有边缘不整的白色凝集物,轻摇时也可见明显的颗粒、薄片或絮状。

++　细菌50%的凝集,液体较混浊,管底有明显可见的少量凝集物呈颗粒状。

+　细菌25%的凝集,液体混浊,管底凝集呈颗粒状,细小不易观察。

-　不凝集,液体混浊度及管底沉淀物与对照管相似。

(五) 豚鼠超敏反应结果

甲豚鼠未发敏,丙豚鼠原来未致敏,因此都不出现过敏性休克。乙豚鼠出现不安、竖毛、搔鼻,继而呼吸困难、抽搐、大小便失禁等症状,严重者于数分钟内死亡。

(六) 常用免疫制剂观察结果

预防传染病常用疫苗和类毒素,紧急预防和治疗常用抗毒素、抗病毒血清。

(邹秀月)

参考文献

1. 许正敏. 病原生物与免疫学基础. 北京:人民卫生出版社,2005
2. 肖纯凌. 病原生物学和免疫学. 第6版. 北京:人民卫生出版社,2014
3. 倪语星. 临床微生物学检验. 第5版. 北京:人民卫生出版社,2012
4. 李朝品. 微生物学与免疫学. 第2版. 北京:人民卫生出版社,2009
5. 姚秀缤. 病原生物与免疫学基础. 北京:人民卫生出版社,2002
6. 曹雪涛. 医学免疫学. 第6版. 北京:人民卫生出版社,2007
7. 夏克栋. 病原生物与免疫学. 第3版. 北京:人民卫生出版社,2014
8. 吕瑞芳. 病原生物与免疫学基础. 第2版. 北京:人民卫生出版社,2013

目标测试参考答案

第一章

1. D　2. B　3. C　4. D

第二章

5. D　6. A　7. E　8. D　9. A　10. E　11. C　12. B　13. B　14. A
15. A　16. E　17. D　18. C　19. C　20. C　21. A　22. B　23. E　24. E
25. C　26. B　27. D　28. B　29. E　30. D　31. C　32. A　33. A　34. B
35. D　36. E　37. D　38. C　39. C　40. C　41. E　42. D

第三章

43. D　44. D　45. A　46. D　47. C　48. C　49. B　50. E　51. B　52. D
53. C　54. A　55. B　56. E　57. E　58. A　59. C　60. D　61. A　62. A
63. A　64. E　65. D　66. E　67. D　68. C　69. E　70. A　71. B

第四章

72. C　73. D　74. B　75. C　76. B　77. A　78. D　79. A　80. C　81. D
82. D　83. C　84. C　85. E　86. E　87. B　88. D　89. D　90. E　91. B
92. A　93. E　94. A

第五章

95. D　96. C　97. A　98. B　99. D

第六章

100. A　101. B　102. B　103. D　104. A　105. B　106. E　107. C　108. D　109. B
110. D　111. A　112. E　113. E　114. D　115. E　116. C　117. A　118. C　119. E
120. A　121. E　122. D　123. E　124. D　125. B　126. A

第七章

127. A　128. C　129. D　130. B　131. E

第八章

132. A　133. E　134. B　135. B　136. C　137. E　138. A　139. D　140. D　141. C
142. B　143. C　144. D　145. A　146. D　147. C　148. E　149. A　150. B　151. C
152. C　153. C　154. B　155. D　156. A　157. B　158. B　159. E　160. C　161. A

162. D　163. B　164. E　165. A　166. C　167. A　168. D　169. B　170. C　171. E
172. B　173. D

第九章

174. C　175. D　176. C　177. A　178. A

第十章

179. B　180. C　181. B　182. C　183. B

第十一章

184. D　185. B　186. E　187. E　188. C　189. D　190. E　191. D　192. D　193. B

第十二章

194. D　195. B　196. A　197. C　198. B　199. A　200. E　201. B　202. A　203. B

第十三章

204. A　205. B　206. C　207. B　208. D　209. D　210. E　211. E　212. A　213. B

第十四章

214. E　215. C　216. A

第十五章

217. E　218. A　219. B　220. D　221. B　222. C　223. B　224. D　225. E　226. E

第十六章

227. A　228. C　229. D　230. B　231. D　232. B　233. C　234. B　235. D　236. B

《病原生物与免疫学基础》教学大纲

一、课程性质

《病原生物与免疫学基础》是中等卫生职业教育农村医学专业一门重要的专业选修课程。本课程主要内容包括医学微生物学、人体寄生虫学和免疫学三部分。本课程的主要任务是阐述与医学有关的病原生物和免疫学基础的基本内容，为今后临床医学课程学习打下基础。

二、课程目标

通过本课程的学习，学生能够达到下列要求：

（一）职业素养目标

1. 具有正确的世界观、人生观、价值观和良好的职业道德修养；
2. 具有良好的防病治病意识和无菌操作观念，能理论联系实际；
3. 具有良好的人际沟通能力，能与患者及家属进行有效沟通，与相关医务人员进行专业交流；
4. 具有良好的综合素质和较好的社会适应能力，能适应基层医疗卫生工作的实际需要。

（二）专业知识和技能目标

1. 具备完成基层执业助理医师工作所需病原生物与免疫学的基本理论和基本知识；
2. 具有应用病原生物与免疫学的理论知识对有关常见感染性疾病做出初步诊断分析，进行基本处理的能力；
3. 具有开展农村社区健康教育、重点人群保健、疾病预防等公共卫生工作能力；
4. 具有配合疾控部门处理突发公共卫生事件的能力。

三、学时安排

教学内容	学时		
	理论	实践	合计
第一篇　医学微生物学			
一、微生物概述	1		
二、细菌概述	8	6	
三、常见病原菌	9		
四、其他病原微生物	4	2	
五、病毒概述	2		

续表

教学内容	学时		
	理论	实践	合计
六、常见病毒	6		
第二篇　人体寄生虫学			
七、人体寄生虫概述	1		
八、常见人体寄生虫	6	2	
第三篇　免疫学基础			
九、免疫学概述	1		
十、免疫系统	2		
十一、抗原	2		
十二、免疫球蛋白与抗体	2		
十三、免疫应答	3		
十四、临床免疫	1		
十五、超敏反应	2		
十六、免疫学应用	2	2	
机　动			
合　计	52	12	64

四、课程内容和要求

单元	教学内容	教学目标		教学活动参考	参考学时	
		知识目标	技能目标		理论	实践
第一篇　医学微生物学 一、微生物概述	1. 微生物的概念与分类 2. 微生物与人类的关系	掌握 熟悉		理论讲授 演示教学 启发教学	1	
二、细菌概述	（一）细菌的形态结构 1. 细菌的大小与形态 2. 细菌的结构 3. 细菌的形态学检查 （二）细菌的生长繁殖与变异 1. 细菌的生长繁殖 2. 细菌的代谢产物 3. 细菌的人工培养 4. 细菌的遗传变异 （三）细菌与外界环境 1. 细菌的分布 2. 消毒与灭菌 3. 生物安全 （四）细菌的致病性与感染 1. 细菌的致病性 2. 细菌的感染 3. 社会感染与医院感染	 掌握 熟悉 了解 掌握 熟悉 了解 了解 熟悉 掌握 了解 掌握 掌握 熟悉		理论讲授 项目教学 案例教学 角色扮演 情境教学 教学录像 教学见习 讨论教学 演示教学 启发教学 PBL 教学	8	

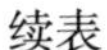

续表

单元	教学内容	教学目标		教学活动参考	参考学时	
		知识目标	技能目标		理论	实践
二、细菌概述	实验一:细菌形态结构观察			临床见习 案例分析 技能实践		2 2 2
	1. 显微镜油镜的使用及保护方法		能			
	2. 细菌的基本形态与特殊结构观察		会			
	3. 细菌涂片标本制作和革兰染色方法		能			
	实验二:细菌的培养与代谢产物观察					
	1. 常用培养基的种类和制备		会			
	2. 细菌接种方法		能			
	3. 细菌生长现象及细菌代谢产物观察		会			
	实验三:细菌的分布检查、消毒与灭菌、药物敏感试验					
	1. 细菌在人体及自然界分布检查		会			
	2. 常用消毒灭菌器械及消毒灭菌实验		能			
	3. 药物敏感试验		会			
三、常见病原菌	(一) 化脓性感染细菌			理论讲授 项目教学 案例教学 角色扮演 情境教学 教学录像 教学见习 讨论教学 演示教学 启发教学 PBL 教学	9	
	1. 葡萄球菌属	掌握				
	2. 链球菌属	熟悉				
	3. 肺炎链球菌	掌握				
	4. 奈瑟菌属	掌握				
	5. 铜绿假单胞菌	熟悉				
	6. 肠球菌属	熟悉				
	(二) 消化道感染细菌					
	1. 埃希菌属	熟悉				
	2. 沙门菌属	掌握				
	3. 志贺菌属	掌握				
	4. 霍乱弧菌属	熟悉				
	5. 幽门螺杆菌	熟悉				
	6. 其它消化道感染细菌	了解				
	(三) 呼吸道感染细菌					
	1. 结核分枝杆菌	掌握				
	2. 其他呼吸道感染细菌	熟悉				
	(四) 动物源性感染细菌					
	1. 布鲁菌属	了解				
	2. 鼠疫耶尔森菌	熟悉				
	3. 炭疽芽胞杆菌	熟悉				
	(五) 厌氧性感染细菌					
	1. 破伤风梭菌	掌握				
	2. 产气荚膜梭菌	熟悉				
	3. 肉毒梭菌	熟悉				
	4. 无芽孢厌氧菌	了解				

续表

单元	教学内容	教学目标		教学活动参考	参考学时	
		知识目标	技能目标		理论	实践
四、其他病原微生物	(一) 支原体	熟悉		理论讲授 案例教学 情境教学 教学录像 讨论教学 演示教学 启发教学	4	
	(二) 衣原体	熟悉				
	(三) 立克次体	了解				
	(四) 螺旋体	熟悉				
	(五) 放线菌	了解				
	(六) 真菌	熟悉				
五、病毒概述	(一) 病毒的基本性状			理论讲授 案例教学 情境教学 教学录像 讨论教学 演示教学 启发教学	2	
	1. 病毒的大小与形态	掌握				
	2. 病毒的结构与化学组成	熟悉				
	3. 病毒的增殖	了解				
	4. 病毒的干扰现象与干扰素	熟悉				
	5. 病毒的抵抗力	熟悉				
	6. 病毒的变异	了解				
	(二) 病毒的感染与免疫					
	1. 病毒的传播方式与感染类型	熟悉				
	2. 抗病毒免疫	熟悉				
	(三) 病毒感染的诊断与防治原则					
	1. 病毒感染的常用检查方法	了解				
	2. 病毒感染的防治原则	了解				
六、常见病毒	(一)呼吸道感染病毒			理论讲授 项目教学 案例教学 角色扮演 情境教学 教学录像 教学见习 讨论教学 演示教学 启发教学 PBL 教学	6	
	1. 流行性感冒病毒	掌握				
	2. 冠状病毒	熟悉				
	3. 其他呼吸道病毒	了解				
	(二) 肠道感染病毒					
	1. 脊髓灰质炎病毒	掌握				
	2. 其他肠道感染病毒	熟悉				
	(三) 肝炎病毒					
	1. 甲型肝炎病毒	掌握				
	2. 乙型肝炎病毒	掌握				
	3. 其他肝炎病毒	熟悉				
	(四) 逆转录病毒					
	1. 人类免疫缺陷病毒	掌握				
	2. 人类嗜 T 细胞病毒	了解				
	(五) 其他病毒					
	1. 虫媒病毒	掌握				
	2. 狂犬病病毒	掌握				
	3. 出血热病毒	熟悉				
	4. 疱疹病毒	熟悉				
	5. 人乳头瘤病毒	了解				
	6. 朊粒	了解				

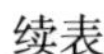

续表

单元	教学内容	教学目标		教学活动参考	参考学时	
		知识目标	技能目标		理论	实践
	实验四:常见病原微生物 1. 常见病原微生物的形态观察 2. 常见病原微生物的生长现象及代谢产物观察 3. 常见病原微生物毒力鉴定试验观察 4. 常见病毒包涵体、电镜图片及影像资料观察		会 能 会 会			2
第二篇　人体寄生虫学 七、人体寄生虫概述	(一) 寄生现象与生活史 1. 寄生虫及其种类 2. 宿主及其种类 3. 寄生虫的生活史及感染阶段 (二) 寄生虫与宿主的相互关系 1. 寄生虫对宿主的危害 2. 宿主对寄生虫的免疫 (三) 寄生虫病的流行与防治 1. 寄生虫病流行的基本环节 2. 影响寄生虫病流行的因素 3. 寄生虫病流行的特点 4. 寄生虫病的防治原则	掌握 熟悉 了解 掌握 了解 熟悉 了解 了解 熟悉		理论讲授 案例教学 情境教学 教学录像 讨论教学 演示教学 启发教学	1	
八、常见人体寄生虫	(一)线虫 1. 似蚓蛔线虫 2. 钩虫 3. 蠕形住肠线虫 4. 其它线虫 (二) 吸虫 1. 华支睾吸虫 2. 布氏姜片吸虫 3. 卫氏并殖吸虫 4. 日本裂体吸虫 (三) 绦虫 1. 链状带绦虫 2. 肥胖带绦虫 (四) 医学原虫 1. 溶组织阿米巴 2. 阴道毛滴虫 3. 疟原虫 4. 刚地弓形虫 (五) 医学节肢动物 1. 主要特征及分类 2. 对人体的危害 3. 防治原则	掌握 熟悉 熟悉 了解 熟悉 熟悉 熟悉 熟悉 熟悉 了解 掌握 熟悉 熟悉 了解 了解		理论讲授 项目教学 案例教学 角色扮演 情境教学 教学录像 教学见习 讨论教学 演示教学 启发教学 PBL 教学	6	

续表

单元	教学内容	教学目标		教学活动参考	参考学时	
		知识目标	技能目标		理论	实践
八、常见人体寄生虫	实验五:常见人体寄生虫形态检查 1. 人体常见寄生虫成虫、幼虫、虫卵观察 2. 中间宿主标本观察 3. 原虫形态观察 4. 粪便中寄生虫的检查 5. 阴道滴虫检查		能 会 会 能 会			2
第三篇 免疫学基础 九、免疫学概述	1. 免疫的概念 2. 免疫的功能 2. 医学免疫学发展简史	 熟悉 了解		理论讲授 演示教学 启发教学	1	
十、免疫系统	(一) 免疫器官和组织 1. 中枢免疫器官 2. 外周免疫器官及组织 (二) 免疫细胞 1. T 淋巴细胞 2. B 淋巴细胞 3. NK 细胞 4. 抗原提呈细胞 5. 其他免疫细胞 (三) 免疫分子 1. 细胞因子 2. 补体系统 3. 人类主要组织相容性复合体及其编码分子	 掌握 熟悉 掌握 掌握 熟悉 熟悉 了解 熟悉 熟悉 了解		理论讲授 案例教学 情境教学 教学录像 讨论教学 演示教学 启发教学 PBL 教学	2	
十一、抗原	(一)抗原的概念与特性 1. 抗原的概念 2. 抗原的特性 (二) 决定抗原免疫原性的因素 1. 理化性状 2. 异物性 3. 其他因素 (三) 抗原的分类 1. 根据诱生抗体时是否需要 T 细胞辅助分类 2. 根据抗原来源与机体亲缘关系分类 3. 其它分类 (四) 医学上重要的抗原 1. 异种抗原 2. 异嗜性抗原 3. 同种异性抗原 4. 自身抗原 5. 肿瘤抗原 6. 超抗原	 掌握 熟悉 熟悉 熟悉 了解 了解 了解 了解 了解 熟悉 熟悉 熟悉 了解 熟悉		理论讲授 案例教学 情境教学 教学录像 讨论教学 演示教学 启发教学 PBL 教学	2	

续表

单元	教学内容	教学目标		教学活动参考	参考学时	
		知识目标	技能目标		理论	实践
十二、免疫球蛋白与抗体	(一)免疫球蛋白的结构与活性 1. 免疫球蛋白的基本结构 2. 免疫球蛋白的活性成分 (二)免疫球蛋白的分类及其功能 1. 免疫球蛋白的分类 2. 各类免疫球蛋白的功能 (三)人工制备的抗体 1. 多克隆抗体 2. 单克隆抗体	 掌握 了解 掌握 熟悉 了解 熟悉		理论讲授 案例教学 情境教学 教学录像 讨论教学 演示教学 启发教学 PBL教学	2	
十三、免疫应答	(一)概述 1. 免疫应答的概念 2. 免疫应答的类型 3. 免疫应答的调节 (二)固有免疫 1. 固有免疫系统的组成 2. 固有免疫的应答特点 3. 固有免疫与适应性免疫的关系 (三)适应性免疫 1. 概述 2. T细胞介导的细胞免疫 3. B细胞介导的体液免疫 (四)免疫耐受 1. 概述 2. 免疫耐受的意义	 掌握 熟悉 了解 熟悉 掌握 了解 熟悉 掌握 掌握 了解 熟悉		理论讲授 案例教学 情境教学 教学录像 讨论教学 演示教学 启发教学 PBL教学	3	
十四、临床免疫	(一)免疫缺陷疾病 1. 概念 2. 特点 3. 常见类型 4. 治疗原则 (二)自身免疫性疾病 1. 概念 2. 特点 3. 常见类型 4. 治疗原则	 熟悉 熟悉 熟悉 了解 熟悉 熟悉 熟悉 了解		理论讲授 案例教学 情境教学 讨论教学 演示教学 启发教学	1	
十五、超敏反应	(一)Ⅰ型超敏反应 1. 参与反应的物质 2. 发生机制 3. 常见疾病 4. 防治原则 (二)Ⅱ型超敏反应 1. 发生机制 2. 常见疾病	 了解 熟悉 掌握 掌握 熟悉 掌握		理论讲授 案例教学 情境教学 教学录像 演示教学 启发教学	2	
十五、超敏反应	(三)Ⅲ型超敏反应 1. 发生机制 2. 常见疾病 (四)Ⅳ型超敏反应 1. 发生机制 2. 常见疾病	 熟悉 掌握 熟悉 掌握		理论讲授 案例教学 情境教学 教学录像 演示教学 启发教学	2	

续表

单元	教学内容	教学目标		教学活动参考	参考学时	
		知识目标	技能目标		理论	实践
十六、免疫学应用	(一)免疫学预防 1. 人工免疫 2. 计划免疫 (二)免疫学治疗 1. 治疗方法 2. 治疗制剂 (三)免疫学诊断 1. 抗原抗体的检测 2. 免疫细胞的检测 3. 细胞因子的检测	 熟悉 掌握 熟悉 掌握 熟悉 了解 了解		理论讲授 案例教学 情境教学 讨论教学 演示教学 启发教学	2	
	实验六:免疫学实验 1. 免疫细胞观察 2. 豚鼠过敏反应观察 3. 抗原-抗体反应 4. 常用生物制品观察		 会 会 能 会			2

五、说明

(一)教学安排

本课程标准主要供中等卫生职业教育农村医学专业教学使用,第二学期开设,总学时为64学时,其中理论教学52学时,实践教学12学。学分为2学分。

(二)教学要求

1. 本课程对知识部分教学目标分为掌握、熟悉、了解三个层次。掌握:指对基本知识、基本理论有较深刻的认识,并能综合、灵活地运用所学的知识解决实际问题。熟悉:指能够领会概念、原理的基本含义,解释现象。了解:指对基本知识、基本理论能有一定的认识,能够记忆所学的知识要点。

2. 本课程重点突出以岗位胜任力为导向的教学理念,在技能目标分为能和会两个层次。能:指能独立、规范地解决实践技能问题,完成实践技能操作。会:指在教师的指导下能初步实施实践技能操作。

(三)教学建议

1. 本课程依据农村医学岗位的工作任务、职业能力要求,强化理论实践一体化,突出[illegible]中学、学中做”的职业教育特色,根据培养目标、教学内容和学生的学习特点以及执业资[illegible]要求,提倡项目教学、案例教学、任务教学、角色扮演、情境教学等方法,利用校内外实[illegible]将学生的自主学习、合作学习和教师引导教学等教学组织形式有机结合。

[illegible]学过程中,可通过测验、观察记录、技能考核和理论考试等多种形式对学生的职业[illegible]识和技能进行综合考评。应体现评价主体的多元化,评价过程的多元化,评价[illegible]评价内容不仅关注学生对知识的理解和技能的掌握,更要关注知识在临床[illegible]决实际问题的能力水平,重视职业素质的形成。